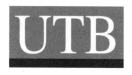 UTB 2368

Eine Arbeitsgemeinschaft der Verlage

Beltz Verlag Weinheim und Basel
Böhlau Verlag Köln · Weimar · Wien
Wilhelm Fink Verlag München
A. Francke Verlag Tübingen und Basel
Paul Haupt Verlag Bern · Stuttgart · Wien
Verlag Leske + Budrich Opladen
Lucius & Lucius Verlagsgesellschaft Stuttgart
Mohr Siebeck Tübingen
C. F. Müller Verlag Heidelberg
Ernst Reinhardt Verlag München und Basel
Ferdinand Schöningh Verlag Paderborn · München · Wien · Zürich
Eugen Ulmer Verlag Stuttgart
UVK Verlagsgesellschaft Konstanz
Vandenhoeck & Ruprecht Göttingen
WUV Facultas · Wien

Prof. Günter Thiele

Pflegewirtschaftslehre für das Krankenhaus

Hüthig Verlag, Heidelberg

Prof. Günter Thiele, Jahrgang 1952, Diplom-Ökonom, Mag. rer. publ. Assessor des Verwaltungsdienstes, ist Professor für Krankenhausbetriebslehre am Fachbereich Pflege der Katholischen Fachhochschule Freiburg. Arbeitsschwerpunkte sind: Arbeitsmarkt Pflegeberufe, Entwicklung des Bereichs der Sozialen Dienstleistungen, Sozialökonomie.

Bibliografische Information Der Deutschen Bibliothek
Die Deutsche Bibliothek verzeichnet diese Publikation in der Deutschen Nationalbibliografie; detaillierte bibliografische Daten sind im Internet über <http://dns.ddb.de> abrufbar.

Das Werk einschließlich aller seiner Teile ist urheberrechtlich geschützt. Jede Verwertung außerhalb der engen Grenzen des Urheberrechtsgesetzes ist ohne Zustimmung des Verlages unzulässig und strafbar. Das gilt insbesondere für Vervielfältigungen, Übersetzungen, Mikroverfilmungen und die Einspeicherung und Verarbeitung in elektronischen Systemen.

© 2002 Hüthig GmbH & Co. KG, Heidelberg
Umschlaggestaltung: Atelier Reichert, Stuttgart
Satz: TypoDesign Hecker GmbH, Leimen
Druck und Bindung: Druckerei Lokay, Reinheim
ISBN 3-8252-2368-X

Inhaltsverzeichnis

Teil I: Grundlagen der Pflegewirtschaftslehre

		Rn.
1	**Entwicklungslinien und Basiskonzepte der Betriebswirtschaftslehre**	1
1.1	Entwicklungslinien der Betriebswirtschaftslehre	2
1.1.1	Aufbauphase: ca. 1900 bis 1945	3
1.1.2	Ausbauphase: ab 1945	10
1.1.3	Phase der Interdisziplinarität: ab 1970	11
1.2	Basiskonzepte der Betriebswirtschaftslehre	13
1.2.1	Zum ökonomischen Konzept: der faktortheoretische Ansatz	15
1.2.2	Zum sozialwissenschaftlichen Konzept: der entscheidungsorientierte Ansatz	18
1.2.3	Der systemorientierte Ansatz	21
1.3	Betriebswirtschaftslehre sozialer Dienstleistungsinstitutionen	25
2	**Pflegewirtschaftslehre – eine Einführung**	38
2.1	Einleitung	38
2.2	Wissenschaftstheoretische Ausgangspunkte	42
2.2.1	Entdeckungszusammenhang	45
2.2.1.1	Pflegewirtschaftliche Handlungen	45
2.2.1.2	Paradigma: Einzelwirtschaftstheorie der Institutionen	56
2.2.2	Begründungs- und Verwendungszusammenhang	67
2.3	Pflegewirtschaftslehre in Abgrenzung zu Managementwissen und Leadership	72
2.4	Forschungsmethoden	84
2.4.1	Betriebswirtschaftliche Methoden und Modelle	84
2.4.2	Empirisches Forschungsprogramm für öffentliche Unternehmen	88

Teil II: Unternehmen und Markt

1	**Unternehmensprozesse der Pflegeeinrichtungen**	92
1.1	Unternehmensstruktur der Pflegeeinrichtungen	93
1.1.1	Aufgaben und Ziele der Pflegeeinrichtungen	94
1.1.1.1	Zum Krankenhaus	94
1.1.1.2	Zu den Pflegeeinrichtungen nach dem Pflegeversicherungsgesetz	99
1.1.2	Produkt der Pflegeinstitutionen	103
1.1.2.1	Zum Krankenhaus	104
1.1.2.2	Zu den Pflegeeinrichtungen nach dem Pflegeversicherungsgesetz	107
1.1.2.3	Pflegeleistungen als meritorische Güter	109
1.2	Unternehmensregeln der Pflegeeinrichtungen	116

Inhaltsverzeichnis

		Rn.
1.2.1	Aufgabenmerkmale	118
1.2.1.1	Zum Krankenhaus	119
1.2.1.2	Zu den Pflegeeinrichtungen nach dem Pflegeversicherungsgesetz	122
1.2.2	Variable der Organisation	128
1.2.2.1	Begriffe zur „Organisation"	129
1.2.2.2	Die Aufbauorganisation	136
1.2.2.3	Die Ablauforganisation	156
1.2.2.4	Formen der Unternehmensverfassung von sozialen Dienstleistungsunternehmen – einige Beispiele	159
2	**Marktzufuhr**	**168**
2.1	Krankenhausplanung	170
2.1.1	Herkömmliches Konzept der Krankenhausplanung	171
2.1.2	Morbiditätsorientierte Krankenhausplanung	189
2.1.3	Zukunftsorientierte Praxisstudie für die Krankenhausplanung	193
2.1.4	Versorgungsgebiete	198
2.2	Krankenhausbau	202
2.2.1	Zur Geschichte des Krankenhausbaus	206
2.2.2	Zur wirtschaftlichen Bedeutung	220
2.2.3	Zum Baurecht	226
2.2.3.1	Bauplanungsrecht	230
2.2.3.2	Bauordnungsrecht	232
2.2.3.3	Baurecht und Krankenhausbau	236
2.2.4	Zur Planung	238
2.2.4.1	Akteure und Anspruchsgruppen	239
2.2.4.2	Planungs- und Entscheidungsprozess	247
2.2.4.2.1	Allgemein	247
2.2.4.2.2	Planung von Pflegeeinheiten	268
2.3	Ausblick	270
3	**Nicht-Markt-Prozesse**	**273**
3.1	Beeinflussung durch die Nicht-Marktstruktur	277
3.1.1	Leistungsangebot	280
3.1.2	Leistungsinanspruchnahme	301
3.2	Beeinflussung durch die Nicht-Marktregeln	305
3.2.1	Grundlagen	308
3.2.2	„Krankenhaus" und „Krankenhausbehandlung"	312
3.2.3	„Magisches Dreieck" von Versorgung, Wirtschaftlichkeit und Vergütung	322
3.2.4	Gesetze und Verordnungen	326
3.2.5	Vergütungsverhandlungen	333

		Rn.
4	**Ausgewählte Betriebswirtschaftliche Prozesse**	345
4.1	**Materialwirtschaft**	345
4.1.1	Begriffsklärung	346
4.1.2	Ziele der Materialwirtschaft und Marktseitenverhältnisse	353
4.1.3	Informationen für die Materialwirtschaft	362
4.1.4	Kauf des Materials	373
4.2	**Personalwirtschaft**	381
4.2.1	Grundlagen der Personalwirtschaft im Krankenhaus	383
4.2.2	Personalbedarfsplanung im Krankenhaus	393
4.2.2.1	Qualitative Personalbedarfsplanung	397
4.2.2.2	Quantitative Personalbedarfsplanung	404
4.2.2.2.1	Zu den Arbeitszeiten	408
4.2.2.2.2	Zur Zuordnung des Personals	414
4.2.2.2.3	Zur Leistungsplanung	417
4.2.2.2.4	Zu den Berechnungsmethoden	419
4.2.3	Personalbeschaffungsplanung im Krankenhaus	426
4.2.3.1	Klärung des Beschaffungsweges	429
4.2.3.2	Auswahl und Einstellung	437
4.2.3.3	Personalzuweisung	441
4.2.4	Zusammenfassung	442
4.3	**Krankenhausproduktion**	444
4.3.1	Notwendigkeit der Leistungsmessung	445
4.3.2	Krankenhausproduktion	446
4.4	**Rechnungswesen**	453
4.4.1	Betriebliches Rechnungswesen im Krankenhaus - Grundlagen	453
4.4.1.1	Aufgaben des betrieblichen Rechnungswesens	454
4.4.1.2	Strukturen des betrieblichen Rechnungswesens	458
4.4.1.3	Aspekte des betrieblichen Rechnungswesen	467
4.4.1.4	Grundzüge und Bedeutung der Krankenhaus-Buchführungsverordnung	480
4.4.2	Internes Rechnungswesen im Krankenhaus	493
4.4.2.1	Zur Kosten- und Leistungsrechnung	494
4.4.2.1.1	Krankenhausleistungen – Leistungsrechnung	497
4.4.2.1.2	Kostenrechnung im Krankenhaus	513
4.4.2.1.2.1	Kostenartenrechnung	514
4.4.2.1.2.2	Kostenstellenrechnung	529
4.4.2.1.2.3	Kostenträgerrechnung	536
4.4.2.2	Zur Prozesskostenrechnung	546
4.4.3	Externes Rechnungswesen	548
4.4.4	Zusammenfassung	562

		Rn.
4.5	**Krankenhausfinanzierung**	566
4.5.1	Grundlagen der Krankenhausfinanzierung	567
4.5.2	Finanzierungsströme im Gesundheitswesen	570
4.5.3	Mittelaufbringung im Krankenhaus	576
4.5.4	Mittelweitergabe im Krankenhaus	588
4.5.4.1	Zur Bestimmung der Abrechnungseinheiten	590
4.5.4.2	Zur Festlegung der Vergütungshöhe pro Abrechnungseinheit	594
4.5.5	Kriterien zur Bewertung und Auswahl eines Krankenhaus-Vergütungssystems	596
4.5.6	Derzeitiges Krankenhaus-Vergütungssystem	604
4.5.6.1	Festlegung der Vergütungen in Pflegesatzverhandlungen	605
4.5.6.2	Bundespflegesatzverordnung: Vergütungsformen für allgemeine Krankenhausleistungen	609
4.6	**Controlling**	612
4.6.1	Grundlagen des Controllings im Krankenhaus	614
4.6.2	Strategisches und operatives Controlling im Krankenhaus	626
4.6.2.1	Aspekte des strategischen Controllings	631
4.6.2.1.1	Analyse des Krankenhausmarktes	632
4.6.2.1.2	Analyse der Krankenhauskonkurrenz	642
4.6.2.1.2.1	Zur Spezialisierung	646
4.6.2.1.2.2	Zur Diversifikation	647
4.6.2.1.2.3	Zur Kooperation	648
4.6.2.2	Aspekte des operativen Controllings	666
4.6.2.2.1	Kosten- und Leistungsrechnung	668
4.6.2.2.2	Kennzahlen und Berichtswesen	670
4.6.2.2.3	Interne Budgetierung	678
4.6.2.3	Pflege-Controlling	681
4.6.3	Zusammenfassung	684
4.7	**Marketing**	685
4.7.1	Grundlagen des Marketings im Krankenhaus	687
4.7.2	Strategisches Marketing im Krankenhaus	693
4.7.3	Operatives Marketing im Krankenhaus	702
4.7.3.1	Zur Leistungspolitik	705
4.7.3.2	Zur Gegenleistungspolitik	706
4.7.3.3	Zur Distributionspolitik	708
4.7.3.4	Zur Kommunikationspolitik	711
4.7.4	Zusammenfassung	720

Vorwort

Die stetig zunehmende Bedeutung der pflegerischen Arbeit in unserer Gesellschaft macht es erforderlich, dass sich auch die Betriebswirtschaftslehre mit diesem Bereich stärker auseinander setzt. Dieses Buch will dazu einen Beitrag leisten.

Personenbezogene soziale Dienstleistungsarbeit wie die pflegerische Arbeit wird zum überwiegenden Teil im Krankenhaus sowie in stationären und ambulanten Pflegeeinrichtungen geleistet. Nach der Gesundheitspersonalrechnung des Statistischen Bundesamtes für das Jahr 2000 waren 1.149.000 Mill. Beschäftigte dem Pflegepersonal (Helfer in der Krankenpflege, Krankenschwestern/Hebammen und Altenpfleger) zuzurechnen. Von den insgesamt im Gesundheitsbereich 4.104.000 Mill. Beschäftigten waren dies ca. 28 v.H. (vgl. Statistisches Bundesamt (Hrsg.) (2002): Gesundheitspersonal 2000, S. 50). Die Berufsgruppe der Pflegenden[1] ist die größte Berufsgruppe des beschäftigten Gesundheitspersonals. Trotz dieser Größendimensionen in Deutschland ist die Personalausstattung im internationalen Vergleich eher als moderat zu bezeichnen. In einer Studie zu den Beschäftigungsunterschieden in ausgewählten Gesundheitssystemen der EU (vgl. Schneider u.a. 2002, S. 109 f.) wird zur Anzahl der Krankenschwestern/-pfleger in Krankenhäusern je 1.000 Einwohner im Zeitraum der Jahre 1995 bis 1999 festgestellt, dass diese Dichteziffer für Deutschland bei ca. 4,5 Krankenschwestern/-pflegern 1999 lag. „Dagegen weist Schweden die höchste Dichte mit 7,7 Krankenschwestern/-pflegern je 1.000 Einwohner auf." (Schneider u. a. 2002, S. 109) Die Länder Dänemark, Österreich, Großbritannien und die Niederlande wiesen ebenfalls eine höhere Dichteziffer als Deutschland auf. Die Zahlen weisen auf die Bedeutung der Berufsgruppe der Pflegenden hin. Gleichzeitig geben sie eine Orientierung zur personellen Ausstattung im internationalen Vergleich.

Da die pflegerische Arbeit zum überwiegenden Teil im Krankenhaus sowie in stationären und ambulanten Pflegeeinrichtungen geleistet wird, beziehen sich die Ausführungen zur Pflegewirtschaftslehre auf diese Institutionen. Dabei entwickelt das vorliegende Buch die Ideen und Untersuchungen einer früheren Studie weiter: Thiele, G./Koch, V.: Betriebswirtschaftslehre. Eine Einführung für Pflegeberufe, Freiburg 1998.

Schon damals wurde der Begriff für die wissenschaftliche Disziplin, die sich mit wirtschaftlichen Fragen in Bezug auf eine Pflegeinstitution auseinander setzt, geprägt: Pflegewirtschaftslehre. Nun wird dieser Begriff noch weiter umschrieben. Die Pflegewirtschaftslehre wird als eine der zahlreichen Besonderen Betriebswirtschaftslehren (wie z.B. die Krankenhausbetriebslehre oder die Öffentliche Betriebs-

---

1) Im Folgenden sind Berufsbezeichnungen wie „der Pfleger" geschlechtsunspezifisch verwandt.

wirtschaftslehre) verstanden. Gegenstand dieser Besonderen Betriebswirtschaftslehre „Pflegewirtschaftslehre" wären die betriebswirtschaftlichen Sachverhalte, die im Zusammenhang mit der Pflege von Menschen zu sehen sind. Dabei steht die Institution Krankenhaus im Mittelpunkt des Buches. In einem zweiten Band zur Pflegewirtschaftslehre werden die Institutionen nach dem Pflegeversicherungsgesetz, die Stationären und die Ambulanten Einrichtungen, Gegenstand der Betrachtung sein.

Die Ausführungen im Folgenden beschränken sich auf die Grundzüge; umfassende Abhandlungen dürfen daher nicht erwartet werden. Wie Helmut Brede (Brede 2001, S. 1) in den „Grundzügen der Öffentlichen Betriebswirtschaftslehre" bei der Auswahl vor allem die „Besonderheiten öffentlicher Betriebe und Verwaltungen gegenüber nicht-öffentlichen Wirtschaftssubjekten" berücksichtigt und bearbeitet, möchte ich dies auch für die Pflegewirtschaftslehre tun. Dabei ist allerdings zu berücksichtigen, dass die Pflegewirtschaftslehre als Lehrfach erst am Beginn der Entwicklung steht. Wissenschaftliche Diskussionen werden erst zeigen, was zum Korpus dieses Faches gehört. Daneben müssten natürlich Forschungsprojekte initiiert werden, um dem Fach eine empirische Grundlage zu geben.

Das vorliegende Werk wendet sich an Studierende in den Gesundheits- und Pflegestudiengängen, aber auch an Praktiker in den verschiedensten gesundheitlichen Einrichtungen.

Die Konzeption dieses Buches folgt der Sichtweise von der Betriebswirtschaftslehre, wie sie Dieter Schneider (Ruhr-Universität Bochum) vertritt: Er versteht die Betriebswirtschaftslehre als eine Einzelwirtschaftstheorie der Institutionen. Beim Aufbau des Buches wird in Teile unterschieden. Die Grundlagen der Pflegewirtschaftslehre werden im ersten Teil behandelt. Die Verzahnung zwischen dem Marktgeschehen und den Vorgängen im Unternehmen wird im zweiten Teil erörtert. Entsprechend dem Schneider'schen Ansatz werden die Unternehmensprozesse mit der Unternehmensstruktur und den Unternehmensregeln für die Pflegeeinrichtungen vorgestellt. Für den Bereich des Krankenhauses wird dann im Rahmen der Marktzufuhr die Krankenhausplanung und der Krankenhausbau dargestellt. Eine Beschreibung des Krankenhausmarktes mit dem Leistungsangebot und der Leistungsinanspruchnahme sowie mit einigen grundlegenden rechtlichen Regelungen erfolgt im Kapitel zu den Nicht-Markt-Prozessen. Sechs ausgewählte betriebswirtschaftliche Prozesse im Krankenhaus werden im Anschluss daran erörtert: Materialwirtschaft, Personalwirtschaft, Rechnungswesen, Finanzierung, Controlling und Marketing. Zur Krankenhausfinanzierung ist anzumerken, dass in den Grundzügen das noch geltende System vorgestellt wird. Im Anhang dieses Buches ist eine Information des Bundesministeriums für Gesundheit zum Gesetz zur Einführung des diagnose-orientierten Fallpauschalensystems für Krankenhäuser (Fallpauschalengesetz – FPG) abgedruckt (Stand: März 2002). Zum gegenwärtigen Zeitpunkt ist nicht absehbar, wann und wie die DRGs eingeführt werden. Dass sie eingeführt werden, steht fest – die genauen Modalitäten sind nach wie vor unklar. Der Ausgang der Bundestagswahl 2002 am 22. September bleibt abzuwarten. Weitere Ausführungen zu den DRGs sind dem von mir herausgegebenen Buch: Einführung der DRGs in Deutschland, Heidelberg, 2001, zu entnehmen.

Die Weiterentwicklung der Materie seit dem 1998 erschienen Buch ist wesentlich durch die Erarbeitung von Studienbriefen für das Fach „Pflegewirtschaftslehre" im grundständigen Studiengang Pflegemanagement der Fern-Fachhochschule Hamburg beeinflusst worden. Herrn Diplom-Sozialökonom Thomas Rosenthal habe ich für die stets konstruktive und vertrauensvolle Zusammenarbeit zu danken. Mein Dank gilt den Studierenden an der Katholischen Fachhochschule Freiburg, Fachbereich Pflege, die mit ihrer Geduld und mit kritischen Diskussionen in den letzten Jahren meinen Ausführungen zur Pflegewirtschaftslehre gefolgt sind.

Dem Hüthig Verlag mit seinen Mitarbeiterinnen, Frau Ass. jur. Julia Rondot, Frau Annette Kerstein und Frau Sigrun Kulf habe ich für die seit Jahren bestehende sehr gute Zusammenarbeit zu danken.

Meine Frau, Sabine Sickau, hat die Entstehung des ersten Buches 1998 und die Weiterentwicklung zu dieser Fassung stets mit kritischen Fragen und Anregungen begleitet. Ihr möchte ich dieses Buch widmen.

Freiburg im Breisgau, im Oktober 2002

Teil I: Grundlagen der Pflegewirtschaftslehre

1 Entwicklungslinien und Basiskonzepte der Betriebswirtschaftslehre

Im ersten Kapitel wird als Einstieg auf historische Aspekte eingegangen. Daneben werden (ausgewählte) theoretische Ansätze der Betriebswirtschaftslehre vorgestellt.

1.1 Entwicklungslinien der Betriebswirtschaftslehre

Die Geschichte der **Allgemeinen Betriebswirtschaftslehre** wird anhand der Phasen: Aufbau, Ausbau und Interdisziplinarität erläutert.

1.1.1 Aufbauphase: ca. 1900 bis 1945

Mit der zunehmenden Industrialisierung des **Deutschen Reiches** vor und nach der Jahrhundertwende und mit dem Wachstum der Unternehmen (Kapital, Personal) stellte sich für die Unternehmer und die Unternehmen zunehmend das **Problem der Steuerung** ihres Betriebes. Sie benötigten dafür vor allem auch Personal, das in der Lage war, diese Steuerung im kaufmännischen Bereich mit wahrzunehmen. So entstanden um die Jahrhundertwende die ersten Handelshochschulen, die diese Fachkräfte ausbildeten. Die theoretischen Grundlagen der Betriebswirtschaftslehre prägten vor allem die Probleme in den Unternehmen, sie bestimmten den Gegenstandsbereich, die Forschung und die Modellbildung/Theorieformulierung und damit die Entwicklung der Betriebswirtschaftslehre in Deutschland (vgl. *Wöhe* 1993, S. 72 ff.).

Die Herausbildung der Betriebswirtschaftslehre als Wissenschaft ist im engen Zusammenhang mit dem **Bedarf an hochqualifizierten Kaufleuten (Managern)** in den Wirtschaftsunternehmen zu sehen. Deshalb kam es zu den Gründungen der Handelshochschulen. Diese Situation war z.B. in den USA ähnlich. Die Bezugsdisziplin zur deutschen Betriebswirtschaftslehre ist dort Business Administration. Die nachfolgende Abbildung 1 zeigt den Vergleich zwischen Deutschland und den USA im Hinblick auf die Anfänge der hochqualifizierten Ausbildung von Managern.

In den *20er Jahren des 20. Jahrhunderts* (**Weimarer Republik**), hatten die Unternehmen zunächst mit der Inflation (Währungsreform 1923), dann im Zuge des Wirtschaftsaufschwungs mit zunehmender Spezialisierung und Automation (Rationalisierung) zu tun. Auch diese Herausforderungen schlugen auf die Betriebswirtschaftslehre als wissenschaftliche Disziplin durch, etwa in der Bearbeitung von Fragen der Bewertung (Bilanztheorie), der Kalkulations- und Preispolitik sowie der Finanzierung und Liquiditätspolitik.

Grundlagen der Pflegewirtschaftslehre

	USA	Deutschland
Fachgebietsbezeichnung	Business Administration	Betriebswirtschaftslehre (früher: Handelswissenschaft)
Institutionen, an denen dieses Fach gelehrt wird	1881 Wharton School of Commerce and Finance, Universität von Pennsylvania 1908 Harvard Business School ab 1918 Gründungswelle von Business Schools	1898 Handelshochschule Leipzig 1906 Handels-Hochschule Berlin 1914 WiSo-Fakultät an der Universität Frankfurt (1919 Köln) ab 1945 Gründung weiterer WiSo-Fakultäten
Abschluss, Diplom	Bachelor of Arts (Science) in Business Adm. BA Master of Arts (Science) in Business Adm. MBA Doctor of (Philosophy in) Business Adm. DBA, Ph. D.	Diplom-Kaufmann, Diplom-Ökonom, Diplom-Handelslehrer Dr. oec., Dr. rer. pol. Dr. habil. (Privatdozent)

6   Abb. 1: Betriebswirtschaftliche Ausbildungsgänge USA/Deutschland
    (Quelle: Staehle 1994, S. 5)

7   In den *30er und frühen 40er Jahren* des **nationalsozialistischen Systems** agierten die Unternehmen in einer gelenkten Wirtschaft. Die Betriebswirtschaftslehre befasste sich deswegen vor allem mit den Fragen des Rechnungswesens. Die theoretischen Grundlagen für die Produktions- und Kostentheorien wurden in jenen Jahren gelegt. Daneben wurden auch Fragen der betrieblichen Preispolitik erörtert.

8   Für die **Aufbauphase** der Betriebswirtschaftslehre sind besonders drei Namen hervorzuheben, weil sie als **Begründer dieser Wissenschaftsdisziplin** anzusehen sind: *Eugen Schmalenbach* (1873–1955), *Wilhelm Rieger* (1878–1971) und *Heinrich Nicklisch* (1876–1946).

9   *Schmalenbach*, dem die Betriebswirtschaftslehre ihren Namen verdankt, verfolgte mit seinen Ansätzen den *Leitgedanken der Wirtschaftlichkeit*. Er trat dafür ein, dass sich die Betriebswirtschaft für den Betrieb und nicht für den Unternehmer zu interessieren habe. Für seinen Antipoden *Rieger* stand die *Rentabilität* im Mittelpunkt seiner Ansätze. Der Gegensatz zwischen beiden wird in einer Äußerung *Schmalenbachs* deutlich: „Die Frage lautet tatsächlich nicht: „Wie verdiene ich am meisten?" sondern: „Wie fabriziere ich diesen Gegenstand mit der größten Ökonomie?" (zit. nach *Wöhe* 1993, S. 28). *Nicklisch* verfolgte mit seinen Ansätzen die *Idee der Betriebsgemeinschaft*. Er sah in den Betrieben „Sozialgebilde" und war davon überzeugt, dass es für das betriebswirtschaftliche Gestalten wichtig ist, eine

Sozialphilosophie zu haben. Er stellte den Menschen in den Mittelpunkt seiner Ausführungen.

1.1.2 Ausbauphase: ab 1945

Im Zusammenhang mit dem Auf- und Ausbau der Sozialen Marktwirtschaft in der Bundesrepublik Deutschland *nach dem Zweiten Weltkrieg* standen für die Betriebswirtschaftslehre die Bereiche „Absatz", „Markt" und „Werbung" im Vordergrund der Forschung und Theoriebildung. Daneben wurden Fragen der „Unternehmensführung" und der „Gestaltung der Organisation" erörtert. Diese Weiterentwicklung der Betriebswirtschaftslehre als Wissenschaft ist vor allem mit dem Namen *Erich Gutenberg* (1897–1984) verbunden. Gutenberg hat mit seinem Werk ein **erstes geschlossenes theoretisches System für die Betriebswirtschaftslehre** vorgelegt. Für ihn stand die (Produktivitäts-)Beziehung zwischen Faktoreinsatz – z.B. Arbeitskräfte (Input) – und Faktorertrag – z.b. erzielter Gewinn (Output) – im Vordergrund.

1.1.3 Phase der Interdisziplinarität: ab 1970

Mit der *etwa 1970 einsetzenden Phase* war die Öffnung der Betriebswirtschaftslehre zu den sozialwissenschaftlichen Disziplinen verbunden. Im Hinblick auf im Betrieb zu treffenden Entscheidungen wurden auch **sozialwissenschaftliche Erkenntnisse** mit berücksichtigt. Die Komplexität des Betriebes und deren Vernetzung mit der Umwelt versuchten viele Theoretiker mit Hilfe systemischer Ansätze zu beschreiben.

In Ergänzung zu den bisherigen Ausführungen unterscheidet *Wunderer* (2000, S. 42 ff.) bei der Beschreibung der Entwicklungslinien der deutschen Betriebswirtschaftslehre entsprechend der *chronologischen Abfolge* zwischen **sechs Phasen**:

- Ethiken und Techniken des „ehrbaren Kaufmanns"
- Optimale Nutzung der Betriebselemente „Kapital" und „Arbeit"
- Management durch betriebliche Instrumentalfunktionen
- Optimale Kombination der Produktionsfaktoren
- Führung von/durch Individuen oder Management von Systemen
- Betriebswirtschaftslehre als ökonomische Theorie

Die weitere Umschreibung dieser Phasen ist der Abbildung 2 zu entnehmen.

1.2 Basiskonzepte der Betriebswirtschaftslehre

In der *über hundertjährigen Geschichte der Betriebswirtschaftslehre* gibt es unterschiedliche Auffassungen darüber, was **Erkenntnisobjekt der Betriebswirtschaft** ist. Einige vertreten die Ansicht, dass die Betriebswirtschaft sich auf die

Grundlagen der Pflegewirtschaftslehre

1. Ethiken und Techniken des »ehrbaren Kaufmanns«	• Zeitraum: um 1900 • Gegenstand: ethische Prinzipien, praktisch-normative Verhaltensregeln, Bilanzwesen, Handelssprachen
2. Optimale Nutzung der Betriebselemente »Kapital« und »Arbeit«: 2a. BWL als kapitalorientierte Führungslehre	• Zeitraum: 1900–1930 (erste Phase) • Gegenstand: Kosten- und Leistungsrechnung • Vertreter: Rieger
2b. BWL als arbeitsorientierte Managementlehre	• Zeitraum: ab 1920 • Gegenstand: effektiver und effizienter Einsatz des Faktors »Arbeit« • Vertreter: Schär, Nicklisch, Fischer, Prion, Hoffmann
3. Management durch betriebliche Instrumentalfunktionen	• Zeitraum: ab 1916 • Gegenstand: Gestaltung betrieblicher Funktionen, v. a. Planung, Organisation und Kontrolle • Vertreter: Fayol, Nordsieck, Kosiol, Grochla
4. Optimale Kombination der Produktionsfaktoren	• Zeitraum: ab 1950 • Gegenstand: Verhältnis von Faktoreinsatz – Faktorertrag • Vertreter: Gutenberg und Schüler
5a. Führung von/durch Individuen (Entscheidungstheorie)	• Zeitraum: ab 1965 • Gegenstand: Willensbildung und -durchsetzung in Organisationen • Vertreter: Heinen, Kirsch, Witte
5b. BWL als Management von Systemen (Systemtheorie)	• Zeitraum: ab 1965 • Gegenstand: Aufbau und Funktionsweise von Unternehmen unter Berücksichtigung zentraler Umweltaspekte • Vertreter: Ulrich, Bleicher, Gomez/Probst
5c. Führung als strukturierte Interaktionsbeziehung	• Zeitraum: ab 1970 • Gegenstand: Führung durch Strukturen (strukturelle Führung) und in Strukturen (interaktive Führung) • Vertreter: Türk, Neuberger, Steinle, Reber, Weibler, Wunderer
6. BWL als Erklärung ökonomischen (Einfluss-)Handelns (ökonomische Theorie)	• Zeitraum: ab 1975 • Gegenstand: Institutionelle Arrangements und individuelles Verhalten in Organisationen • Vertreter: Laux, Picot, Sadowski, Schneider, Backes-Gellner

Abb. 2: Entwicklung der Betriebswirtschaftslehre *(Quelle: Wunderer 2000, S. 46)*

„wirtschaftliche" Seite des Betriebes zu beschränken habe. Andere meinen, dass die Betriebswirtschaft darüber hinaus auch sozialwissenschaftliche Erkenntnisse bei der Lösung ihrer Probleme zu berücksichtigen habe. Etwa zeitgleich mit dieser Sicht auf das Erkenntnisobjekt der Betriebswirtschaft formulierten bestimmte Vertreter des Faches eine „systemorientierte Unternehmungsführungslehre". Legt man diese **Sichtweisen der Betriebswirtschaftslehre** zugrunde, so kann zwischen einem

- *ökonomischen* Konzept,
- *sozialwissenschaftlichem* Konzept und
- *Führungslehre*-Konzept

unterschieden werden (vgl. *Hopfenbeck* 2000, S. 39 ff.). Die konkrete Ausformung dieser Konzepte soll am *faktortheoretischen Ansatz* von *Gutenberg*, am *Entscheidungsansatz* von *Heinen* sowie am *Systemansatz* von *Ulrich* deutlich gemacht werden.

1.2.1 Zum ökonomischen Konzept: der faktortheoretische Ansatz

Für *Gutenberg* besteht der Betrieb aus den Bereichen „Leistungserstellung" und „Finanzierung". Mit dem von ihm entwickelten **System produktiver Faktoren** wird im Kombinationsprozess der Faktorertrag erzielt. Zu den produktiven Faktoren rechnet er die *Elementarfaktoren* und die *dispositiven Faktoren*.

Werkstoffe (z.B. Kohle), Betriebsmittel (z.B. Maschinen) und objektbezogene Arbeitsleistungen (z.B. Arbeitskräfte, die unmittelbar das Produkt herstellen) bilden die Elementarfaktoren. Die Geschäftsleitung sowie die Planung und Organisation zählen zu den dispositiven Faktoren. Mit Hilfe dieser Faktoren (etwa durch deren Kombination) wird der Faktorertrag gewonnen. Abbildung 3 verdeutlicht noch einmal den Zusammenhang.

In das ökonomische Konzept der Betriebswirtschaftslehre ist auch der Ansatz von *Schneider* einzuordnen, der den Ausführungen zur Pflegewirtschaftslehre zugrunde liegt.

1.2.2 Zum sozialwissenschaftlichen Konzept: der entscheidungsorientierte Ansatz

Heinen stellt in das Zentrum seiner Überlegungen die Frage, *wie betriebswirtschaftliche Entscheidungen getroffen werden*. Dazu listet er zunächst die betriebswirtschaftlichen Entscheidungstatbestände (für den Industriebetrieb) auf und systematisiert sie. Dann untersucht er sie auf ihre rationalen Lösungsmöglichkeiten hin. *Heinen* (1976, S. XV) schreibt dazu: „Das Geschehen in Betriebswirtschaften (Unternehmungen) zeigt sich in einem veränderten Licht: Entscheidungsprozesse einzelner Menschen und Gruppen werden als eigentliche „Triebkräfte" des Gesche-

Grundlagen der Pflegewirtschaftslehre

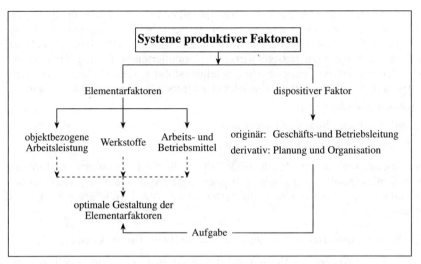

19 Abb. 3: Faktortheoretischer Ansatz *(Quelle: Hopfenbeck 2000, S. 45)*

hens erkannt; quantitative Hilfsmittel für Entscheidungsvorgänge (Unternehmensforschung, Statistik, EDV usw.) gewinnen an Forschungsinteresse; sozialwissenschaftliche Determinanten des Entscheidungsverhaltens (Gesellschaft, Gruppenstrukturen, Persönlichkeitsmerkmale, aber auch Wirtschaftsordnung, Wirtschaftslage usw.) treten als diejenigen Faktoren hervor, ohne die eine realitätsnahe Abbildung komplexer wirtschaftlicher Entscheidungssituationen nicht möglich erscheint." Dieser Ansatz zielt darauf ab, *Entscheidungsabläufe zu erklären und Entscheidungsträgern Empfehlungen für ihr Handeln zu geben.* Die besonderen Verdienste dieses Ansatzes werden darin gesehen, dass er reale Entscheidungssituationen betrachtet und an der Entwicklung empirisch gestützter Theorien zum Entscheidungsverhalten interessiert ist. Die Abbildung 4 zeigt die Phasen des Entscheidungsprozesses im Überblick auf.

20 *Heinen* legt seinen Überlegungen einen umfassenden Begriff des „Entscheidens" zugrunde: von der Problemerkennung bis zur Ausführung und Kontrolle bzw. von der Willensbildung bis zur Willensdurchsetzung.

1.2.3 Der systemorientierte Ansatz

21 *Ulrich* hat mit diesem Ansatz auf die Erkenntnisse der Systemtheorie zurückgegriffen und den **Betrieb als produktives soziales System**, speziell als kybernetisches

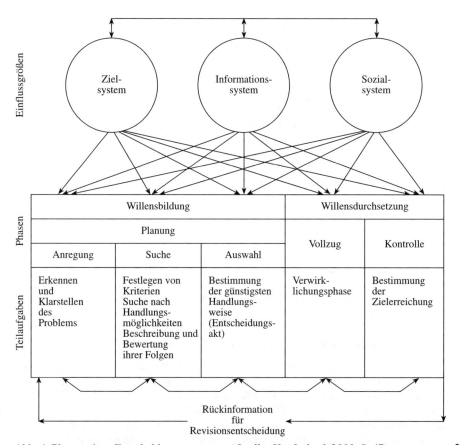

Abb. 4: Phasen eines Entscheidungsprozesses *(Quelle: Hopfenbeck 2000, S. 47)* 22

System gesehen: „(Unternehmen sind) dynamische Systeme, die als offene Verhaltenssysteme Störungen mittels Steuerungs- und Regelungsvorgängen so zu kompensieren vermögen, dass eine selbstständige Rückkehr des Systems in den Bereich zulässiger Abweichungen möglich ist" *(Raffee 1993, S. 33)*.

Ein Arbeitssystem lässt sich nach REFA mit den Systemelementen nach der 23 Abbildung 5 beschreiben. Ausgangspunkt bildet die Arbeitsaufgabe. Nach der Eingabe – dem Input – produziert (Arbeitsgegenstand) der Mensch mit den Betriebsmitteln (z.B. Maschinen) den Output. Die Produktion und das Produktions-

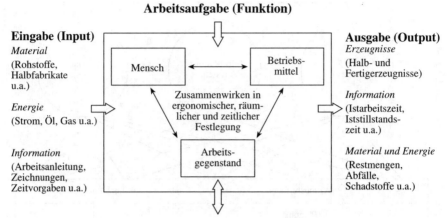

24 Abb. 5: Systemorientierter Ansatz *(Quelle: Hopfenbeck 2000, S. 56)*

ergebnis werden mit bestimmt durch den Arbeitsablauf und die Umwelt des Unternehmens.

1.3 Betriebswirtschaftslehre sozialer Dienstleistungsinstitutionen

25 In den bisherigen Ausführungen zur Allgemeinen Betriebswirtschaftslehre war Untersuchungsobjekt der *privatwirtschaftliche Betrieb*, der seine Aufgaben im Rahmen der verfassungsrechtlich garantierten Rechte wie Gewerbefreiheit usw. wahrnimmt. Gegenstand der Öffentlichen Betriebswirtschaftslehre ist der **Betrieb im öffentlichen Sektor** (vgl. *Reichard* 1999, S. 47 f.). Im öffentlichen Sektor werden durch diese Betriebe „öffentliche Aufgaben" wahrgenommen. Zu diesen öffentlichen Aufgaben gehören auch die Aufgaben im sozialen Dienstleistungsbereich. Für die *Institutionen der Pflege* gilt ein eingeschränkter verfassungsrechtlicher Rahmen. Sie haben bei ihrer Aufgabenwahrnehmung besondere staatliche Regelungen zu beachten. Der Staat hat zu garantieren, dass z.B. diese Aufgaben flächendeckend für alle Bürger erreichbar ausgeübt werden. Diesen Sicherstellungsauftrag des Staates gibt es für die Krankenhausversorgung und für die Versorgung mit Pflegeeinrichtungen.

26 Die **Öffentliche Betriebswirtschaftslehre** trennt zwischen **drei Betriebstypen:**
- **Öffentlichen Verwaltungen**
- **Öffentlichen Unternehmen**
- **Non-profit-Organisationen**

Diese Betriebstypen werden den folgenden *Teildisziplinen* zugeordnet
- Betriebswirtschaftslehre der öffentlichen Verwaltung
- Betriebswirtschaftslehre der öffentlichen Unternehmen
- Betriebswirtschaftslehre der Non-profit-Organisationen

Diese Teildisziplinen entwickelten sich insbesondere *nach dem 2. Weltkrieg*. Mit *Beginn der 90er Jahre* fand verstärkt betriebswirtschaftliches Denken im öffentlichen Sektor Anwendung. Auch aus diesem Grund hat sich neben der Allgemeinen Betriebswirtschaftslehre die Öffentliche Betriebswirtschaftslehre herausgebildet. Von den Betrieben, die Gegenstand der Öffentlichen Betriebswirtschaftslehre sind, werden u.a. auch soziale Dienstleistungen erbracht. Einen Versuch, diese zu definieren, hat *Pantenburg* (1996, S. 88) unternommen. Danach „kann das Begriffspaar soziale Dienstleistung bedeuten, dass ein Mensch als Versorgungssubjekt (sog. externer Faktor) eine Dienstleistung erfährt. Die Leistung ist primär personenbezogen, nicht objekt-bezogen. Hinzu kommt die Hilfsbedürftigkeit bzw. Unselbstständigkeit einer Person im Sinne einer sichtbaren oder artikulierten (Not-)lage, in der die Dienstleistung die Lebenssituation des Bedürftigen verbessert." 27

Diese **sozialen Dienstleistungen** werden zum überwiegenden Teil von *den Verbänden der Freien Wohlfahrtspflege, dem Diakonischen Werk, dem Deutschen Roten Kreuz, dem Deutschen Caritasverband, der Arbeiterwohlfahrt, dem Deutschen Paritätischen Wohlfahrtsverband* und *der Zentralwohlfahrtsstelle der Juden in Deutschland* angeboten. Der Marktanteil der *Freien Wohlfahrtspflege (FW)* neben den anderen Anbietern von sozialen Dienstleistungen ist Abbildung 6 zu entnehmen. 28

Der Marktanteil der **Freien Wohlfahrtspflege** betrug 1970 wie 1996 42 v.H. Zugunsten der gewerblichen Anbieter verschob sich der Anteil von 8 auf 23 v.H. Dagegen baute der Staat sein Leistungsangebot ab. Die Anzahl der Einrichtungen, der Betten/Plätze und der Umfang des Personals, das die *Freie Wohlfahrtspflege* zur Erbringung der sozialen Dienstleistungen vorhält, zeigt Abbildung 7. 29

1996 wurden in rd. 91.000 Einrichtungen 3,2 Millionen Betten/Plätze vorgehalten, in denen ca. 1,1 Millionen Personen beschäftigt waren. 30

Dienstleistungen lassen sich durch **drei Merkmale** kennzeichnen: 31
- durch die **Immaterialität**,
- durch die **Leistungsfähigkeit des Dienstleistungsanbieters** und
- durch die **Integration des externen Faktors**.

Mit diesen Merkmalen sind bestimmte betriebswirtschaftliche Folgen verbunden.

Grundlagen der Pflegewirtschaftslehre

Soziale Dienstleistung**	v.H. am Ge-samtmarkt	Marktanteile in den Bereichen in v.H.			
		1970			
		FW	Übr. priv. Org. o.E.	Gewerbliche	Staat
Gesundheitswesen	55	37	0	8	55
Heime und Tagesstätten	23	56	10	10	24
Kindergärten	12	18	41	3	29
Übrige soziale DL der FW	10	63	10	6	22
Gesamtanteil	100	42	6	8	44
		1996			
Gesundheitswesen	62	33	0	24	43
Heime und Tagesstätten	16	53	4	29	15
Kindergärten	8	57	6	4	32
Übrige soziale DL der FW	15	63	14	18	6
Gesamtanteil	100	42	3	23	33

* gemessen am Produktionswert in Preisen von 1999
** soweit im Tätigkeitsspektrum der FW vertreten, ohne Bildungsbereich
Quelle: Berechnungen und Schätzungen des IWG, Bonn

32 Abb. 6: Marktanteil der Freien Wohlfahrtspflege an den Sozialen Dienstleistungen *(Quelle: Ottnad/Wahl/Miegel 2000, S. 67)*

33 Im Zusammenhang mit dem **Merkmal der „Immaterialität"**, d.h. der meist nicht sinnlichen Wahrnehmung, ist das produktseitige Problem der Qualitätsmessung und Qualitätsbewertung verbunden; patientenorientiert die Prüfbarkeit, Präsentation der Leistungen, emotionale Bindung z.B. an das Krankenhaus sowie konkurrenzorientiert die Profilierung gegenüber den Mitbewerbern. Das *Merkmal der „Nichtlagerfähigkeit"* impliziert, dass eine flexible Anpassung an Nachfrageänderungen nur schwierig möglich ist. Daneben ist die permanente Leistungsbereitschaft sicherzustellen. Dies führt im Ergebnis mit zu Leerkosten, d.h. Personalkosten entstehen obwohl z.B. kein Patient zu behandeln ist. Das „uno-actu-Prinzip" (*Merkmal der „Nichttransportfähigkeit"*), d.h. Produktion und Konsumtion erfolgen simultan, hat mit zur Konsequenz, dass eine dezentrale Produktion schwer möglich ist. Für den Patienten ist überall eine annähernd gleiche Qualität zu gewährleisten.

34 **Merkmal der „Leistungsfähigkeit des Dienstleistungsanbieters":** Zur Erbringung von z.B. Krankenhausleistungen sind vom Krankenhaus spezifische Leistungsfähigkeiten im Hinblick auf menschliche Fähigkeiten bereitzuhalten. Dieses Merkmal von Dienstleistungen führt mit dazu, dass Produktivitätsverbesserungen nur im bestimmten Maße und nur in bestimmten Bereichen möglich sind. Daneben ist der wichtige Punkt zu beachten, dass die Leistungen individuell erbracht werden und dieses auch vom Patienten so wahrgenommen wird. Die Standardisierbarkeit von Leistungen hat in diesem Punkt ihre Grenzen.

	West				Ost		BRD	
	1970		1993		70–93	1993		1996	
	Abs.	%	Abs.	%	%	Abs.	%	Abs.	%
Einrichtungen									
Krankenhaus	1.229	2	1.087	2	–12	72	1	1.175	1
Jugendhilfe	18.422	35	25.764	36	40	1.651	17	32.745	36
Familienhilfe	13.077	25	9.345	13	–29	1.284	14	11.045	12
Altenhilfe	6.223	12	10.618	15	71	2.613	28	14.554	16
Behindertenhilfe	1.525	3	9.302	13	510	1.501	16	12.935	14
Pers. i. Notlagen	10.398	20	13.938	20	34	2.325	24	17.165	19
Aus-, Fort-, Wb.	1.604	3	1.392	2	–13	70	1	1.585	2
Insgesamt	52.478	100	71.446	100	36	9.516	100	91.204	100
Betten/Plätze									
Krankenhaus	228.790	11	215.972	8	–6	10.442	5	235.016	7
Jugendhilfe	1.234.571	57	1.409.981	52	14	72.900	34	1.749.454	54
Familienhilfe	59.324	3	68.739	3	16	2.472	1	66.622	2
Altenhilfe	271.180	13	475.139	18	75	59.230	28	471.461	15
Behindertenhilfe	81.334	4	267.628	10	229	27.252	13	351.448	11
Pers. i. Notlagen	218.370	10	189.974	7	–13	37.006	17	255.104	8
Aus-, Fort-, Wb.	58.000	3	89.226	3	54	3.160	2	105.234	3
Insgesamt	2.151.569	100	2.716.659	100	26	212.462	100	3.234.339	100
Personal									
Krankenhaus	153.861	40	288.025	34	87	12.369	16	341.798	31
Jugendhilfe	97.512	26	169.117	20	73	14.284	18	231.823	21
Familienhilfe	31.646	8	59.748	7	89	9.314	12	85.541	8
Altenhilfe	49.970	13	166.007	19	232	19.385	25	217.765	19
Behindertenhilfe	19.011	5	110.196	13	480	10.424	13	152.363	14
Pers. i. Notlagen	24.416	6	55.046	6	126	12.324	16	79.415	7
Aus-, Fort-, Wb.	12.338	3	10.322	1	–16	844	1	12.338	1
Insgesamt	381.888	100	858.461	100	125	78.944	100	1.121.043	100

Abb. 7: Kapazitäten der Einrichtungen der Freien Wohlfahrtspflege
(Quelle: Rauschenbach/Schilling 2001, S. 267)

Das **Merkmal der „Integration des externen Faktors"** (des Patienten) erfordert im Krankenhaus eine personalintensive „Produktion", wobei dieses Personal entsprechend qualifiziert sein muss, um die Ziele des Krankenhauses zu erreichen. Im Hinblick auf die patientenorientierten Probleme ist zu beachten, dass Vertrauen und persönliche Kommunikation einen hohen Stellenwert genießen.

Besonderheiten von Dienstleistungen	Umschreibung und betriebswirtschaftliche Implikationen
Immaterialität	Die Leistungen sind nicht materiell und sinnlich nicht wahrnehmbar.
Nichtlagerfähigkeit	Der Konsument der Dienstleistung nimmt sie in Anspruch, wenn sie produziert wird; uno actu-Prinzip. Konsequenzen: – Koordination zwischen Produktion und Nachfrage ist erforderlich. – Kapazitäten sind flexibel zu gestalten. – Management der kurzfristigen Nachfrage. – Leerkosten können entstehen.
Nichttransportfähigkeit	Die Dienstleistungen können nicht an einem anderen Ort konsumiert werden. Konsequenzen: – Die gleichmäßige räumliche Verteilung ist zu gewährleisten. – Überall sollte gleiche Qualität anzutreffen sein.
Leistungsfähigkeit des Dienstleistungsanbieters	Zur Erbringung der Dienstleistung ist eine spezifische Leistungsfähigkeit erforderlich. Konsequenzen: – Dokumentation spezifischer Dienstleistungskompetenzen; Die Leistungsfähigkeiten von Personal und Ausstattung sind hervorzuheben. – Differenzierter Einsatz von Herstellungskomponenten. Die Produktion erfolgt personalintensiv. Zu den Herstellungskomponenten zählt auch die Sachausstattung und die allgemeine Organisationskapazität.
Integration des externen Faktors	Der Patient/der Bewohner/der zu Pflegende wirkt bei der Produktion mit. Einige Konsequenzen: – Standardisierung von Leistungen. – Asymmetrische Informationsverteilung.

37 Abb. 8: Besonderheiten von Dienstleistungen
(Quelle: eigene Zusammenstellung und Ergänzung nach Meffert/Bruhn 2000, S. 53)

2 Pflegewirtschaftslehre – eine Einführung

2.1 Einleitung

Ziel dieses Kapitels ist es, einen Beitrag zur theoretischen Fundierung und zur konkreten Entwicklung einer „Pflegewirtschaftslehre" zu leisten. 38

Mit der Schaffung der Pflegeversicherung und weiteren grundlegenden gesetzlichen Änderungen im Sozial- und Gesundheitswesen wie z.b. der Aufhebung des Selbstkostendeckungsprinzips und der Einführung von leistungsorientierten Entgelten hat sich die soziale Realität so weit verändert, dass zukünftige Manager im Pflegebereich in ihrem Studium über die (klassische) „**Krankenhausbetriebswirtschaftslehre**" hinaus sich mit der Betriebswirtschaft der **Vorsorge- oder Rehabilitationseinrichtungen** und der **Pflegeeinrichtungen** vertraut machen müssen. Die (zukünftigen) Arbeitsplätze sind auch in diesen Institutionen angesiedelt. Einen Überblick über die **Institutionen**, die Gegenstand der Pflegewirtschaftslehre sind, vermittelt Abbildung 9. 39

Auf der Angebotsseite stellen ca. 23.000 Institutionen mit ca. 1.350.000 Betten bzw. Plätzen ihre Leistungen zur Verfügung. In ihnen sind ca. 780.000 Pflegepersonen tätig. 18.800.000 Millionen Fälle werden jährlich in diesen Institutionen behandelt bzw. versorgt. 40

Dem beschäftigten Pflegepersonal in den erwähnten Institutionen kommt bei der Leistungserbringung für die 18,8 Millionen Fälle eine zentrale Bedeutung zu, da sie beim „Produktionsprozess" den Patienten bzw. den Bewohner zeitlich lange im Vergleich zu anderen Berufsgruppen begleiten. 41

2.2 Wissenschaftstheoretische Ausgangspunkte

Die wissenschaftstheoretischen Ausgangspunkte werden anhand der **drei Aspekte der Forschung** dargelegt: 42

- Entdeckungszusammenhang
- Begründungszusammenhang
- Verwendungszusammenhang

Im Rahmen des *Entdeckungszusammenhangs* konzentrieren sich die Ausführungen auf die Abgrenzung des Forschungsgegenstandes und die Vorstellung eines Paradigmas. Im Rahmen des *Begründungs- und Verwendungszusammenhang* werden Themenbereiche der Pflegewirtschaftslehre vorgestellt. 43

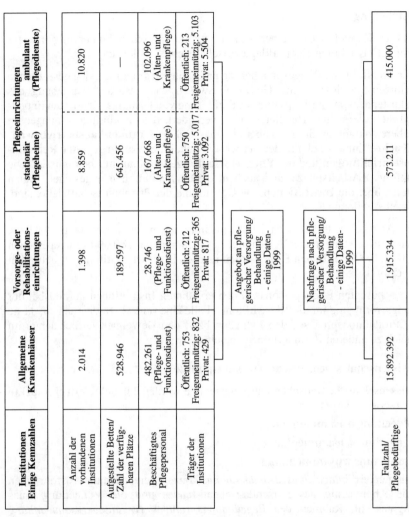

Abb. 9: Institutionen, die den Gegenstand der Pflegewirtschaftslehre bilden

2.2.1 Entdeckungszusammenhang

2.2.1.1 Pflegewirtschaftliche Handlungen

Im Rahmen des Entdeckungszusammenhangs ist zu erläutern, *welche Handlungen in den genannten Institutionen als (pflege-)wirtschaftlich bezeichnet werden.* Schneider vertritt folgende Sichtweise zu den **wirtschaftlichen Handlungen**: „Wirtschaften wird hier mit dem **Einkommensaspekt** menschlicher Tätigkeiten gleichgesetzt. Oder wenn wir von den Zahlungen auf die dahinterliegenden Gütervorgänge zurückgehen, kann Wirtschaftstheorie als Kürzel benutzt werden für die Lehre von den Bestimmungsgründen der Tauschverhältnisse zwischen Sachen und Diensten heute und in Zukunft und den Anwendungsmöglichkeiten von Tauschverhältnissen bei der Verteilung von Rechten und Pflichten." (*Schneider* 1994, S. 18) Er stellt damit die Bestimmungsgründe der **Tauschverhältnisse zwischen Sachen und Dienstleistungen** in den Mittelpunkt.

Es soll in den folgenden Ausführungen der Versuch unternommen werden, diese ökonomische Sichtweise auf die Institutionen der Pflegewirtschaft zu übertragen. Hierzu sind die angebotenen Leistungen genauer zu betrachten. In diesen sozialen Institutionen werden Krankheiten und Pflegebedürftigkeiten behandelt. Die Nachfrager (Patienten/Bewohner) sind aufgrund ihrer physischen und psychischen Gebrechen gezwungen, die Leistungen dieser Institutionen in Anspruch zu nehmen. Von einer grundsätzlichen Warte aus betrachtet, weist der Produktionsprozess in den sozialen Einrichtungen viele Gemeinsamkeiten mit einem Industriebetrieb auf. Im Unterschied zur Sachgüterproduktion in einem Industriebetrieb findet Wirtschaften in einem Pflegewirtschaftsbetrieb jedoch unter anderen Bedingungen statt.

Im Folgenden wird am **Beispiel der Pflegedienstleistung** eine Besonderheit herausgearbeitet, die belegen soll, *dass* **pflegewirtschaftliches Handeln** *sich von anderem* **wirtschaftlichen Handeln** *unterscheidet*. Diese Besonderheit hat Auswirkungen auf den Pflegebetrieb, wie beispielsweise auf die Aufbau- und Ablauforganisation oder auf die Personaleinsatzplanung.

Bei personenbezogenen Dienstleistungen wirkt der externe Faktor (z.B. der Patient im Krankenhaus) bei der Produktion mit. „Der charakteristische Unterschied zu den internen Produktionsfaktoren ist [...] darin zu sehen, dass sich der externe Faktor der autonomen Disponierbarkeit durch den Produzenten entzieht." (*Corsten* 1997, S. 124) Die *Mitwirkung des* **externen Produktionsfaktors** *bei der Leistungserstellung* hat zur Folge, dass das Leistungsergebnis nicht allein vom Bemühen des Leistungsanbieters abhängt. Dies bedeutet aber auch, dass eine mögliche Schlechtleistung (oder Ausbleiben des Leistungserfolgs) nicht eindeutig auf das Verhalten des Anbieters zurückgeführt werden kann. Hierdurch wird eine Leistungskontrolle erschwert.

49 Der Produzent von personenbezogenen Dienstleistungen – der Pflegebetrieb – wird daran interessiert sein und ist darauf angewiesen, dass Tauschverhältnisse mit dem externen Faktor zustande kommen. Es werden Rechte getauscht, indem z.b. der Patient im Krankenhaus einen Behandlungsvertrag abschließt. Daneben werden aber auch (persönliche) Dienste getauscht und zwar unter besonderen Bedingungen.

50 Pflegewissenschaftler beschreiben das Verhältnis von Pflegenden zum Gepflegten wie folgt: „Die Beziehung zwischen Pflegenden und denen, die Pflege brauchen, ist in einem besonderen Maße von physischer und emotionaler Intimität und einer kontinuierlichen sozialen Präsenz geprägt." (*Robert Bosch Stiftung* 1996, S. 11) Damit diese Beziehung zustande kommt und auf Dauer besteht, ist zunächst einmal Vertrauen zwischen Pflegenden und Gepflegten erforderlich. *Was ist aber Vertrauen aus der Sicht der Ökonomie?* **Vertrauen** ist ein Mechanismus zur Stabilisierung unsicherer Erwartungen. (vgl. *Ripperger* 1998) Dieser Mechanismus kommt dort zur Anwendung, wo Menschen mit Unsicherheit konfrontiert werden. Die Plazierung von Vertrauen ist ein Entscheidungsprozess. Zu diesem Prozess gehört die Vertrauenserwartung und die Vertrauenshandlung. Der Vertrauensgeber geht von einer Vertrauenserwartung aus. Mit dieser Erwartung wird die subjektive Wahrscheinlichkeit umschrieben, die der **Vertrauensgeber** der Absicht vertrauenswürdigen Verhaltens durch den **Vertrauensnehmer** beimisst. Die Vertrauenshandlung ist objektiv nachvollziehbares, kooperatives Verhalten. Im Zusammenhang mit der Pflegetätigkeit im Pflegebetrieb ist der Patient der Vertrauensgeber und der Pflegende der Vertrauensnehmer. Der Patient befindet sich im Krankenhaus in einer für ihn unsicheren Situation, er hat eine bestimmte Vertrauenserwartung und verfügt nur über unvollständige Informationen. „Durch sein Vertrauen setzt er sich willentlich über diesen Informationsmangel hinweg, d.h. er extrapoliert seine vorhandenen Informationen aus der Vergangenheit in die Zukunft." (*Ripperger* 1998, S. 99) Seine Vertrauenserwartung besteht darin, dass er davon ausgeht, dass alles zu seinem Besten geschieht. Diese Hoffnung wird z.B. durch den guten Ruf eines Krankenhauses genährt. Formal kann bei der Bildung der Vertrauenserwartung zwischen bestimmten Informationskategorien getrennt werden (vgl. Abbildung 10).

51 Diese Kategorien sind miteinander verbunden und überlappen sich. Der Patient als Vertrauensgeber verlässt sich bei seiner Vertrauenserwartung auf den Ruf, die Reputation eines Hauses. Die *Reputation* bezieht sich auf die öffentlichen Informationen über eine Institution. Davon zu trennen ist die **Vertrauensatmosphäre**. Bei seinen Ermittlungen über den Ruf eines Hauses verlässt sich der Patient auch auf Erfahrungen von Dritten, z.B. Verwandten, Nachbarn, die diese in der Institution gesammelt haben. Die Vertrauensatmosphäre bezieht sich auf diese Informationen. „Je höher der Anteil positiver Erfahrungen mit Vertrauensbeziehungen innerhalb eines sozialen Systems ist, um so besser ist auch die Qualität seiner Vertrauensatmosphäre." (S. 100)

Pflegewirtschaftslehre – eine Einführung

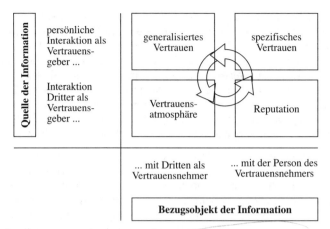

Abb. 10: Informationskategorien bei der Bildung der **Vertrauenserwartung** 52
(Quelle: Ripperger 1998, S. 99)

Während sich die Reputation und die Vertrauensatmosphäre auf Erfahrungen von 53 Dritten stützen, sind *das* **generalisierte** *und das* **spezifische Vertrauen** Informationskategorien, die an die persönlichen Erfahrungen des Vertrauensgebers – des Patienten – anknüpfen. Das generalisierte Vertrauen signalisiert die grundsätzliche **Vertrauensbereitschaft** des Vertrauensgebers, unabhängig von einer bestimmten Situation. Ein Patient wird einem Haus mit einer Reputation und einer qualitativ guten Vertrauensatmosphäre sein allgemeines (generalisiertes) Vertrauen entgegen bringen. Das Umgekehrte gilt natürlich auch. So wird ein Patient voraussichtlich ein Krankenhaus nicht aufsuchen, über das bekannt wurde, dass der Chefarzt der Chirurgie schon etliche Komplikationen bei Operationen hatte.

In diesem Zusammenhang wird ein grundsätzliches Problem mit der Vertrauenser- 54 wartung angesprochen. *Orientiert sich der Patient bei seinen Entscheidungen am Arzt oder an der Pflegeperson?* Für die hier angesprochenen Pflegeinstitutionen kann diese Frage unterschiedlich beantwortet werden. In den Pflegeinstitutionen kommt es entscheidend darauf an, dass die spezifische Vertrauenserwartung des Vertrauensgebers, des Patienten, erfüllt wird. Und dies ist abhängig von verschiedenen Faktoren. Das spezifische Vertrauen „bezieht sich auf die subjektive Einschätzung der **Vertrauenswürdigkeit** einer bestimmten Person in einer spezifischen Situation und ist in dieser Hinsicht gegenwartsorientiert." (S. 105) Das spezifische Vertrauen besteht aus den zwei Merkmalen: **situations- und personenspezifischem Vertrauen.** Mit ersterem werden die konkreten Merkmale einer Situation erfasst, das personenspezifische Vertrauen stellt ab auf Charakteristika des Vertrauensnehmers, z.B. der Qualifikation der Pflegekraft. In den konkreten Merkmalen einer Situation spiegelt sich auch die vorhandene Aufbau- und Ablauforganisation einer Institution wieder. Möglicherweise wird es bei negativer Wahrnehmung durch den Patienten nicht zur Vertrauenshandlung kommen, weil die Erwartungen nicht erfüllt wurden. Konsequenterweise müsste in einem solchen Fall der Krankenhausaufenthalt des Patienten vom Patienten beendet werden. Die Tatsache, dass nach der Krankenhausaufnahme weniger gewechselt wird, könnte als Indiz für eine ausreichende Qualität gewertet werden. Demgegenüber kommt es bei den Einrichtungen nach der Pflegeversicherung häufiger zum Abbruch der Vertrauensbeziehung.

55 Nach der Bildung der Vertrauenserwartung durch den Vertrauensgeber – den Patienten – kann es zur Vertrauenshandlung kommen. Die **Vertrauenshandlung** ist das objektiv nachvollziehbare, kooperative Verhalten. Tauschverhältnisse auf der Beziehungsebene finden statt. Zu diesen Tauschverhältnissen, der Einbeziehung des externen Faktors, wird es nur kommen, wenn die Bedingungen für diese Tauschverhältnisse „stimmen". Dies ist der entscheidende Unterschied zur Sachgüterproduktion. Die erwähnten Informationskategorien, insbesondere das spezifische Vertrauen mit seinen zwei Merkmalen, spielen dabei eine wichtige Rolle.

2.2.1.2 Paradigma: Einzelwirtschaftstheorie der Institutionen

56 Neben vorstehenden Betrachtungen zu den Besonderheiten der Pflegedienstleistung stellt sich für die Pflegewirtschaftslehre auch die *Frage nach der Einordnung in den Bereich der Wissenschaften*. Gehört sie in den Bereich der **speziellen Betriebswirtschaftslehren** oder ist sie ein Teilgebiet der **Pflegewissenschaft**? In der Denkschrift *„Pflegewissenschaft. Grundlegung für Lehre, Forschung und Praxis"* (Robert Bosch Stiftung 1996) werden als angrenzende Wissenschaften zur Pflegewissenschaft die Medizin, die Gesundheitswissenschaften und die Sozialwissenschaften angeführt. Die Wirtschaftswissenschaften werden hier nicht explizit erwähnt. Zum gegenwärtigen Zeitpunkt ist es wohl angebracht, als Ausgangsdisziplin für die Pflegewirtschaftslehre die Betriebswirtschaftslehre zu wählen und diese um die spezifische Perspektive der Pflegewissenschaft (wie sie im Zusammenhang mit der Pflegedienstleistung erläutert wurde) zu erweitern.

57 Das im Folgenden zugrunde liegende Paradigma, die **Einzelwirtschaftstheorie der Institutionen,** hat primär die gewinnorientierten Unternehmen im Blick. Pflegerische Leistungen werden aber zum überwiegenden Teil von nicht-gewinnorientierten Unternehmen angeboten werden. Die freigemeinnützigen und die staatlichen Organisationen bzw. Einrichtungen dominieren das Leistungsangebot. Deshalb ist nach der Vorstellung der Grundzüge des Paradigmas die *Frage nach der Übertragbarkeit auf diesen Bereich* zu klären.

Ausgangspunkt der wirtschaftlichen Überlegungen zum Handeln der Menschen ist **58** für *Schneider* (1995, S. 1 ff.) deren Einkommensunsicherheit. Dabei geht er davon aus, dass die Menschen unvollständig informiert sind und auch eine Ungleichverteilung des Wissens besteht. Dadurch, dass Menschen beim Einkommenserwerb und deren Verwendung ihre ursprünglich beabsichtigten Ziele verfehlen können, versuchen sie, diese Unsicherheit zu reduzieren (vgl. *Höflacher* 1999, S. 4 ff.). Mit Hilfe von Institutionen kann die Einkommensunsicherheit verringert werden. Der **Begriff der „Institutionen"** wird sowohl für Regel- als auch für Handlungssysteme verwendet. **Regelsysteme** ordnen das Handeln der Menschen. So bildet das Grundgesetz ein Regelsystem, in dem u.a. festgelegt wurde, welche Rechte und Pflichten die Menschen in unserem Staat haben. Innerhalb dieser normativen Festlegungen vollzieht sich das menschliche Handeln. Nach diesem Ansatz werden Unternehmen und Märkte als **Handlungssysteme** gekennzeichnet. „Elemente des Handlungssystems „Unternehmung" sind **Unternehmungsprozesse**, worunter durch das Ausüben von Unternehmerfunktionen gelenkte Handlungsabläufe zu verstehen sind. Die Unternehmungsprozesse umfassen das Durchführen von **Marktprozessen, Marktzufuhrhandlungen** sowie die Ergebnisermittlung und -verteilung. Diese Prozesse werden durch Unternehmungsregeln und durch die Unternehmungsstruktur geordnet." (*Höflacher* 1999, S. 4) Der hier angesprochene Zusammenhang wird durch die nachstehende Abbildung 11 noch einmal deutlich.

Unternehmung	
Elemente: Unternehmungsprozesse	
Durch Ausüben von Unternehmerfunktionen gelenkte Handlungsabläufe (Marktprozessfähigkeiten, Marktzufuhrhandlungen, Gewinnermittlung und -verteilung)	
Unternehmungsregeln	**Unternehmungsstruktur**
Z. B. Regelsysteme, die aus der Wirtschaftsordnung folgen (beispielsweise Mitbestimmung)	Gesamtheit faktischer Einflussgrößen, zum Beispiel unternehmungsspezifische Ressourcen

Abb. 11: Unternehmung als Institution – Handlungssystem *(Quelle: Höflacher 1999, S. 4)*   **59**

Für das **Handlungssystem „Unternehmung"** sind die **Unternehmensregeln** und **60** die **Unternehmensstruktur** soweit von entscheidender Bedeutung, als sie die Unternehmensprozesse beeinflussen. Zu den Unternehmensregeln zählen die normativen Festlegungen auf der Ebene der Unternehmen sowie im Markt. Zur Unternehmensstruktur zählen z.B. die Merkmale der Märkte, in denen das Unternehmen tätig ist. Hier wird auf die Gesamtheit der faktischen Einflussgrößen abgestellt, die auf das unternehmerische Handeln Einfluss ausüben.

61 Zum **Handlungssystem „Markt"** zählen analog dem System „Unternehmung" die *Marktregeln* und die *Marktstruktur*. Die Abbildung 12 zeigt den Zusammenhang auf.

Markt	
Elemente: **Marktprozesse** Durch Ausüben von Unternehmerfunktionen gelenkte Handlungsabläufe (Wissensänderungen, Verhandlungen, Austausch von Verfügungsrechten)	
Marktregeln Z. B. Regelsysteme, die aus der Wirtschaftsordnung folgen (beispielsweise Wettbewerbsrecht)	**Marktstruktur** Gesamtheit faktischer Einflussgrößen, zum Beispiel Inhalt der Marktgegenstände

62 Abb. 12: Markt als Institution – Handlungssystem *(Quelle: Höflacher 1999, S. 4)*

63 *Der Zusammenhang zwischen den Unternehmens- und den Marktprozessen* ist aus der Perspektive der Unternehmen darin zu sehen, dass diese Unternehmen auf verschiedenen Märkten sowohl als Anbieter als auch als Nachfrager agieren. Die Unternehmen führen dabei Marktprozesse durch. Dabei haben sie natürlich die Marktregeln und die Marktstruktur zu beachten und in ihre Überlegungen mit einzubeziehen. Diese Zusammenhänge führen zu einer Verzahnung zwischen den Unternehmens- und Marktprozessen.

64 Von den Marktprozessen sind die **Marktzufuhrhandlungen** zu trennen. Die Marktzufuhr umfasst die Errichtung der Leistungsbereitschaft, das Erstellen der Leistungen durch die planvolle Kombination der Produktionsfaktoren: Diensten und Sachen sowie am Ende des Marktprozesses den realen Vollzug der im Rahmen der Marktprozesse getauschten Verfügungsrechte.

65 Zur Frage der Übertragbarkeit dieser Überlegungen auf den Non-profit-Sektor wird ausgeführt (vgl. *Höflacher* 1999, S. 9), dass dieser Ansatz grundsätzlich geeignet ist, auch für diesen Sektor zur Anwendung zu kommen. Insbesondere die enge Verzahnung zwischen „innerbetriebliche(n) Sachverhalte(n) und äußeren Rahmenbedingungen" (S. 9), der eher typisch ist für diesen Sektor, kann mit diesem Ansatz abgebildet werden.

66 Für den **Krankenhausbereich** zeigt sich diese Verzahnung z.B. bei der Veränderung der Krankenhausfinanzierung. Ändert der Gesetzgeber bzw. die Bundesregierung die äußeren Rahmenbedingungen, so hat das einzelne Krankenhaus sich darauf einzustellen. Die Veränderungen der Marktregeln wirken sich auf die Unternehmensprozesse aus. So hat die Veränderung der Krankenhausfinanzierung in den letzten Jahren mit bewirkt, dass die Verweildauer der Patienten in den Krankenhäu-

sern gesunken ist (vgl. *Lebok* 2000). Dadurch kam es u.a. zu Änderungen der Ablauforganisation in den Krankenhäusern.

2.2.2 Begründungs- und Verwendungszusammenhang

In diesem Abschnitt soll das **Verhältnis von Theorie und Praxis** sowie die Frage nach der **politisch-praktischen Verwendung** der gewonnenen wissenschaftlichen Aussagen angesprochen werden. 67

Die mit der grundlegend veränderten sozialen Realität begründete Notwendigkeit der Bildung des Faches „Pflegewirtschaftslehre" für das Studium des Pflegemanagements bildet nur die eine Seite der Medaille. Im Hinblick auf die andere Seite (der Medaille) bleibt zu bedenken, dass es notwendiger denn je ist, den theoretischen Weg zu beschreiten und zur Modellbildung zu gelangen. „Dieser Weg macht(e) sie [die Betriebswirtschaftslehre] weniger anfällig gegenüber dem Vorwurf, die Theorie hinke der Praxis stets hinterher. Er ermöglicht(e) es, neue Strömungen in der Unternehmenspraxis unmittelbar zu klassifizieren, einzuordnen und damit einer Beurteilung sowie Empfehlung zugänglich zu machen." (*Weber* 1996, S. 80) Diese Aussage für den Bereich der (Allgemeinen) Betriebswirtschaftslehre gilt auch im besonderen Maße für die Pflegewirtschaftslehre. „Neue Strömungen in der Unternehmenspraxis" berühren aus der wirtschaftlichen Perspektive die Institutionen der Pflege. Die wissenschaftliche Auseinandersetzung mit diesen „neuen Strömungen" – wie z.B. dem **Prozessmanagement** – fehlt. 68

Für ein *Forschungsprogramm zur ökonomische Analyse von Non-profit-Unternehmen* schlägt *Höflacher* (1999, S. 10) exemplarisch **fünf Aufgabenbereiche** vor: 69

- Entwurf einer Ideal- und Realtypologie, um die verschiedenen Institutionen des Non-profit-Bereichs in einen Kontext einordnen zu können;
- Untersuchung des Einflusses der Unternehmensregeln und der -struktur auf die Unternehmensprozesse;
- Untersuchung des Einflusses der Marktregeln und der -struktur auf die Unternehmensprozesse;
- Untersuchung der spezifischen Merkmale, die bewirken, dass Non-profit-Unternehmen eher als gewinnorientierte Unternehmen geeignet sind, bestimmte Güter (Vertrauensgüter) anzubieten;
- Untersuchung der Merkmale, die Non-profit-Unternehmen besonders befähigen, öffentliche Güter bereitzustellen.

Neben diesen Fragen haben *Badelt/Österle* (1998, S. 98 ff.) den Aspekt „Sozialpolitik und Institutionenwahl" erörtert. Auch dieser Zusammenhang ist für die Pflegeinstitutionen von Bedeutung, geht es doch mit darum, zu klären, welche 70

Institutionen (in öffentlicher, in privater oder in freigemeinnütziger Trägerschaft) bestimmte Aufgaben wahrnehmen sollten.

71 Im Hinblick auf den *Verwendungszusammenhang* könnten diese Forschungsergebnisse in rechtliche Regelungen einfließen und auf der betrieblichen Ebene mit dazu beitragen, dass Vorstellungen und Ziele wirkungsvoller erreicht werden können.

2.3 Pflegewirtschaftslehre in Abgrenzung zu Managementwissen und Leadership

72 Ein Paradigma der Betriebswirtschaftslehre fasst die Betriebswirtschaftslehre als Management von Systemen auf. Vertreter dieser Richtung wie *Ulrich* oder *Bleicher* sprechen deshalb auch von einer Managementlehre. Mit der Überschrift „Von der Betriebswirtschaftslehre zur Managementlehre" (*Bleicher* 1996, S. 23) zeigt er in seinem Buch *„Das* **Konzept Integriertes Management"** den sich vollziehenden Wandel in der Betriebswirtschaftslehre aus der Sicht des systemorientierten Paradigmas an. Anhand der unternehmerischen Wertschöpfung soll verdeutlicht werden, wo die Trennlinie zwischen Pflegewirtschafts- und Managementlehre liegen könnte.

73 Orientiert man sich bei der Aufteilung zwischen Pflegewirtschaftslehre und Managementlehre an der Abbildung 13, so wäre der *mittlere obere Bereich* mit dem Begriff des „Nutzens" eher der Managementlehre zuzuordnen. Der *mittlere untere Bereich* mit dem Begriff der „Kosten" wäre eher im Bereich der Pflegewirtschaftslehre anzusiedeln. Beide Bereiche stehen natürlich in einer wechselseitigen Beziehung zueinander und tragen mit zur unternehmerischen Wertschöpfung bei. Mit dieser eher pragmatisch-orientierten Abgrenzung und Vorgehensweise wird die kontroverse Diskussion, ob die Betriebswirtschaftslehre ein disziplinäres Erkenntnisinteresse am Wirtschaften oder eine interdisziplinäre Managementwissenschaft ist, nicht geführt (vgl. *Bleicher* 1995, S. 92 ff.; *Wunderer* 1995).

74 Das Fach „Managementlehre" als eigenständige wissenschaftliche Disziplin gibt es nicht. *Staehle* (1994, S. 4) schreibt hierzu: „Der Begriff **Managementlehre** ist eine deutsche Erfindung; er ist m.W. von Illetschko [...] in die betriebswirtschaftliche Literatur eingeführt worden, und zwar bezeichnet er damit ein Teilgebiet der Business Administration (BA), das sich mit Leitungsfragen und -funktionen beschäftigt [...] Dieses Forschungsgebiet bezeichne ich im Folgenden als Management, die hierüber gesammelten Forschungsergebnisse als Managementwissen." *Staehle* spricht also nicht von Managementlehre sondern von Managementwissen. Für den bereits erwähnten Integrationsansatz hat *Bleicher* das Konzept des integrierten Managements vorgelegt. Auf den **Krankenhausbereich** hat *Braun* (1998) dieses Konzept übertragen (vgl. Abbildung 14).

Pflegewirtschaftslehre – eine Einführung

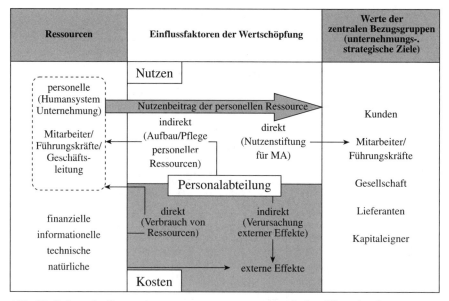

Abb. 13: Beitrag des Personalmanagements zur unternehmerischen Wertschöpfung
(Quelle: Wunderer/Dick 2000, S. 70)

Zur *Frage der Übertragbarkeit* führt *Braun* (1998, S. 25) aus: „Mit der weitgehenden Übertragung des Konzepts von Bleicher wird nicht der Unterschied zwischen öffentlich gebundenen Krankenhäusern und privatwirtschaftlichen Unternehmen geleugnet. Allerdings sind die Gemeinsamkeiten in der Managementperspektive ausreichend, um die Übertragung zu legitimieren." Während auf der Ebene des **normativen** *und* **strategischen Managements** Fragen der Planung und Gestaltung im Vordergrund stehen, geht es im *operativen Management* um die Umsetzung von konzipierten Vorhaben – um das Tagesgeschehen. Das Erfolgskriterium auf der operativen Ebene wäre die **Effizienz** (Verhältnis Input-Output; Tun wir die Dinge richtig?), auf der strategischen Ebene die **Effektivität** (Zielwirksamkeit; Tun wir die richtigen Dinge?) und auf der normativen Ebene die *Responsivität* – das sozialökonomische Wertberücksichtigungspotenzial der Unternehmung (vgl. *Ulrich* 1995, S. 190 ff.).

Für ein **Managementwissen** der Pflege könnten diese bisherigen Überlegungen zum Management die Ausgangsbasis sein. Der *Gegenstand des Managementwissens der Pflege* wäre wie bei den pflegewirtschaftlichen Handlungen in den Spezifika der Pflege zu suchen, wie dies im Zusammenhang mit dem Produktionsprozess erläutert wurde. Das Pflegemanagement hat den externen Faktor – den

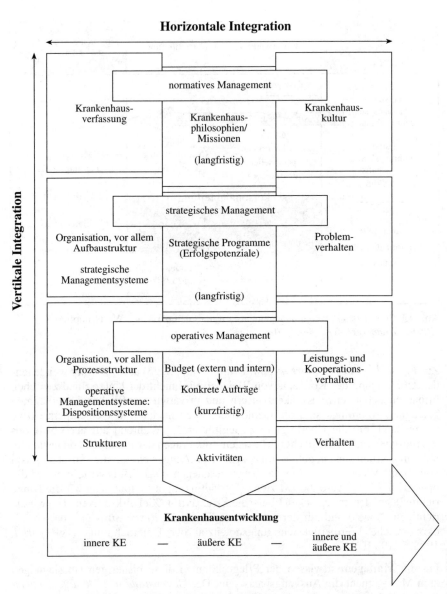

78 Abb. 14: Konzept des integrierten Krankenhausmanagements *(Quelle: Braun 1998, S. 25)*

Patienten – in seine Überlegungen mit einzubeziehen. Der angesprochene Vertrauensaustausch wird sich nur vollziehen, wenn auch im Rahmen des spezifischen Vertrauens die Voraussetzungen dafür geschaffen wurden, dass sich das situations- und personenspezifische Vertrauen bilden kann. Für das situationsspezifische Vertrauen sind die Voraussetzungen u.a. in der Aufbau- und Ablauforganisation im Krankenhaus auch durch das Pflegemanagement zu schaffen. Das personenspezifische Vertrauen, die Vertrauenserwartung des Patienten wird in diesem Bereich erfüllt, wenn qualifiziertes Pflegepersonal in der konkreten Situation arbeitet. Für die Ausführungen zum spezifischen Vertrauen gilt, dass es zu den Tauschverhältnissen eher kommt, wenn auch die zeitliche Dimension dabei beachtet wird. Die Beziehung zwischen Pflegendem und Gepflegtem ist durch die Intimität und kontinuierliche Präsenz gekennzeichnet.

Womit setzt sich **Leadership** auseinander? „Leadership heißt, neue Möglichkeiten 79 entdecken und umsetzen oder umsetzen lassen, sowie die unternehmerischen Veränderungsprozesse so gestalten, dass Werte für die Kunden geschaffen und dadurch auch die übrigen Partner der Unternehmung zufriedengestellt werden." (*Hinterhuber/Krauthammer* 1997, S. 12) Leadership zielt damit eher ab auf das visionäre Denken, Managementwissen eher auf den strategisch-operativen Bereich. Legt man diese Abgrenzung einmal zugrunde (Abbildung 15), so soll abschließend erörtert werden, was dies für das Pflegemanagement bedeuten könnte.

Bei der idealtypischen Zuordnung, wie sie vorgenommen wurde, ist zu bedenken, 80 dass in der personellen Umsetzung z.B. ein(e) Pflegemanager(in) auch Elemente des Leadership in sich vereinigen müsste.

Im Rahmen der **Umstrukturierung einer Fachabteilung im Krankenhaus** hätte 81 z.B. ein(e) Pflegemanager(in) eine Vision zu entwickeln, wie in der neuen Abteilung die Pflege zukunftsfähig gestaltet werden kann. Dabei hätte sie ihre Mitarbeiter(innen) in ihre Überlegungen mit einzubeziehen. Neben der Entwicklung einer Vision muss die Managerin dafür sorgen, dass die Abteilung bis zur Umstrukturierung ihre Aufgaben weiterhin erfüllt.

Die zu Beginn herausgearbeitete gesellschaftliche Bedeutung der Pflege ist mit ein 82 Argument, um die wissenschaftliche Disziplin Pflegewirtschaftslehre auf- und auszubauen. Die Ausführungen zur Einzelwirtschaftstheorie der Institutionen zeigen, dass ein theoretischer Rahmen in den Grundzügen besteht, um die Disziplin weiterzuentwickeln.

Leadership

Entdecken neuer Möglichkeiten, verbunden mit der Fähigkeit, diese umzusetzen oder umsetzen zu lassen;
Schaffen eines neuen Paradigmas;
Arbeit am System;
Mitarbeiter anregen und in die Lage versetzen, Spitzenleistungen zu erbringen;
Ehrfurcht vor dem Menschen;
Einstellung des Dienens.

Kreatives Lösen von Aufgaben;
Arbeit innerhalb eines Paradigmas;
Arbeit im System;
„Dinge" und Menschen in Bewegung setzen, Methoden und Techniken;
Der Mensch als Hilfe;
Einstellung des Machens;

Management.

83   Abb. 15: Management versus Leadership *(Quelle: Hinterhuber/Krauthammer 1997, S. 13)*

2.4 Forschungsmethoden

2.4.1 Betriebswirtschaftliche Methoden und Modelle

84   Forschungsmethoden der Pflegewirtschaftslehre haben sich grundsätzlich an den Methoden der Allgemeinen Betriebswirtschaftslehre zu orientieren. Sollen Erkenntnisse über die wirtschaftlichen Handlungen im Betrieb gewonnen werden, so kann dies grundsätzlich

- *empirisch-analytisch* oder
- *hermeneutisch*

geschehen. Im Rahmen des empirisch-analytischen Vorgehens kann nach der induktiven bzw. der deduktiven Methode vorgegangen werden. Mit Hilfe des induktiven Folgerns werden aus Erfahrungen und beobachtbaren Tatbeständen typische Erscheinungen gesucht, um so Erklärungen der Wirklichkeit zu geben. Der

Methoden der Betriebswirtschaftslehre	Kurze inhaltliche Umschreibung	Kritik (einige Aspekte)
Hermeneutik	„Die Hermeneutik lässt sich als Methode des nachfühlenden Verstehens' ... charakterisieren". (S. 14) „Für den Bereich des sozialen Lebens wird die Methode des Verstehens als eine der Methode des Erklärens überlegene Alternative offeriert, weil sie im Gegensatz zur Methode des Erklärens nicht nur die äußere Ordnung von Tatsachen analysiere, sondern darüber hinaus die inneren Kräfte der Lebenssituation erschließe, indem sie den Zugang zu ihrem Sinn weise. ...". (S. 14)	„Problematisch erscheint jedoch der methodologische Anspruch der Hermeneutik, mit der Methode des Verstehens eine Grundlagenmethode der Geisteswissenschaften (einschließlich der Betriebswirtschaftslehre) zur Verfügung zu stellen, für die teilweise sogar eine Überlegenheit gegenüber der Methode des Erklärens reklamiert wird. Einmal kann nämlich eine durch ‚Verstehen" herbeigeführte Identifikation eines Sachverhalts eine Erklärung dieses Sachverhalts nicht ersetzen, sondern sie stellt gewissermaßen lediglich ein Vorstadium der Erklärung dar. ... Ferner können Verstehensprozesse als besondere Formen von Wahrnehmungsprozessen selbst zum Gegenstand wissenschaftlicher Erklärung werden ... ". (S. 14)
Induktion	„Nach dieser Auffassung besteht die betriebswirtschaftliche Methode im Wesentlichen darin, Einzelbeobachtungen mittels eines induktiven Schlusses bzw. eines Indikationsprinzips zu verallgemeinern, um auf diese Weise zum Nachweis von Gesetzmäßigkeiten zu gelangen". (S. 15)	Es ist das Verdienst des Wissenschaftstheoretikers Karl Popper (1902 bis 1995), der gezeigt hat, dass „Gesetzmäßigkeiten auf induktivem Wege nicht zu begründen sind". (S. 15) Karl Popper (1971, 3): „Bekanntlich berechtigen uns noch so viele Beobachtungen von weißen Schwänen nicht zu dem Satz, dass alle Schwäne weiß sind".
Deduktion axiomatisch-deduktiv	„Die axiomatisch-deduktive Methode lässt sich verstehen als eine nichtempirische Methode der Modellanalyse. ... Typisches Kennzeichen einer solchen Modellanalyse ist ein Vorgehen, bei dem zuerst grundlegende Annahmen getroffen werden, die empirisch nicht weiter überprüft werden, und dass dann durch logische Verknüpfung aus diesen Annahmen Schlussfolgerungen abgeleitet werden, die lediglich besagen, was empirisch gelten müsste, wären die Annahmen empirisch gehaltvoll". (S. 16)	„Die axiomatisch-deduktive Methode läuft ... auf eine logische Möglichkeitsanalyse hinaus, deren Ergebnisse ohne eindeutigen oder bestenfalls nur von begrenztem empirischen Informationsgehalt sind". (S. 16)
deduktiv-nomologisch	„Nach diesem Schema wird eine Aussage, die einen gegebenen, zu erklärenden Sachverhalt beschreibt, das Explanandum, aus einer erklärenden Aussagengemenge, dem Explanans, logisch abgeleitet und damit erklärt ... Das Explanans beinhaltet dabei zwei verschiedene Arten von Aussagen, nämlich mindestens eine, meist als Wenn-Dann-Aussage formulierte nomologische (Gesetzeshypothese) und mindestens eine singuläre, deskriptive Aussage, der entnommen werden kann, ob die von der Wenn-Komponente der nomologischen Hypothese postulierten Bedingungen faktisch vorliegen...". (S. 18)	„Kritiker der deduktiv-nomologischen Erklärungsmethode wenden u. a. ein, dass eine logische Ableitung des Explanandum aus dem Explanans nur auf der Basis deterministischer Gesetzmäßigkeiten möglich sei, die aber in den Sozialwissenschaften praktisch nicht vorkämen ... ". (S. 19, 20)
deduktive Deutungsansätze	„Deutungsansätze lassen sich häufig als nicht-nomologische Ansätze deduktiver Erklärungen verstehen, die sich allgemeiner, jedoch nicht gesetzesartiger Aussagen bedienen, aus denen letztlich die interessierenden Sachverhalte gefolgert und dadurch erklärt werden. Daher lassen sich Deutungen vielfach so systematisieren, dass sie ein dem deduktiv-nomologischen Erklärungsmodell ähnliches logisches Schema aufweisen. ... ". (S. 23) Die interessierenden Sachverhalte werden als zweckorientierte Handlungen oder als Resultate gesellschaftlich-historischer Prozesse gedeutet (vgl. ebenda, S. 23)	„Weitere Schwächen des sinnrationalen Deutungsansatzes liegen u. a. darin, dass mit seiner Hilfe immer nur absichtsgeleitete Aktivitäten nicht aber unbeabsichtigte Nebenwirkungen dieser Aktivitäten erklärt werden können". (S. 24)

Abb. 16a: Forschungsmethoden der Betriebswirtschaftslehre *(Quelle: zusammengestellt nach Raffée 1993, 11 ff.)*

entgegengesetzte Weg wird bei der deduktiven Methode gegangen. Durch Abstraktion von den realen Dingen wird durch Setzen von Annahmen (Prämissen) versucht, bestimmte logische Schlussfolgerungen zu ziehen. Die genaue Umschreibung der grundlegenden Forschungsmethoden der Betriebswirtschaftslehre und deren Kritik ist der Abbildung 16a entnehmen:

86 Da es in der Betriebswirtschaftslehre nicht wie z.b. in den Naturwissenschaften möglich ist, mit Hilfe von Experimenten Hypothesen zu überprüfen und empirische Erkenntnisse zu gewinnen, bedient man sich (wie auch in anderen Disziplinen) der Modellbildung: „Die betriebswirtschaftliche Forschung ist bestrebt, mit Hilfe von Modellen die komplexen Zusammenhänge der wirtschaftlichen Wirklichkeit zu vereinfachen, um sie überschaubar zu machen und um am Modell zur Erkenntnis von Grundzusammenhängen und Prozessen zu gelangen, die in den konkreten Betrieben durch die Vielzahl der Einflüsse verdeckt sind." (*Wöhe* 1993, 36 f.)

87 Nach der *Art der Aussage* werden die folgenden **Modelle** unterschieden:

- **Beschreibungsmodelle**: Damit werden die empirisch fassbaren Erscheinungen in einem Betrieb beschrieben.

- **Erklärungsmodelle**: Damit werden Ursachen erklärt bzw. Ursache-Wirkungs-Verhältnisse beschrieben. Dazu werden Hypothesen aufgestellt und auf empirischer Grundlage getestet.

- **Entscheidungsmodelle**: Damit versucht man, diejenigen Mittel zu identifizieren, mit deren Hilfe angestrebte Ziele optimal erreicht werden können.

2.4.2 Empirisches Forschungsprogramm für öffentliche Unternehmen

88 Für die Öffentliche Betriebswirtschaftslehre besteht bislang eine empirisch gestützte Theorie der öffentlichen Institutionen nicht. „Daher gilt es ein Forschungsprogramm zu entwickeln, welches Aussagen über Zusammenhänge und Wirkungen empirisch relevanter Bestimmungsgrößen öffentlicher Unternehmen macht, deren Bewährung an der Realität zu prüfen ist." (*Stein* 1999, S. 120 f.) Der Aufbau eines solchen **Forschungsprogramms** soll im Folgenden vorgestellt werden (vgl. Abbildung 16b).

89 Die **Kontext-Variablen** bilden den Ausgangspunkt mit dem Auftrag bzw. mit den zu erreichenden Zielen. Die nächste Ebene bilden die **Variablen der Organisation** ab mit bestimmten Dimensionen der Organisationsstruktur und der Organisationsstrategie. Bei den **Leistungsvariablen** wird unterschieden zwischen den *branchenneutralen* und den *branchenspezifischen Leistungsvariablen*. Letztere haben das spezifische Leistungsprogramm einer öffentlichen Unternehmung zum Gegenstand. Die branchenneutralen Leistungsvariablen zielen eher auf das „Wie" der Aufgabenwahrnehmung ab. Die *prozessuralen Variablen* haben die qualitative Zielsetzung auf institutioneller Ebene zum Gegenstand, die *personellen Variablen* die qualitati-

ve Zielsetzung auf individueller Ebene. Mit den *ökonomischen Variablen* wird auf allgemein anerkannte ökonomische Größen im Zusammenhang abgestellt. Die *generellen Variablen* geben die Stellung des öffentlichen Unternehmens in der Marktwirtschaft wieder.

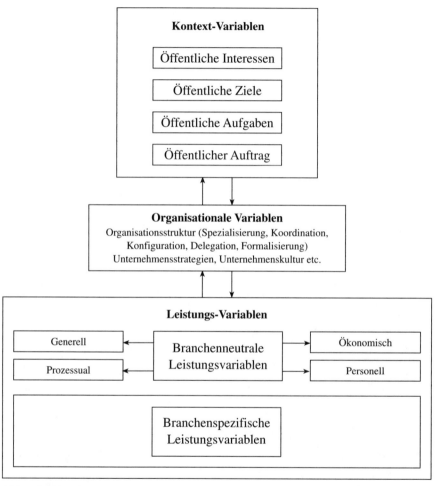

Abb. 16b: Variablen und Variablenstruktur eines empirischen Forschungsprogramms öffentlicher Unternehmen *(Quelle: Stein 1999, S. 121)*

91 Mit Hilfe dieses Forschungsansatzes können auch für den Bereich der Pflegewirtschaftslehre Erkenntnisse in den unterschiedlichen Pflegeinstitutionen gewonnen werden.

Teil II: Unternehmen und Markt

1 Unternehmensprozesse der Pflegeeinrichtungen

Wie bereits im Zusammenhang der „Einzelwirtschaftstheorie der Institutionen" dargelegt, werden im **Handlungssystem „Unternehmung"** die *drei Unternehmerfunktionen*

- Übernahme von Einkommensunsicherheit,
- Suche und Erzielung von Gewinnen und
- Durchsetzen von Änderungen

ausgeübt. Diese Unternehmerfunktionen werden dabei wesentlich beeinflusst durch die Unternehmensprozesse. Die **Unternehmensprozesse** spiegeln die *Gesamtheit der faktischen Einflussgrößen* wieder, die mit beeinflusst werden durch die Unternehmensstruktur und die Unternehmensregeln. Diese Unternehmensprozesse sollen jetzt für den Pflegewirtschaftsbereich erläutert werden.

1.1 Unternehmensstruktur der Pflegeeinrichtungen

Im Rahmen des Abschnitts zur **Unternehmensstruktur** wird zunächst erörtert, welchen gesetzlichen Auftrag (Aufgaben) bzw. welche Ziele von Pflegeinstitutionen verfolgt werden. Im Zusammenhang damit wird das produzierte Produkt erörtert. Schließlich wird dargelegt, in welche Kategorie der Güter die Pflegeleistungen einzuordnen sind. Dabei werden diese Aspekte jeweils auf die Institution „Krankenhaus" und die „Pflegeeinrichtungen nach dem Pflegeversicherungsgesetz" bezogen.

1.1.1 Aufgaben und Ziele der Pflegeeinrichtungen

1.1.1.1 Zum Krankenhaus

Allgemein wird der Sinn eines Krankenhausaufenthaltes in der Heilung oder Linderung einer Krankheit gesehen. Daneben spielt die Aufgabe der Geburtshilfe eine bedeutende Rolle. Um diese Aufgabe zu erfüllen, wird mit der Krankenhaus-Gesetzgebung das Ziel verfolgt, eine wirtschaftliche und bedarfsgerechte Versorgung der Bevölkerung mit Krankenhausleistungen zu gewährleisten. Daneben haben die zugelassenen Krankenhäuser, soweit sie dazu in der Lage sind, die Pflicht, alle Patienten zu behandeln, die der Behandlung bedürfen. Von dieser *gesetzlichen Zielsetzung* sind die *Ziele des „Unternehmens Krankenhaus"* zu trennen, wobei die Zielebenen sich natürlich ergänzen.

Unternehmen und Markt

95 Die Entscheidung, welche Ziele das Unternehmen Krankenhaus anstrebt, liegt letztlich beim Krankenhausträger. Dabei ist von Bedeutung, dass es **drei Typen von Krankenhausträgern** gibt:
- öffentliche Träger,
- frei-gemeinnützige Träger,
- privat-wirtschaftliche Träger.

96 Diese Träger verfolgen in ihrer je *spezifischen Aufgabenstellung unterschiedliche unternehmerische Ziele* (vgl. Abbildung 17). Zu unterscheiden sind:
- **Bedarfswirtschaftliche Krankenhausträger** (öffentliche und frei-gemeinnützige Krankenhäuser). Die Wahrnehmung der Aufgabe der Bedarfsdeckung steht im Vordergrund.
- **Erwerbswirtschaftliche Krankenhausträger** (privat-wirtschaftliche Krankenhäuser). Zielsetzung für den Betrieb eines Krankenhauses ist die Erzielung eines Gewinns.

97 Diese Unterscheidung besagt aber nicht, dass die öffentlichen und frei-gemeinnützigen Krankenhäuser in ihren Unternehmen auch Überschüsse erzielen dürfen. Die Besonderheit gegenüber den erwerbswirtschaftlich betriebenen Krankenhäusern besteht in der Gewinnverwendung: Die privatwirtschaftlichen Krankenhäuser dagegen lassen die öffentlichen und frei-gemeinnützigen Krankenhäuser diese Überschüsse im Rahmen des Gemeinnützigkeitsrechts (vgl. *Knorr/Klaßmann* 2000, 2 ff.) wieder in die Einrichtung Krankenhaus zurückfließen.

98 Zum Sicherstellungsauftrag nach § 1 KHG ist zu bemerken, dass dieser Auftrag von den Krankenhäusern in öffentlicher Trägerschaft zu erfüllen ist, wenn sich die freigemeinnützigen und privaten Träger aus der Aufgabe zurückziehen.

1.1.1.2 Zu den Pflegeeinrichtungen nach dem Pflegeversicherungsgesetz

99 In den *Einrichtungen nach dem Pflegeversicherungsgesetz* wird das **Lebensrisiko** der **Pflegebedürftigkeit** „behandelt". Nach § 14 Abs. 1 SBG XI sind Personen pflegebedürftig, die wegen einer körperlichen, geistigen oder seelischen Krankheit oder Behinderung für die gewöhnlichen und regelmäßig wiederkehrenden Verrichtungen im Ablauf des täglichen Lebens auf Dauer, voraussichtlich für mindestens sechs Monate, in erheblichem oder höherem Maße der Pflege bedürfen.

100 Im Rahmen der Pflegewirtschaftslehre werden als Pflegeeinrichtungen *die* **ambulanten** *und die* **stationären Einrichtungen** behandelt. Nach § 71 Abs. 1 SGB XI ist eine ambulante Pflegeeinrichtung eine selbstständig wirtschaftende Einrichtung, die unter ständiger Verantwortung einer ausgebildeten Pflegefachkraft Pflegebedürftige in ihrer Wohnung pflegt und hauswirtschaftlich versorgt. Eine stationäre Pflegeeinrichtung ist nach § 71 Abs. 2 SGB XI eine selbstständig wirtschaftende Einrichtung,

Unternehmensprozesse der Pflegeeinrichtungen

Kriterien	Träger		
	Öffentliche Krankenhäuser	Freigemeinnützige Krankenhäuser	Private Krankenhäuser
Grundlegende Merkmale bundesweiter Gesetzgebung	Krankenhäuser sind Einrichtungen, in denen Krankenhaus-Behandlung oder Geburtshilfe geleistet werden, die sowohl ärztliche und pflegerische Hilfeleistungen als auch eine Unterbringung und Pflege umfassen können (§ 107 SGB, § 2 KHG). Ziel der grundlegenden Krankenhaus-Gesetzgebung ist die Sicherstellung einer **wirtschaftlichen und bedarfsgerechten Versorgung** (§ 1 Abs. 1 KHG).		
Landesweite Gesetzgebung	**Pflicht** aller zugelassenen Krankenhäuser, **jeden Patienten aufzunehmen,** der entsprechender Versorgung bedarf und zu dessen Behandlung das Krankenhaus nach seinem nach dem Krankenhausplan oder sonstigen Regelungen vorgegebenen Leistungsvermögen in der Lage ist.		
Trägerschaft (Eigentümer)	**Öffentliche Hand** in Form öffentlich-rechtlicher Gebietskörperschaften (Bund, Land, Kreis, Gemeinde) oder sog. Parafici (Gesetzliche Rentenversicherung, gesetzliche Krankenversicherung, gesetzliche Unfallversicherung)	**Freie, gesellschaftliche Kräfte** (Kirchen, Wohlfahrtsverbände, Genossenschaften, Stiftungen oder gemeinnützige Vereine)	**Privates Rechtssubjekt**
Unternehmensziel	**Prinzip der Bedarfsdeckung (Sachziel) Erfüllung gesundheitspolitischer Ziele** (z.B. einen Versorgungsauftrag), des Lehr- und Ausbildungsauftrages und des öffentlich-wirtschaftlichen Dienstprinzips im Rahmen der öffentlichen Daseinsfürsorge **Gebunden an den Landeskrankenhausplan**	**Prinzip der Bedarfsdeckung (Sachziel) Freiwillige Teilnahme** an der gemeinwirtschaftlichen Aufgabe der Gesundheitsversorgung **Erfüllung des Versorgungsauftrages** und des öffentlich-wirtschaftlichen Dienstprinzips im Rahmen der öffentlichen Daseinsfürsorge **Erfüllung des Lehr- und Ausbildungsauftrags**	**Erwerbsprinzip (Formalziel) Einzelwirtschaftliche Rentabilität durch Umsatz- und Gewinnmaximierung zugunsten der Kapitaleigner**
Sicherstellungsauftrag (§ 1 KHG)	Nach dem **Subsidiaritätsprinzip** sind die **Kommunen verpflichtet,** für eine **ausreichende Versorgung der Bevölkerung mit Krankenhausleistungen zu sorgen,** falls ein unzureichendes Versorgungsangebot besteht.	Keine Verpflichtung	Keine Verpflichtung

Abb. 17: Träger und Zielsetzungen von Krankenhäusern *(Quelle: Thiele/Koch 1998, S. 60)* **101**

in der Pflegebedürftige unter ständiger Verantwortung einer Pflegefachkraft gepflegt und ganztägig oder nur tagsüber oder nur nachts untergebracht und verpflegt werden können.

102 Für die *Leistungserbringung* bedürfen die Pflegeeinrichtungen der Zulassung (§ 72 SGB XI). Die Pflegekasse schließt mit den Einrichtungen einen Versorgungsvertrag ab. Ähnlich wie im Krankenhausbereich gilt auch hier die *Trägervielfalt* (§ 11 Abs. 2 SGB XI). Die Pflegekassen haben nach § 69 SGB XI den Sicherstellungsauftrag, d.h. sie haben eine bedarfsgerechte und gleichmäßige, dem allgemein anerkannten Stand medizinisch-pflegerischer Erkenntnisse entsprechende pflegerische Versorgung der Versicherten zu gewährleisten.

1.1.2 Produkt der Pflegeinstitutionen

103 Im Zusammenhang mit der Zielsetzung der Pflegeinstitutionen ist das von ihnen erzeugte Produkt – der Output – zu sehen. Dieses Produkt ist Ergebnis der betrieblichen Leistungserstellung, das definiert werden kann als spezifisch zweckgebundene Mengenabgrenzung zum Austausch von Sachen und Verfügungsrechten.

1.1.2.1 Zum Krankenhaus

104 Das Ergebnis der Tätigkeit im Krankenhaus liegt zumeist in der positiven Beeinflussung des Gesundheitszustandes des Patienten. Die Besonderheit von Dienstleistungen bringt es mit sich, dass dieses „Produkt" nicht quantifiziert werden kann. Deshalb greift die Betriebswirtschaft auf Indikatoren zurück, mit deren Hilfe der **Output des Krankenhauses** erfasst werden kann.

105 Als solche Indikatoren werden angesehen (vgl. *Breyer/Zweifel* 1997, S. 327):

- die Anzahl der Patienten und Behandlungsfälle,
- die Anzahl der Pflegetage bzw. Berechnungstage,
- die Menge der eingesetzten Sachen und Verfügungsrechte,
- die Menge der medizinischen und pflegerischen Einzelleistungen.

106 Für den Bereich der Pflege ist mit der sogenannten Pflege-Personalregelung (Aufhebung der PPR mit dem 2. GKV-Neuordnungsgesetz) ein weiteres tätigkeitsspezifisches Instrument entwickelt worden, um den Pflegeaufwand bei den unterschiedlichen Patientenstrukturen in einem Krankenhaus zu ermitteln. **Indikatoren für Pflegeleistungen** sind danach:

- Leistungen für die **direkte und indirekte Pflege**,
- Anzahl der **Krankenhausaufnahmen**,
- Anzahl der Stundenfälle und **tagesklinischen Fälle**,
- Anzahl der gesunden **Neugeborenen**.

1.1.2.2 Zu den Pflegeeinrichtungen nach dem Pflegeversicherungsgesetz

Ähnlich wie im Krankenhaus ist es auch bei den Pflegeeinrichtungen schwierig, den eigentlichen Output zu beschreiben. Es wird deshalb auch hier auf Indikatoren zurückgegriffen. Als solche Indikatoren können auch die *Erhebungsmerkmale der Pflegestatistik* angesehen werden. Eine Übersicht über die Erhebungsmerkmale dieser Statistik vermittelt die nachfolgende Übersicht (vgl. Abbildung 18). 107

Nach dem **Angebot** von pflegerischer Versorgung können als **Indikatoren** angesehen werden: 108

- Anzahl der **verfügbaren Plätze**,
- Anzahl der eingesetzten Personen zur Bewältigung der Aufgabe.

Von der **Nachfrageseite** her:

- Anzahl der **versorgten Personen**,
- Anzahl der Personen nach dem Grad der Pflegebedürftigkeit,
- Anzahl nach der Art der Pflegeleistungen (z.B. **Kurzzeitpflege**, **Dauerpflege**).

Der differenzierte Pflegeaufwand spiegelt sich in den unterschiedlichen **Pflegestufen** nach dem Pflegeversicherungsgesetz wieder (vgl. Abbildung 19).

1.1.2.3 Pflegeleistungen als meritorische Güter

Allgemein sind private Güter durch die Kriterien **Ausschliessbarkeit** und **Rivalität** gekennzeichnet. Nach dem letzten Kriterium kommt nur dem Konsumenten der Nutzen aus einem von ihm erworbenen Gut zu. Das Ausschlussprinzip besagt, dass mit der Zahlung des Kaufpreises der Konsum möglich ist; im Falle der Nichtzahlung wird man vom Konsum ausgeschlossen. 109

Die genannten Kriterien treffen für die rein **öffentlichen Güter** nicht zu. So kann man das Gut „Landesverteidigung" mit in Anspruch nehmen, ohne das man zur Finanzierung des Gutes beigetragen hat. Der eigene Konsum dieses Gutes schränkt auch den Nutzen der Mitkonsumenten nicht ein. 110

Die **meritorischen Güter** sind *zwischen den privaten und öffentlichen Gütern* anzusiedeln. Das Aussschlussprinzip kommt bei ihnen nicht zum Tragen. Zum Angebot dieser Güter durch den Staat kommt es, weil davon ausgegangen wird, dass die Staatsbürger als Konsumenten diese Güter nicht so nachfragen würden, um eine 111

112

	Statistik der Pflegeeinrichtungen		Statistik der Pflegegeldleistungen (Häusliche Pflege)	
	stationär (Pflegeheime)	ambulant (Pflegedienst)		
Art des Trägers	– Freigemeinnütziger Träger – Privater Träger – Öffentlicher Träger	– Freigemeinnütziger Träger – Privater Träger – Öffentlicher Träger		**Angebot** von pflegerischer Versorgung
Art der Pflegeeinrichtung (Organisation)	nach der überwiegenden Personengruppe: Pflegeheim für zum Beispiel alte Menschen, Behinderte nach organisatorischen Einheiten (z. B. Dauerpflege, Kurzzeitpflege) Pflegeheim mit angeschlossenem ambulanten Hilfsdienst Pflegeheim in Anbindung an zum Beispiel eine Wohneinrichtung	– Pflegedienst (nur Leistungen nach SGB XI) – Pflegedienst mit weiteren ambulanten Leistungen, zum Beispiel häusliche Krankenpflege nach dem SGB V – Pflegedienst als eigenständiger Dienst an zum Beispiel einer Wohneinrichtung		
Zahl der verfügbaren Plätze nach SGB XI	– im vollstationären Bereich (z. B. Anzahl 1-Bett-Zimmer für Dauerpflege) – im teilstationären Bereich	–		
Vergütung	– Pflegesatz (nach Pflegeklassen und Leistungsart) – Entgelt für Unterkunft und Verpflegung	–		
Personalbestand	– Geschlecht – Beschäftigungsverhältnis (z. B. Vollzeit, Teilzeit) – Beschäftigungsumfang im Pflegeheim nach SGB XI – Überwiegender Tätigkeitsbereich (z. B. Pflege und Betreuung) – Berufsabschluss (z. B. Altenpfleger)	– Geschlecht – Beschäftigungsverhältnis (z. B. Vollzeit, Teilzeit) – Beschäftigungsumfang im Pflegedienst nach SGB XI – Überwiegender Tätigkeitsbereich (z. B. Grundpflege oder Verwaltung) – Berufsabschluss (z. B. Altenpfleger)		
Versorgte Personen	– Geschlecht – Geburtsjahr – Grad der Pflegebedürftigkeit (Pflegestufe) – Art der Pflegeleistung (z. B. Dauerpflege, Kurzzeitpflege)	– Geschlecht – Geburtsjahr – Grad der Pflegebedürftigkeit (Pflegestufe)	– Geschlecht – Geburtsjahr – Grad der Pflegebedürftigkeit (Pflegestufe) – Art der Pflegegeldleistung (Pflegegeld-Kombinationsleistungen) – Wohnort	**Nachfrage** nach pflegerischer Versorgung

Abb. 18: Erhebungsmerkmale der Pflegestatistik (Quelle: Pfaff 2000, S. 517)

Unternehmensprozesse der Pflegeeinrichtungen

Stufe I erheblich pflegebedürftig	Stufe II schwerpflegebedürftig	Stufe III schwerstpflegebedürftig
Einmal täglich Hilfebedarf für zwei Verrichtungen und ...	Dreimal täglich Hilfebedarf zu verschiedenen Tageszeiten und ...	Hilfebedarf rund um die Uhr, auch nachts und ...
... zusätzlich mehrfach in der Woche Hilfebedarf bei der hauswirtschaftlichen Versorgung, bei einem Zeitaufwand im Tagesdurchschnitt für die Hilfe durch eine nicht professionelle Pflegeperson von mindestens ...		
... 1,5 Stunden, davon mindestens 45 Minuten Grundpflege	... 3 Stunden, davon mindestens 2 Stunden Grundpflege	... 5 Stunden, davon mindestens 4 Stunden Grundpflege

Abb. 19: Stufen der Pflegebedürftigkeit *(Quelle: Griep/Renn 2000, S. 112)*

als ausreichend anzusehende Versorgung zu gewährleisten. Es wird davon ausgegangen, dass der Konsument wie bei dem Kauf eines privaten Gutes eher auf den unmittelbaren Nutzen, als auf die eher mittel- bis langfristig zu erwartenden Vorteile für ihn setzt. Die **Sozialversicherung** und damit die **Krankenhaus- und Pflegeleistungen** (als Teil der Sozialversicherung) werden als meritorisches Gut angesehen. In der Bundesrepublik Deutschland genießt fast die gesamte Bevölkerung den Versicherungsschutz der Gesetzlichen Krankenversicherung und der gesetzlichen Pflegeversicherung. Die Kranken-bzw. die Pflegeversicherung berechtigt nach Zahlung von entsprechenden Beiträgen zur Inanspruchnahme auch von Leistungen. Die Beitragshöhe der Versicherung ist so ausgestaltet, dass soziale Komponenten mit berücksichtigt werden. Im Gegensatz zu einer privaten Versicherung oder zur Rentenversicherung gilt hier nicht das **Äquivalenz-Prinzip** *Leistung-Gegenleistung*, sondern das *solidaritäts-orientierte* **Versicherungsprinzip**.

Die **Krankenversicherung** wurde im Zuge der Industrialisierung des Deutschen Reichs vom Staat *1883* als Pflichtversicherung eingeführt. Denn man war davon ausgegangen, dass die einzelne Arbeitskraft für diesen Bereich der Risikovorsorge

- **Ausschließbarkeit:** Ein Gut besitzt die Eigenschaft der Ausschließbarkeit im Konsum, wenn ein potenzieller Nutzer vom Konsum eines Gutes ausgeschlossen werden kann. Diese Ausschlussmöglichkeit ist eine notwendige Bedingung, um einen Preis für die Nutzung eines Gutes erheben zu können.

- **Rivalität:** Ein Gut besitzt die Eigenschaft der Rivalität im Konsum, wenn verschiedene Nutzer des Gutes miteinander rivalisieren, weil sie sich gegenseitig bei der Nutzung des Gutes einschränken.

Abb. 20: Die Begriffe „Ausschließbarkeit" und „Rivalität" *(Quelle: Edling 2001, S. 14)*

Unternehmen und Markt

von sich aus keinen Versicherungsschutz abschließen würde, da mit der Beitragszahlung der Konsum des Gutes „Gesundheit" nicht unmittelbar verbunden war, sondern immer nur zum jeweiligen Zeitpunkt einer Krankheit stattfand. Es ist also dem „verdienstvollen Eingriff des Staates" (*Zimmermann/Henke* 2001, S. 50) zuzuschreiben, dass in diesem Sinne die Konsumentensouveränität korrigiert und die Versicherungspflichtigen gezwungen wurden, ihre Beiträge abzuführen. Für das einzelne **Unternehmen „Krankenhaus"** bedeutet dies, dass es die *Kosten seiner Leistungen überwiegend aus diesen Zwangsbeiträgen der Versicherten, d.h. über Entgelte der Krankenkassen finanziert*.

1.2 Unternehmensregeln der Pflegeeinrichtungen

116 Wie bereits im Zusammenhang mit der *Einzelwirtschaftstheorie der Unternehmung* erläutert wurde, werden Unternehmensprozesse zum meinen durch die Unternehmensstruktur und zum anderen durch die **Unternehmensregeln** gesteuert. Dies gilt auch für die Pflegeeinrichtungen. Diese Regeln werden durch das *Management* und/oder durch *Trägerentscheidungen* getroffen. Zum Teil sind diese Regeln auch in *bestimmten gesetzlichen Bestimmungen* (z.B. haben kommunale Krankenhäuser ihre Organisation nach den Vorgaben der jeweiligen Landeskrankenhausgesetze auszurichten) festgelegt worden.

117 Diese Unternehmensregeln sind im Zusammenhang mit den wahrzunehmenden Aufgaben im Unternehmen zu sehen. Deshalb wird zunächst auf die allgemeinen Aufgaben im Krankenhaus und in den Pflegeeinrichtungen eingegangen. Daran anschließend auf die Variablen der Organisationsstruktur eines Unternehmens. Abschließend werden noch einige Rechtsformen von sozialen Dienstleistungsunternehmen in öffentlicher Trägerschaft erläutert.

1.2.1 Aufgabenmerkmale

118 Die Aufgaben der Pflegeeinrichtungen lassen sich für das **Krankenhaus** festmachen an den *Diagnosen* und für die **Einrichtungen nach dem Pflegeversicherungsgesetz** an deren *Leistungsspektren*.

1.2.1.1 Zum Krankenhaus

119 Für 1998 liegen für ca. 15,9 Millionen Patienten (ohne Stundenfälle) die Hauptdiagnosen vor. Danach wurden ca. 2,7 Millionen Patienten wegen Krankheiten des Kreislaufsystems behandelt, 1,8 Millionen Patienten wegen bös- und gutartiger Neubildungen. Aufgrund von Verletzungen und Vergiftungen waren gut 1,6 Millionen Patienten im Krankenhaus. Die weiteren Einzelheiten hierzu sind der nachstehenden Abbildung 21 zu entnehmen.

Unternehmensprozesse der Pflegeeinrichtungen

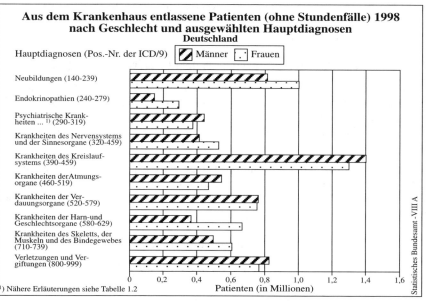

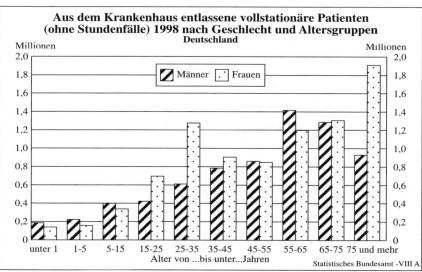

Abb. 21: Hauptdiagnosen der Patienten im Krankenhaus 1998
(Quelle: Statistisches Bundesamt, Fachserie 12, Reihe 6.2, Diagnosedaten der Krankenhauspatienten, 1998, S. 10)

121 Von den behandelten Patienten 1998 waren gut 8,8 Millionen weiblichen Geschlechts. Ca. 5,5 Millionen Patienten oder gut 1/3 der vollstationär entlassenen Patienten waren älter als 65 Jahre.

1.2.1.2 Zu den Pflegeeinrichtungen nach dem Pflegeversicherungsgesetz

122 In einem Forschungsprojekt im Auftrag des *Bundesministeriums für Gesundheit* (vgl. *Schriftenreihe des Bundesministeriums für Gesundheit* 1999, Band 127) wurden die *Wirkungen der Pflegeversicherung* untersucht. Die im nachfolgenden dargestellten Leistungsspektren der Einrichtungen beziehen sich auf diese Veröffentlichung.

123 In den **Einrichtungen der stationären Pflege** wird neben der Pflege und Versorgung der dort lebenden Menschen auch z.B. noch die Leistung der Kurzzeitpflege nach § 42 SGB XI angeboten. Darüber hinaus aber noch andere Leistungen, wie der Abbildung 22 zu entnehmen ist.

Infratest-Repräsentativerhebung 1998		
Leistungsspektrum	Prozentangaben	
	1994	1998
Kurzzeitpflege	54	58
Tagespflege	15	16
Nachtpflege	*)	9
Betreutes Wohnen	18	23
Ambulante Pflege	5	17
Stationärer Mittagstisch	27	28
Essen auf Rädern	*)	16
Altentagesstätte	6	5
*) 1994 nicht erhoben		

124 Abb. 22: Leistungsspektrum der stationären Einrichtungen 1994 und 1998
(Quelle: Schriftenreihe des Bundesministeriums für Gesundheit 2000, Band 127, S. 128)

125 Die **ambulanten Pflegedienste** bieten neben den Pflegeleistungen auch hauswirtschaftliche Dienste an. Die Sterbebegleitung (87 %), die Haushaltshilfe (91 %), die Soforthilfe bei akuten Krisensituationen (91 %) und die Medizinische Behandlungspflege wird von fast allen Einrichtungen angeboten (Abbildung 23).

Infratest-Repräsentativerhebung 1998					
Leistungsangebot:	Gesamt	Prozentangaben			
		Zahl der festangestellten Mitarbeiter			
		1 bis 4	5 bis 9	10 bis 19	20 und mehr
Wochenendpflege	81	73	79	83	84
Rund-um-die-Uhr-Betreuung	77	70	78	78	78
Soforthilfe bei akuten Krisen-Situationen	91	83	94	91	92
Behindertenbetreuung	53	41	47	58	64
Sozialberatung (Inanspruchnahme von Sozialleistungen)	48	33	39	53	64
Betreuung von AIDS-Kranken	44	32	38	47	56
Betreuung von hochgradig psychisch Veränderten	54	43	46	59	69
Medizinische Behandlungspflege	97	96	99	97	98
Nachsorge ambulanter Operationen	83	73	87	79	90
Verleihen von Pflegehilfsmitteln	75	64	73	77	84
Kurse für pflegende Angehörige	53	28	45	59	75
Urlaubspflege	83	76	88	81	86
Sterbebegleitung	87	77	89	88	90
Haushaltshilfe	91	79	90	93	97
Essen auf Rädern	45	40	46	46	48
Fahrdienst	43	35	38	46	51
Wäschedienst	34	29	33	34	39

Abb. 23: Leistungsangebote der ambulanten Pflegedienste 1998
(Quelle: Schriftenreihe des Bundesministeriums für Gesundheit 2000, Band 127, S. 97)

Im Hinblick auf die unterschiedlichen Einrichtungen wäre es im nächsten Schritt ideal, wenn im Zusammenhang mit den wahrgenommenen Aufgaben aus betriebswirtschaftlicher Sicht Konsequenzen gezogen werden könnten und es möglich wäre zu sagen, welche Aufgabenorganisation dies nach sich ziehen würde. Zum gegenwärtigen Zeitpunkt ist dies nicht möglich.

1.2.2 Variable der Organisation

In den Ausführungen zur Organisation werden die grundlegenden **Begriffen zur „Organisation"** dargelegt. Zunächst wird erläutert, warum es organisatorische Probleme gibt. Daran anschließend wird auf den instrumentellen und den institutionellen Organisationsbegriff eingegangen. Im nächsten Abschnitt erfolgt schließlich der Blick auf die **Gestaltungsinstrumente der Organisation** – die Regeln zur **Aufbauorganisation** und zur **Ablauforganisation**.

1.2.2.1 Begriffe zur „Organisation"

129 Zu der Frage, warum es überhaupt **organisatorische Probleme** gibt, führen die Autoren *Picot/Dietl/Franck* (1997, S. 1–25) aus, dass Menschen aufgrund der knappen Ressourcen wirtschaften müssen. Arbeitsteilung und Spezialisierung sowie Tausch und Abstimmung dienen dazu, dass Knappheitsproblem zu bewältigen. Bei diesen Grundelementen des Wirtschaftens treten aber in der Umsetzung Mängel auf, die soweit wie möglich zu beseitigen sind. Es bestehen Koordinations- und Motivationsprobleme.

130 Das **Koordinationsproblem** besteht darin, dass die Wirtschaftsakteure nicht über ausreichend Wissen verfügen, welche Rolle sie einnehmen müssen, um zum Unternehmensziel beizutragen. Das Problem besteht also im Nichtwissen.

131 Das **Motivationsproblem** besteht darin, dass den Wirtschaftsakteuren die Motivation erst einmal vermittelt werden muss, dass sie eine bestimmte Art der Arbeitsteilung, der Spezialisierung, der Abstimmung und des Tausches auch bereitwillig einhalten. Das Problem besteht also im Nichtwollen. Die nachstehende Abbildung 24 zeigt den Zusammenhang dieser Aspekte auf.

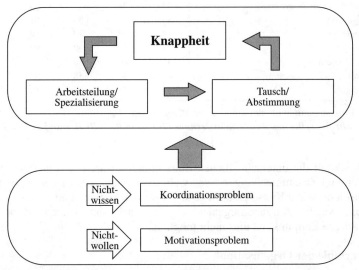

132 Abb. 24: Organisationsproblem *(Quelle: Picot/Dietl/Franck 1997, S. 10)*

133 Zusammenfassend lässt sich damit sagen: „Das Organisationsproblem lässt sich als Problem der Mängelbeseitigung im Prozess des Wirtschaftens definieren. Mängel im Bereich der Arbeitsteilung/Spezialisierung manifestieren sich als nicht ausge-

Unternehmensprozesse der Pflegeeinrichtungen

schöpfte Produktivitätspotenziale. Mängel im Bereich der Abstimmung und des Tausches manifestieren sich als wieder verspielte Produktivitätsgewinne. Mängelbeseitigung setzt Koordination (die Versorgung der Akteure mit entsprechenden Informationen zu ihrer Rolle) und Motivation (das Schaffen von Anreizen für Akteure zum Spielen ihrer Rolle) voraus." (*Picot/Dietl/Franck* 1997, S. 9) Legt man diese Sichtweise zugrunde, so ist die **Organisation im Unternehmen ein Instrument, um die genannten Mängel zu beseitigen.** Die Unternehmung *hat* aus dieser Perspektive eine Organisation. Aus der Institutionensicht wird die Unternehmung als ein soziales System angesehen. Dieses soziale System Unternehmung *ist* eine Organisation. In der nachfolgenden Gegenüberstellung wird der Unterschied zwischen diesen beiden Perspektiven der Organisation deutlich (vgl. Abb. 25).

Kriterien	Instrumenteller Organisationsbegriff	Institutioneller Organisationsbegriff
	Organisation ist ein Instrument der Führung. Damit werden die Leistungsprozesse im Betrieb im Hinblick auf das angestrebte Ziel gesteuert.	Organisation wird aus der Gesamtperspektive des Systems, der Institution, gesehen.
Funktionaler Organisationsbegriff	Organisation wird als ein Instrument der Führung gesehen.	
Konfigurativer Organisationsbegriff	Die Organisation bildet das „Gehäuse" der Unternehmung. Dieses feste Gefüge (Konfiguration) ist allen anderen Maßnahmen vorgelagert.	
Drei Zentralelemente *des Organisationsbegriffs:* Spezifische Zweckorientierung		Organisationen sind auf spezifische Ziele hin ausgerichtet.
Geregelte Arbeitsteilung		Die in den Organisationen praktizierte Arbeitsteilung wird in Erwartungen (Rollen, Stellenbeschreibungen) festgehalten. Das Handeln der Organisationsmitglieder soll sich daran planmäßig ausrichten.
Beständige Grenzen		Organisationen unterscheiden zwischen Innenwelt und Außenwelt (Umwelt). Sie kann nur bestehen, wenn sie sich zur Außenwelt abgrenzt.

Abb. 25: Organisationsbegriffe
(Quelle: eigene Zusammenstellung nach Schreyögg 1996, S. 4 ff.)

Unternehmen und Markt

135 Ausgehend vom *instrumentellen Organisationsbegriff* werden im Folgenden die **Instrumente der Aufbau- und der Ablauforganisation** kurz vorgestellt, die eingesetzt werden, um die Organisation zu gestalten. Mit der *Aufbauorganisation* wird die Strukturierung der Unternehmung umschrieben: *Welche Arbeitsteilung, welche Spezialisierung bei der wahrzunehmenden Aufgabe wird vorgenommen?* Die *Ablauforganisation* zielt auf den Prozess der Aufgabenwahrnehmung: *Wie können die Abläufe im Hinblick auf den angestrebten Unternehmenszweck am besten gestaltet werden?*

1.2.2.2 Die Aufbauorganisation

136 Im Hinblick auf die Aufbauorganisation wird eingegangen auf die **Aufgabenverteilung**, auf die **Verteilung von Entscheidungsrechten** sowie auf die **Verteilung von Weisungsrechten**.

137 Im Mittelpunkt der organisatorischen Regelungen steht die Aufgabe. Die Gesamtaufgabe wird im Unternehmen in Teilaufgaben zerlegt. Im Rahmen der Aufgabenverteilung geht es um die Bildung von Teilaufgaben und die Bildung von organisatorischen Einheiten als Träger dieser Teilaufgaben. Die Teilung der Aufgaben kann nach der Mengen- oder nach der Artenteilung erfolgen. Die *Mengenteilung* kommt infrage, wenn es sich eher um gleichartige Aufgaben handelt und z.B. eine Aufteilung der Aufgaben nach Buchstaben möglich ist.

138 Die *Artenteilung* wird bei dem Wesen nach unterschiedlichen Teilaufgaben vorgenommen. Im Rahmen der Artenteilung erfolgt zunächst die Aufgabenanalyse und dann die Aufgabensynthese, d.h. dass Teilaufgaben zu sinnvollen organisatorischen Einheiten zusammengefasst werden. Die Aufgabenanalyse kann anhand folgender Gliederungsmerkmale vorgenommen werden (Abbildung 26):

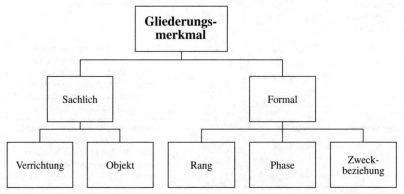

139 Abb. 26: Gliederungsmerkmale der Aufgabenanalyse *(Quelle: Jung 2001, S. 249)*

Im Rahmen der sachlichen Gliederung werden Aufgaben nach der *Verrichtung* (welche Tätigkeiten sind zu erledigen?) und nach dem *Objekt* (welche Endleistungen werden erledigt?) unterschieden. 140

Bei der formalen Trennung der Aufgaben wird unterschieden zwischen: 141

- dem *Rang der Aufgabe* (**Entscheidungs- oder Ausführungsaufgabe**): Im Allgemeinen wird eine Aufgabe erst nach der Entscheidung ausgeführt; z.b. wird entschieden, dass der Patient noch einmal operiert werden muss. Nach der Entscheidung erfolgt die Ausführung, die Operation.

- der *Phase des Entscheidungsprozesses* (**Planungs-, Realisations- oder Kontrollaufgabe**): grundsätzlich werden Aufgaben in dieser Reihenfolge bearbeitet; z.b. wird die Operation erst geplant, dann realisiert und abschließend kontrolliert.

- der *Zweckbeziehung* (**Primär- oder Sekundäraufgabe**): Primäraufgaben tragen unmittelbar zur eigentlichen Betriebsleistung bei, Sekundäraufgaben nicht; z.B. gehört die fachgerechte Betäubung des Patienten zur Primäraufgabe der Operation, da sonst die Operation nicht durchzuführen wäre – das Gespräch des Chirurgen mit dem Patienten nach der Operation wäre dann eine Sekundäraufgabe.

Im Rahmen der Aufgabensynthese werden Teilaufgaben so zusammengefügt, dass organisatorische Einheiten gebildet werden können. Ausgangspunkt für eine organisatorische Einheit ist die Stelle. „Die Stelle wird definiert als ein Aufgabenkomplex, der von einer dafür qualifizierten Person unter normalen Umständen bewältigt werden kann." (*Picot/Dietl/Franck* 1997, S. 167) Den Zusammenhang zwischen Aufgaben und Stellen zeigt die nachstehende Abbildung 27. 142

Im Rahmen der organisatorischen Regelungen wird eine Stelle mit Rechten und Pflichten ausgestattet, den sogenannten **Kompetenzen**. Stellen können dabei mit verschiedenen Arten von Kompetenzen ausgestattet sein (Abbildung 28). 143

Bei den Stellen ist zwischen *drei Arten* zu unterscheiden. **Leitungsstellen** sind mit Entscheidungs- und Weisungsrechten ausgestattet. Mit Ausführungskompetenzen sind die **Ausführungsstellen** konzipiert worden. Diese Stellen haben auch ein Zugriffsrecht auf die Infrastruktur im Unternehmen. **Stabstellen** sind nicht in die Linienorganisation eingeordnet und verfügen über Informations- und Anhörungsrechte. 144

Im Rahmen der Verteilung von Entscheidungsrechten geht es um die Frage, wer mit welchen Kompetenzen ausgestattet wird: *Wer hat welche Entscheidungsrechte in der Unternehmung?* Bei der Klärung dieser Frage kann zwischen zwei grundlegenden Prinzipien getrennt werden, der **Delegation** und der **Partizipation**. Im Rahmen der *Delegation* ist zu klären, welche organisatorischen Einheiten welche inhaltlichen Gestaltungsbefugnisse erhalten. Mit dem Delegationsgrad wird ausgesagt, je mehr Entscheidungsrechte auf nachgeordnete Ebenen verlagert werden, desto höher ist 145

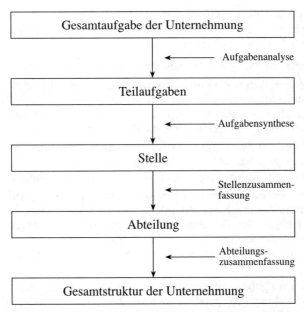

146 Abb. 27: Zusammenhang zwischen Aufgabe und Stelle *(Quelle: Jung 2001, S. 248)*

der Delegationsgrad. Damit verbunden sind auch die Qualifikationsanforderungen an nachgeordnete Stellen. Diese steigen mit zunehmendem Qualifikationsgrad. Mit der *Partizipation* wird die Frage der Beteiligung der nachgeordneten Stellen an der Entscheidungsfindung der übergeordneten Ebene angesprochen. Die Partizipation kann schwach ausgeprägt sein (es besteht ein Anhörungsrecht) oder es besteht ein hoher Partizipationsgrad. Die Gruppe kann autonom entscheiden. Die Abstufungen der Partizipation sind der nachstehenden Abbildung 29 zu entnehmen.

147 Die bisher geschaffene Struktur (Aufgabenverteilung, Verteilung von Weisungsrechten) wird mit der Verteilung von Weisungsrechten konkretisiert. Zu trennen ist zwischen **zwei Grundformen** der Gestaltung des Weisungsrechts: *der* **Einlinien-** *und der* **Mehrlinienstruktur.**

148 Das auf den Franzosen *Fayol* (1916) zurückgehende **Einlinien-System** besagt, dass nach dem Prinzip der „Einheitlichkeit der Auftragserteilung" die nachgeordnete Stelle nur von einer vorgesetzten Organisationseinheit Weisungen erhält. Abbildung 30 zeigt dieses System.

Unternehmensprozesse der Pflegeeinrichtungen

- **Ausführungskompetenz** (Erledigung von übertragenen Aufgaben unter Beachtung zeitlicher und verfahrensmäßiger Restriktionen),
- **Verfügungskompetenz** (Zugriffsrecht auf bestimmte Informationen, Materialien, Werkzeuge, Maschinen, die sich außerhalb des Arbeitsplatzes befinden),
- **Antragskompetenz** (Initiativrecht zur Auslösung von Entscheidungsprozessen über bestimmte Fragen an anderer Stelle),
- **Entscheidungskompetenz** in der Form von
  - Maßnahmenkompetenz (Entscheidungsrecht im Hinblick auf bestimmte Aktionen innerhalb eines gegebenen Rahmens),
  - Richtlinienkompetenz (Recht zur Setzung genereller Rahmenbedingungen für das Handeln Dritter; kann das Organisationsrecht einschließen),
- **Anordnungskompetenz** (Recht, andere in bestimmten Fragen zu einem Tun oder Unterlassen anzuweisen),
- **Mitsprachekompetenz** (Recht zur Mitwirkung bei Entscheidungen anderer Stellen in Form von
  - Mitberatungsrecht (Anhörungsrecht),
  - Mitentscheidungsrecht (Kollegialentscheidung mit unterschiedlichen Abstimmungsregeln; Vetorecht als stärkste Ausprägung),
  - Fachentscheidungsrecht (Kompetenz, bestimmte Aspekte von größeren Problemen abschließend entscheiden zu können, etwa Zustimmungsbedarf des Sicherheitsingenieurs, des Umweltschutzbeauftragten oder des Betriebsrats bei bestimmten Betriebsveränderungen),
- **Stellvertretungskompetenz** (das Recht, die Unternehmung insgesamt nach außen zu vertreten oder das Recht, für andere Stelleninhaber bei deren Verhinderung zu handeln).

Abb. 28: Stellen und Kompetenzen *(Quelle: Picot/Dietl/Franck 1997, S. 167 f.)*   **149**

Das auf den Amerikaner *Taylor* (1913) zurückgehende „Funktionsmeistersystem" **150** oder **Mehrliniensystem** besagt, dass der nachgeordnete Mitarbeiter von mehreren fachlich spezialisierten Vorgesetzten fachliche Weisungen erhalten darf. Abbildung 31 zeigt dieses System.

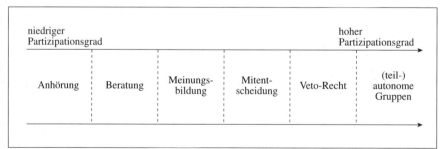

Abb. 29: Abstufungen der Partizipation *(Quelle: Picot/Dietl/Franck 1997, S. 172)*   **151**

Unternehmen und Markt

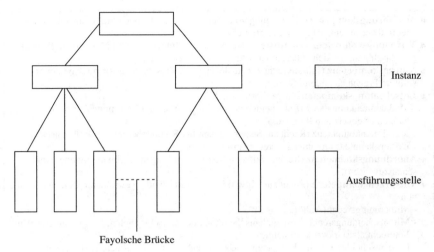

152 Abb. 30: Einliniensystem *(Quelle: Picot/Dietl/Franck 1997, S. 174)*

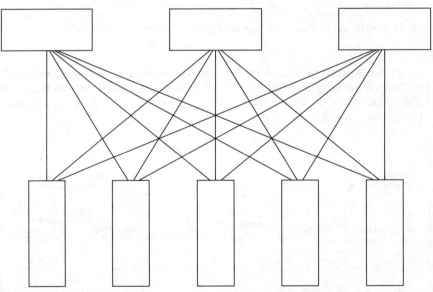

153 Abb. 31: Mehrliniensystem *(Quelle: Picot/Dietl/Franck 1997, S. 178)*

Stabstellen sind zur Unterstützung der Leitungsfunktion eingerichtet worden. Sie **154** haben beratende Funktion und sind nicht mit Weisungsrechten ausgestattet. Abbildung 32 zeigt das Stabliniensystem.

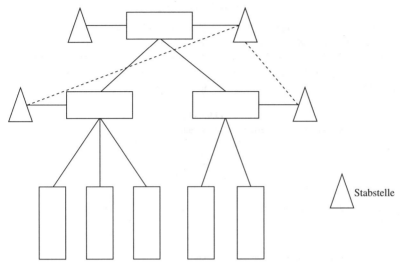

Abb. 32: Stabliniensystem *(Quelle: Picot/Dietl/Franck 1997, S. 176)* **155**

1.2.2.3 Die Ablauforganisation

Ging es bisher um den Aufbau, die Ausstattung mit Rechten und Pflichten, so steht **156** im Rahmen der Ablauforganisation der organisatorische Prozess der Aufgabenerfüllung im Mittelpunkt. Bei der Gestaltung der Ablauforganisation werden u.a. die folgenden Ziele verfolgt (vgl. *Hopfenbeck* 2000, S. 340):

- hohe Auslastung der Kapazitäten,
- Minderung der Lagerbestände,
- kurze Durchlaufzeit der produzierten Produkte,
- hohe Termintreue sowie
- kundengerechte Problemlösung.

Diese *stellen- und projektbezogenen Ziele* verdeutlicht noch einmal die nachstehende Abbildung 33.

Hauptziele der Ablauforganisation
Stellenbezogen Maximierung der Kapazitätsauslastung
Auf der Ebene der Instanzen durch • Verringerung der Wartezeit • Verringerung der Zahl der Ausführenden • Erhöhung der Anzahl der bearbeiteten Gegenstände   Auf der Ebene der Sachmittel durch • Verringerung der Leerzeit • Verringerung der Anzahl der Sachmittel • Erhöhung der Anzahl der zu bearbeitenden Gegenstände
Auf der räumlichen Ebene • Ergonomische Gestaltung des Arbeitsplatzes • Verringerung der Anzahl von Wegen zwischen den Arbeitsräumen
Projektbezogen Minimierung der Durchlaufzeiten durch
• Verringerung der Bearbeitungszeit • Verringerung der Transportzeit • Verringerung der Wartezeit   • Erhöhung der Zahl der Ausführenden • Erhöhung der Sachmittel
Ziel abwägen: Streben nach optimaler Gesamtlösung

157 Abb. 33: Hauptziele der Ablauforganisation *(Quelle: Hopfenbeck 2000, S. 341)*

158 Aus dieser Abbildung 33 ist zu entnehmen, dass das Ziel der Maximierung der Kapazitätsauslastung dem Ziel der Minimierung der Durchlaufzeiten entsprechen oder auch widersprechen kann. Die Unternehmensleitung wird bei Gestaltung der Ablauforganisation daran interessiert sein, die Kapazitäten im Unternehmen möglichst optimal auszulasten. Dies impliziert z.b. die Reduktion von Leerzeiten und die Erhöhung der Anzahl der zu bearbeitenden Gegenstände. Auf der anderen Seite wird die Unternehmensleitung bestrebt sein, die Durchlaufzeiten im Rahmen der Produktion der Produkte möglichst zu minimieren. Deshalb ist sie z.B. bestrebt, die verschiedenen Zeiten zu verringern und die Anzahl der Personen – die Aufgaben ausführen – zu erhöhen, um dieses Ziel zu erreichen.

1.2.2.4 Formen der Unternehmensverfassung von sozialen Dienstleistungsunternehmen – einige Beispiele

159 Der Blick konzentrierte sich hier auf die *Rechtsformen des* **privaten Rechts**. Zum Einstieg soll im Folgenden ein Überblick über die Rechtsformen und die Betriebsformen von Einrichtungen im Bereich der sozialen Dienstleistungen gegeben werden (vgl. Abbildung 34).

Unternehmensprozesse der Pflegeeinrichtungen

	Beispiele für Träger und ihre *Rechtsformen*	Beispiele für *Betriebsformen*

öffentlich	• Gemeinden, Landkreise, Bundesländer, Bund;
	• öffentliche Unternehmen:
	  – rechtsfähige Körperschaften (Gemeindezweckverbände, Sozialversicherungen);
	  – Öffentlich-rechtliche Anstalten (Deutsche Bundesbank, Landesrundfunkanstalten);
	• Stiftungen des öffentlichen Rechts
		Allgemeiner Sozialdienst, Städtische Kindergärten, Altenheime, Krankenhäuser, Freizeitheime, Obdachlosenunterkünfte; Landeskrankenhäuser, Justizvollzugsanstalten, Staatliche Erziehungsheime; Bundesanstalt für Arbeit, Bundesversicherungsanstalten

privat-gemeinnützig	• eingetragene Vereine, Arbeitsgemeinschaften, Landesverbände, Fachverbände, Spitzenorganisationen und Europa-Vertretung der Freien Wohlfahrtspflege; • gemeinnützige Stiftungen des Privatrechts; • gemeinnützige GmbHs; • gemeinnützige Genossenschaften	Altenheime, Kinderkrippen und Kindergärten, Horte, Wohngruppen, Familienferienstätten, Sozialstationen, Behindertenwerkstätten, Erziehungsberatungsstellen, Schuldnerberatungsstellen, Bahnhofsmissionen, Essensdienste, Sozialzentren, Fach- und Hochschulen, Rettungsdienste, Krankenhäuser von Freien Trägern der Wohlfahrtspflege
privat-gewerblich	Einzelkaufmann; Personengesellschaften (OHG, KG); Kapitalgesellschaften (AG, KgaG, GmbH); Genossenschaften; Stiftungen des Privatrechts	Ambulante Altenpflegedienste, Altenheime, -stifte, -residenzen, Kindertagesstätten, Kinder- und Jugendheime, Kliniken in privatgewerblicher Trägerschaft

Abb. 34: Rechts- und Betriebsformen *(Quelle: Bauer 2001, S. 75)*

In den weiteren Ausführungen konzentriert sich der Blick auf die **Rechtsformen des öffentlichen Rechts.** Vom öffentlichen Recht wird gesprochen, wenn sich die Teilnehmer im Rechtsverkehr in einem Über-/Unterordnungsverhältnis befinden; auf der einen Seite der Staat, auf der anderen Seite der Bürger. Als **Rechtsformen mit eigener Rechtsfähigkeit** werden geführt: **Körperschaften des öffentlichen Rechts, Anstalten des öffentlichen Rechts und Stiftungen des öffentlichen Rechts.** Körperschaften in Form von Gebiets- oder Personenkörperschaften besitzen die Allzuständigkeit und sind mit Hoheitsgewalt ausgestattet (z.B. der Bund, die Länder, die Gemeinden).

162 Anstalten haben Mitglieder und verfolgen einen bestimmten Verwaltungszweck (z.b. Rundfunkanstalten, die Bundesversicherungsanstalt für Angestellte). Stiftungen sind Vermögensmassen. Sie entstehen durch einen Stiftungsakt (z.b. Stiftung preußischer Kulturbesitz). Abbildung 35 zeigt weitere Einzelheiten zu den erwähnten Rechtsformen des öffentlichen Rechts.

	Juristische Personen		
	Körperschaft d. ö. R.	Anstalt d. ö. R.	Stiftung d. ö. R.
Rechtsfähigkeit	rechtsfähig	rechtsfähig	rechtsfähig
Haftung	Haftung beschränkt auf das Vermögen der Körperschaft d. ö. R.	Haftung beschränkt auf das Vermögen der Anstalt d. ö. R.	Haftung beschränkt auf das Vermögen der Stiftung d. ö. R.
Organe	gesetzlich unterschiedlich geregelt	gesetzlich unterschiedlich geregelt. Organleihe durch den Träger möglich	Stiftungsvorstand nach dem jeweiligen Landesstiftungsgesetz (als kommunale Stiftung Verwaltung durch Organe der kommunalen Körperschaft)
Mitgliedschaft	mitgliedschaftliche Organisation. Mitgliedschaft gesetzlich verankert	keine mitgliedschaftliche Organisation – Träger ist eine Körperschaft d. ö. R.	keine mitgliedschaftliche Organisation – keine juristische Verbindung mit einem Träger
Zweck	Verfolgung öffentlicher Zwecke, u. U. auch mit hoheitlichen Mitteln	Verfolgung öffentlicher Zwecke, nicht notwendig mit hoheitlichen Mitteln (Daseinsvorsorge)	Verfolgung öffentlicher Zwecke, nicht notwendig mit hoheitlichen Mitteln (Daseinsvorsorge)
Sonstiges	–/–	–/–	Stiftungsaufsicht nach jeweiligem Landesrecht

163 Abb. 35: Rechtsformen des öffentlichen Rechts *(Quelle: Knorr/Wernick 1991, S. 63)*

164 Als **Rechtsformen ohne eigene Rechtsfähigkeit** werden der Regie- und der **Eigenbetrieb** geführt (vgl. Abbildung 36).

165 Ein **Regiebetrieb** ist rechtlich und wirtschaftlich unselbstständig. Wird ein Krankenhaus in dieser Rechtsform geführt, so ist dieses in die Haushaltssatzung bzw. in den Haushaltsplan einer Gemeinde eingeordnet und kann von sich aus nicht

	Regiebetrieb	Eigenbetrieb
Rechtsfähigkeit	rechtlich unselbständiger Bestandteil der Trägerverwaltung	rechtlich unselbständiger Bestandteil der Trägerverwaltung mit organisatorischer und wirtschaftlicher Selbstständigkeit
Haftung	es haftet die Trägerverwaltung	es haftet die Trägerverwaltung
Organe	keine eigenen Organe	Funktionsträger, die teilweise Organstellung haben nach Eigenbetriebs-/Kommunalrecht: – Gemeinderat – Krankenhausausschuss – Gemeindedirektor – Betriebsleitung
Mitgliedschaft	–/–	–/–
Zweck	Erfüllung von Aufgaben i.R. gesetzlich festgelegter oder freiwillig übernommener Aufgaben des Verwaltungsträgers	Erfüllung von Aufgaben i.R. gesetzlich festgelegter oder freiwillig übernommener Aufgaben des Verwaltungsträgers
Sonstiges	–/–	Verwendung dieser Rechtsform muss gesetzlich zugelassen sein

Abb. 36: Rechtsformen ohne eigene Rechtspersönlichkeit
(Quelle: Knorr/Wernick 1991, S. 64)

selbstständig handeln, sondern ist dazu auf die Vertreter angewiesen, die die Gemeinde rechtlich nach außen vertreten.

Bei einem *Eigenbetrieb* besteht auch diese rechtliche Unselbstständigkeit. Nach der Eigenbetriebsverordnung des jeweiligen Bundeslandes ist aber ein eigenständiges wirtschaftliches Handeln möglich.

2 Marktzufuhr

Damit das Unternehmen „Krankenhaus" an den Marktprozessen teilnehmen kann, muss es seine Leistungsbereitschaft für den Markt signalisieren und damit die Marktzufuhr sicherstellen.

Aus den verschiedenen Komponenten der Marktzufuhr wird im Folgenden die **Errichtung der Leistungsbereitschaft** herausgegriffen. Die Errichtung der Leistungsbereitschaft verkörpert sich in der *Krankenhausplanung* und im *Krankenhausbau*.

Unternehmen und Markt

2.1 Krankenhausplanung

170 Nach der Erläuterung des herkömmlichen Konzepts der Krankenhausplanung wird die morbiditätsorientierte Krankenhausplanung vorgestellt. Die zukunftsorientierte Praxisstudie für die Krankenhausplanung in *Nordrhein-Westfalen* mit ihrer Modellstruktur wird anschließend erörtert. Im Zusammenhang mit der Krankenhausplanung ist die Bildung von Versorgungsgebieten zu sehen.

2.1.1 Herkömmliches Konzept der Krankenhausplanung

171 In § 6 **Krankenhausfinanzierungsgesetz** (KHG) ist festgelegt, dass die Länder zur Verwirklichung der in § 1 KHG genannten Ziele „bedarfsgerechte Versorgung der Bevölkerung mit leistungsfähigen", „eigenverantwortlich wirtschaftende Krankenhäuser" Krankenhauspläne und Investitionspläne aufstellen (Abbildung 37).

> (1) Die Länder stellen zur Verwirklichung der in § 1 genannten Ziele Krankenhauspläne und Investitionspläne auf; Folgekosten, insbesondere die Auswirkungen auf die Pflegesätze, sind zu berücksichtigen.
>
> (2) Hat ein Krankenhaus auch für die Versorgung der Bevölkerung anderer Länder wesentliche Bedeutung, so ist die Krankenhausplanung insoweit zwischen den beteiligten Ländern abzustimmen.
>
> (3) *Die Länder stimmen ihre Krankenhausplanung auf die pflegerischen Leistungserfordernisse nach dem Elften Buch Sozialgesetzbuch ab, insbesondere mit dem Ziel, Krankenhäuser von Pflegefällen zu entlasten und dadurch entbehrlich werdende Teile eines Krankenhauses nahtlos in wirtschaftlich selbstständige ambulante oder stationäre Pflegeeinrichtungen umzuwidmen: Die Zahl der in die Krankenhauspläne aufgenommenen Krankenhausbetten ist ab dem 1. Juli 1996 unverzüglich um die Zahl der fehlbelegten Betten zu verringern, die insbesondere durch die in § 17a vorgesehenen Maßnahmen entbehrlich werden. Dabei soll die diesem Ziel dienende Förderung nach § 9 Abs. 2 Nr. 6 vorrangig solchen Krankenhausträgern gewährt werden, die von sich aus eine Umwidmung in Pflegeeinrichtungen nach Satz 1 vornehmen.*
>
> (4) Das Nähere wird durch Landesrecht bestimmt.

172 Abb. 37: Krankenhausplanung und Investitionsprogramme – § 6 KHG
(Quelle: BGBl. I S. 772 vom 27. April 2001)

173 Die Zielsetzung „bedarfsgerechte Versorgung der Bevölkerung mit Krankenhausleistungen" ist insofern ein Problem, als diese Größenordnung nicht objektiv feststellbar ist. Im Rahmen der **normativen Festsetzung der Plandaten** sprechen *Haubrock* u.a. (1997, S. 162) deshalb auch von einem „Krankenhausangebotsplan". In diesem „Krankenhausangebotsplan" ist nach dem herkömmlichen Konzept die Größe „Planbetten" die zentrale Orientierungsmarke, die auf Grund einer politischen Entscheidung festgelegt wird. Die in dem Plan ausgewiesene Anzahl der Planbetten für ein Land dokumentiert die „bedarfsgerechte Versorgung der Bevölkerung mit Krankenhausleistungen".

Seit 1994 haben die Länder nach § 6 Abs. 3 KHG ihre Krankenhausplanung auf die „pflegerischen Leistungserfordernisse" hin abzustimmen. Mit dieser Bestimmung soll erreicht werden, dass von den Krankenhäusern keine Kapazitäten (Betten) mehr bereitgehalten werden, die nach dem Pflegeversicherungsgesetz (SGB XI) von Pflegeeinrichtungen betreut werden müssen.

Aus der Perspektive der Marktzufuhr interessiert die Frage, wie sich in den Bedarfsplänen der Länder der **Bettenbedarf** ermitteln lässt.

„Die **Krankenhauspläne** der **Bundesländer** unternehmen den Versuch, aufgrund einer analytischen Bestandsaufnahme von vier sogenannten Bedarfsdeterminanten und deren Einfluss auf den zukünftigen Bedarf an Betten zu gewichten und den zukünftigen Entwicklungsverlauf der benötigten Betten mittels Trendbewertung abzuschätzen. Der prognostizierte Zeitraum umfasst mehrere, in der Regel um die fünf Jahre. Die definierten Determinanten sind:

- die **Bevölkerungsentwicklung** als Einwohnerzahl im Prognosezeitraum,
- die **Krankenhaushäufigkeit** (KH) als Zahl der Patienten pro tausend Einwohner,
- die **Verweildauer** (VD) als Zahl der Pflegetage durch die Zahl der Patienten,
- der **Bettenausnutzungsgrad** als Zahl der Pflegetage mal 100 durch die Zahl der Betten mal 365." (*Werner/Voltz* 1994, S. 242)

Diese **Bedarfsdeterminanten** werden miteinander zu der sogenannten „Bettenformel nach Hill-Burton" verknüpft (vgl. Abbildung 38).

$$\text{Betten} = \frac{\text{Bevölkerung} \cdot \text{KH} \cdot \text{VD}}{365 \cdot \text{Betten-Auslastung}}$$

Beispielrechnung Bettenbedarf Innere Medizin Hamburg 1995:

$$4.022 = \frac{1.622.991 \cdot 6.220{,}68 \cdot 12{,}36}{100.000 \cdot 365 \cdot 0{,}85}$$

Abb. 38: Hill-Burton Formel *(Quelle: Werner/Voltz 1994, S. 241)*

Zu den einzelnen Elementen dieser Formel ist Folgendes zu bemerken (vgl. Krankenhausplan 2000 Baden-Württemberg. Rahmenplanung. Teil 1: Grundlagen – Verfahren – Ergebnisse. Medizinische Fachplanungen. Beschluss der Landesregierung vom 15. November 1999) (vgl. Abbildungen 39–42):

Auslastungsgrad: Beim Auslastungsgrad geht es darum, normativ festzulegen, wie stark die tatsächlich belegbaren Betten im Jahresdurchschnitt ausgelastet sein sollen. Üblicherweise geht man von einer Normalauslastung von 85 v.H. aus. Am Beispiel von *Baden-Württemberg* wird nachvollziehbar, wie sich die Bettennutzung von 1990 bis 1997 entwickelt hat.

Unternehmen und Markt

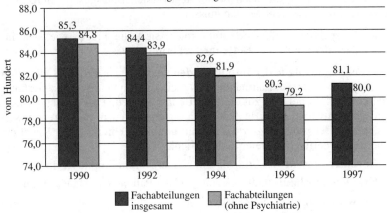

180 Abb.39: Bettennutzung in Krankenhäusern in Baden-Württemberg 1990 bis 1997
(*Quelle: Stat. Landesamt BW, S. 30*)

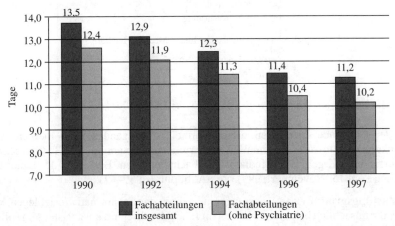

181 Abb. 40: Verweildauer in Krankenhäusern in Baden-Württemberg 1990 bis 1997
(*Quelle: Stat. Landesamt BW, S. 28*)

Verweildauer: Mit der Verweildauer wird die durchschnittliche Liegezeit eines **182**
Patienten im Krankenhaus bzw. in einer Fachabteilung umschrieben. Sie ergibt sich
aus der Division der Anzahl der Pflegetage durch die Anzahl der Fälle. Das
nachstehende *Beispiel* zeigt, wie sich die Verweildauer entwickelt hat.

Krankenhaushäufigkeit: Bei der Ermittlung der Krankenhaushäufigkeit wird die **183**
Anzahl der Krankenhausfälle in einem Jahr zur Einwohnerzahl von 1.000 ins
Verhältnis gesetzt. Bei der Zahl der Krankenhausfälle wird von einem fachabtei-
lungsbezogenen Fallbegriff ausgegangen. Planungsmethodisch wird zwischen der
Bedarfshäufigkeit (Zahl der im Gebiet wohnenden Patienten) und der *Versorgungs-
häufigkeit* (Unter Berücksichtigung der Patientenwanderungen im Gebiet zu versor-
gender Patienten) getrennt. Das nachstehende *Beispiel* zeigt, wie sich die Krankenhaushäufigkeit entwickelt hat.

– entlassene vollstationäre Patienten ohne Stundenfälle –

Jahr	im Land behandelte Patienten		alle in der BRD behandelten Patienten aus Ba-Wü	im Land behandelte Patienten		alle in der BRD behandelten Patienten aus Ba-Wü
	insgesamt	aus Ba-Wü		insgesamt	aus Ba-Wü	
	Anzahl			je 1.000 Einwohner[1]		
1993	1.594.289	1.477.655	1.544.381	156,4	144,9	151,5
1994	1.674.597	1.557.840	1.628.803	163,4	152,0	158,9
1995	1.711.845	1.597.573	1.666.636	166,3	155,2	161,9
1996	1.729.787	1.615.960	1.689.054	167,2	156,2	163,3
1997	1.763.075	1.645.618	2)	169,7	158,4	2)

1) 1993 auf 1.000 der mittleren Bevölkerung Baden-Württembergs
2) Bundeszahlen lagen im Mai 1999 noch nicht vor

Abb. 41: Krankenhaushäufigkeit 1993 bis 1997 in Baden-Württemberg **184**
(Quelle: Stat. Landesamt BW, S. 24)

Einwohnerzahl: Eine sehr wichtige Determinante bei der Ermittlung des Bettenbe- **185**
darfs stellt die zukünftige Einwohnerzahl dar. Sie wird durch eine Prognose des
jeweiligen Statistischen Landesamtes ermittelt. Bei dieser Prognose ist die Veränderung in der Altersstruktur der Bevölkerung ein wichtiger Bestandteil, denn die
Wahrscheinlichkeit eines Krankenhausaufenthalts steigt mit zunehmendem Lebens-
alter der Menschen. Wiederum am *Beispiel Baden-Württemberg* wird die Entwicklung und die Prognose der Einwohnerzahl gezeigt.

Unternehmen und Markt

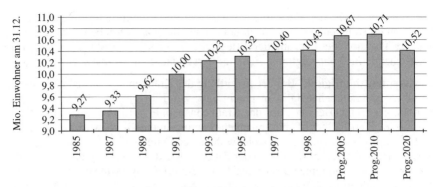

186 Abb. 42: Bevölkerungsentwicklung 1985 bis 2020 in Baden-Württemberg *(Quelle: Stat. Landesamt BW, S. 23)*

187 **Kritisch** muss zu dieser *Form der Ermittlung des Bettenbedarfs eines Bundeslandes für die Krankenhäuser* festgehalten werden, dass mit dieser Vorgehensweise grundsätzlich der Status-quo-Zustand des Bettenbestandes fortgeschrieben wird. Des weiteren ist kritisch anzumerken, dass bei dieser Berechnungsformel Morbiditätsdaten keine Rolle spielen.

188 Seit die Krankenhausstatistik-Verordnung die Länder zwingt, diese Daten zu erheben, ist es möglich, die Planung auf dieser Grundlage vorzunehmen. Einen solchen neuen, an den Morbiditätsdaten orientierten Weg zur Ermittlung des Bedarfs an Krankenhausbetten hat der *Stadtstaat Hamburg* im *Jahr 1995* beschritten.

2.1.2 Morbiditätsorientierte Krankenhausplanung

189 Der *Hamburger Senat* war zur Umsetzung dieses Planungskonzepts deswegen auch in der Lage, weil im Stadtstaat über sechs Jahre hinweg entsprechende Daten gesammelt und ausgewertet worden sind. Das **Verfahren zur Ermittlung des Bedarfs an Krankenhausbetten** erfolgte in folgenden *zwei Schritten*:

190 **Trendberechnung** für den Bedarf an Krankenhausleistungen: Nach den medizinischen Fachgebieten getrennt, wurde zunächst die bereits erwähnte Hill-Burton-Formel mit ihren Determinanten verwendet und die entsprechenden Werte ermittelt. Diese „Rohprognose" diente als Ausgangsbasis für den zweiten Schritt.

191 **Expertenverfahren:** Dieser zweite Schritt bestand aus *zwei Elementen*: einer *schriftlichen Befragung* und einer *Expertenkonferenz*. In der schriftliche Befragung erhielten Hamburger Krankenhausärzte zunächst die Rohprognose für den Planungszeitraum. Daneben wurden ihnen die Diagnosedaten für die Jahre 1988/1990 und 1992 für die zehn häufigsten Krankheitsgruppen eines Fachgebiets übersandt. Zur Abschätzung des Anteils der vor- und nachstationären Behandlung, der ambulanten Operationen wurden ihnen ebenfalls ausgewählte Einzeldiagnosen übersandt und schließlich erhielten sie ausgewählte Einzeldiagnosen, um den Anteil von Fallpauschalen abzuschätzen. Auf der Grundlage dieser Daten wurden in einer Expertenkonferenz die möglichen Ergebnisse diskutiert. Moderator dieser Konferenz war ein ausgewählter Fachvertreter der entsprechenden wissenschaftlichen Fachgesellschaft. Mit Hilfe dieser Konferenz sollte der Versorgungsbedarf auf möglichst gut fundierter Grundlage abgeschätzt werden.

Als **Resümee** dieses Vorgehens wurde von Beteiligten und Kritikern der alten 192 Planungsmethode genannt, dass dieser Weg es ermögliche, die neuen therapeutischen Behandlungsformen in die Betrachtung mit einzubeziehen. Zudem habe die frühzeitige Beteiligung der Betroffenen dafür gesorgt, dass die Planung transparent und nachvollziehbar geworden sei und im Ergebnis die Planung von den Beteiligten auch umgesetzt werde. Dieses *Beispiel aus Hamburg* zeigt, dass ein morbiditätsorientierter Planungsprozess und damit eine realitätsnähere Planung möglich ist.

2.1.3 Zukunftsorientierte Praxisstudie für die Krankenhausplanung

Eine weitere **Methode zur Vorausberechnung des Versorgungsbedarfs** und zur 193 Ableitung der Versorgungskapazitäten ist im *Bundesland Nordrhein-Westfalen* zur Anwendung gekommen. Die *zukunftsorientierte Praxisstudie für die Krankenhausplanung* ist Ende 2000 veröffentlich worden. Das der Studie zugrundeliegende Prognosemodell ist der nachstehenden Abbildung 43 zu entnehmen.

Zur Ermittlung des zukünftigen Bedarfs an Krankenhausleistungen werden bei den 194 exogenen Größen *vier Gruppen* von **Einflussfaktoren** unterschieden:

- Bevölkerungszahl und -struktur,
- Morbidität,
- medizinisch-technischer und pflegerischer Fortschritt,
- institutioneller Rahmen,

Bei den *endogenen Größen* wird unterschieden zwischen den Komponenten des 195 **Versorgungsbedarfs** und den Komponenten der **Versorgungsstruktur**. Diese Modellstruktur lässt erkennen, dass im Gegensatz zur herkömmlichen Methode die Situation im Versorgungsgebiet besser und umfassender abgebildet wird.

Die Bedarfsprognose knüpft an diese Überlegungen an. „Die Bedarfsprognose setzt 196 sich aus unterschiedlichen Elementen zusammen. Im Einzelnen gehören hierzu:

- das theoretische Modell, das die Entwicklung des Versorgungsbedarfs in Abhängigkeit von demographischen, sozialen, institutionellen und ökonomischen

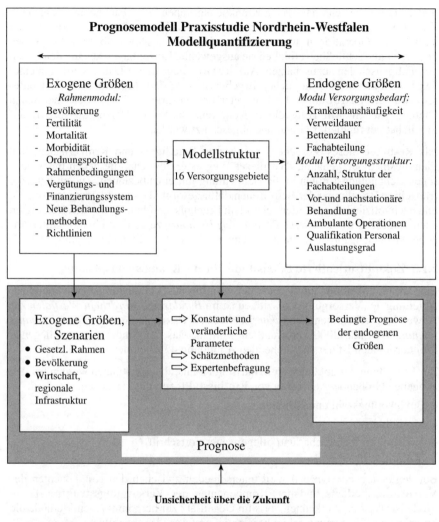

197 Abb. 43: Prognosemodell Praxisstudie Nordrhein-Westfalen
(Quelle: Krankenhausgesellschaft Nordrhein-Westfalen und Ärztekammern Nordrhein und Westfalen-Lippe (Hrsg.), 2000, S. 32)

Entwicklungen darstellt und daraus abgeleitet die Versorgungskapazitäten erklärt,

- die Methode zur empirischen Umsetzung des Modells,
- Daten für die Quantifizierung der Modellstruktur sowie
- die Prognose der exogenen Größen." (ebenda. S.30/31)

2.1.4 Versorgungsgebiete

Im Folgenden ist noch auf einen weiteren Aspekt der Krankenhaus-Planung einzugehen: die **Bildung von Versorgungsgebieten**. Im Krankenhausgesetz (§ 6 Abs.1 KHG-BW) von *Baden-Württemberg* heißt es beispielsweise: Der Krankenhausplan bildet Versorgungsgebiete. Er ordnet darin die bedarfsgerechten Krankenhäuser in ein gegliedertes Versorgungssystem verschiedener Leistungsstufen ein.

Mit jeder Leistungsstufe sind andere Aufgabenstellungen der Krankenhäuser verbunden (Abbildung 44).

Bei diesem **Leistungsstufensystem** wird getrennt zwischen der **Grund-, Regel-, Zentral- und Maximalversorgung**. Je nach Stufe ist ein einzelnes Krankenhaus für Aufgaben der Grundversorgung oder umfassendere Aufgaben zuständig. Dieses differierende Aufgabenspektrum wirkt sich natürlich auch auf die Aufgabentiefe und -breite des Pflegedienstes eines Krankenhauses aus. Die Zuordnung zu den Leistungsstufen bildet für den einzelnen Krankenhausträger eine wichtige *Orientierungshilfe für die Leistungserstellung*. Aufgrund seiner autonomen Entscheidung bleibt es aber dem Träger eines Hauses unbenommen, mit eigenen finanziellen Mitteln auch über die zugeschriebene Leistungsstufe hinaus das Haus auszustatten.

Am *Beispiel* eines *Städtischen Klinikums einer baden-württembergischen Stadt* soll gezeigt werden, wie für ein Krankenhaus seine Funktion und Leistungserstellung in einem Krankenhausplan festgeschrieben worden ist (vgl. Abbildung 45).

Bei diesem Krankenhaus handelt es sich um ein Plankrankenhaus in öffentlicher Trägerschaft, das Aufgaben der Zentralversorgung wahrnimmt. Der planmäßige Soll-Stand von 830 Betten (Stichtag: 1.1.1995) teilt sich auf zwölf Fachgebiete auf, wobei die Chirurgie und die Innere Medizin jeweils die größte Bettenzahl ausmacht. Gegenüber dem Ist-Stand von 1.7.1994 weist der Soll-Stand zusätzlich noch das Fachgebiet „Neurochirurgie" mit 40 Betten aus. In den „Festlegungen" schreibt der Plan dem Krankenhaus noch weitere Aufgabengebiete zu.

2.2 Krankenhausbau

Mit dem **Begriff „Krankenhausbau"** werden die unterschiedlichen Bereiche der Bautätigkeit im Krankenhaus umschrieben: Umbau, Neubau, Erweiterungsbau, Sanierung oder Ersatzneubau. Eine allgemein anerkannte Abgrenzung dieser Begriffe gibt es nicht. Bei diesen Maßnahmen sind vom Krankenhausträger zunächst die geltenden Regelungen des Baurechts (z.B. **Baugesetzbuch**) zu

Leistungsstufensystem	Aufgabenstellung – Grundaussagen
Maximalversorgung	„In den Krankenhäusern der Maximalversorgung sind alle Fachgebiete und ggfs. Teilgebiete, die eine hochdifferenzierte Diagnostik und Therapie erfordern, durch hauptamtlich tätige Krankenhausärzte vertreten. Diese Krankenhäuser gewährleisten somit eine umfassende Versorgung durch die jeweiligen Fachgebiete. Intensivüberwachungs- und Intensivbehandlungseinheiten sind hier in der Regel fachgebunden. Die Zahl der Intensivbetten insgesamt sollte etwa 8 v. H. der Gesamtbettenzahl des Krankenhauses betragen. Sie kann im Einzelfall auch darüber liegen." (S. 43, 44) „Die Bettenzahl liegt in der Regel über 1.000; die typische Größenordnung liegt bei etwa 1.500 bis 1.700 Betten." (S. 44)
Zentralversorgung	„Sie dienen in erster Linie der Versorgung im Regionalbereich oder – bei großer Bevölkerungsdichte – auch im Mittelbereich. In den Krankenhäusern der Zentralversorgung wird diejenige Behandlung durchgeführt, die höhere Anforderungen an die personelle und technisch-apparative Ausstattung eines Krankenhauses stellt. Dabei kann nach Teilgebieten differenziert werden. Folgende Fachgebiete sollen als selbständige Abteilungen oder Kliniken vertreten sein: Innere Medizin, Chirurgie, Frauenheilkunde/Geburtshilfe, Anästhesie, Radiologie, Hals-, Nasen-, Ohrenheilkunde, Augenheilkunde, Neurologie, Urologie, Orthopädie, Pädiatrie, Pathologie. Unter bestimmten fachlichen Voraussetzungen und örtlichen Bedingungen können auch die Fachgebiete Psychiatrie, Dermatologie, Mund-, Kiefer- und Gesichtschirurgie, Neurochirurgie vertreten sein." (S. 41, 42)
Regelversorgung	„In einem Krankenhaus der Regelversorgung sollen in der Regel mindestens die Fachgebiete Innere Medizin, Chirurgie, Frauenheilkunde/Geburtshilfe, Anästhesie, Radiologische Diagnostik vertreten sein. In größeren Krankenhäusern kann auch nach Teilgebieten differenziert werden. Die Fachgebiete Hals-, Nasen-, Ohrenheilkunde, Augenheilkunde, Urologie können je nach Bedarf vertreten sein. An größeren Krankenhäusern können unter bestimmten fachlichen Voraussetzungen und örtlichen Bedingungen auch die Fachgebiete Neurologie, Psychiatrie, Orthopädie, Pädiatrie, Pathologie vorgehalten werden." (S. 40, 41)
Grundversorgung	„Krankenhäuser der Grundversorgung dienen der Versorgung im Nahbereich. Sie sollen die Grundversorgung in den Fachgebieten Innere Medizin, Allgemeine Chirurgie und Frauenheilkunde/Geburtshilfe durchführen." (S. 38)

203 Abb. 44: Leistungsstufen und Aufgabenstellung
(Quelle: Krankenhausplan III des Landes Baden-Württemberg (1989) und eigene Ergänzungen)

Marktzufuhr

Status:	Plankrankenhaus (§ 108 Nr. 2 SGB V) mit KHG-Förderung
Trägerschaft:	öffentlich
Leistungsstufe:	Zentralversorgung

Fachgebiet	Planmäßige Betten / Plätze	
	IST am 1. 7. 1994	SOLL am 1. 1. 1995
Vollstationäre Allgemeinversorgung		
Augenheilkunde	9	9
Chirurgie	206	206
Frauenheilkunde u. Geburtshilfe	105	105
Hals-Nasen-Ohrenheilkunde	25	25
Haut- u. Geschlechtskrankheiten	8	8
Innere Medizin	242	242
Kinderheilkunde	90	90
Mund-Kiefer-Gesichtschirurgie	5	5
Neurochirurgie	0	40
Neurologie	30	30
Nuklearmedizin (Therapie)	0	0
Orthopädie	0	0
Strahlentherapie	10	10
Urologie	60	60
Sonstige/Allgemein	0	0
Zwischensumme 1	790	830
Vollstationäre Psychiatrische Versorgung		
Psychiatrie (Erwachsene)	0	0
davon: niederschwelliger Entzug	0	0
Kinder- und Jugend-Psychiatrie	0	0
Zwischensumme 2	0	0
Teilstationäre Versorgung		
Tagesklinik Erwachsenen-Psychiatrie	0	0
Tagesklinik Kinder-/Jugend-Psychiatrie	0	0
Tagesklinik Innere Medizin	0	0
Zwischensumme 3	0	0
Dialyse	0	0
Betten/Plätze insgesamt	790	830
Intensivbetten vorhanden		
Festlegungen:		
Geriatrischer Schwerpunkt		
Perinatologisches Zentrum		
Neonatologische Intensivbetten:	Ist 10	Soll 10
Onkologischer Schwerpunkt in Kooperation mit Goldenbühl-Krankenhaus Villingen-Schwenningen. Die Strukturanpassung tritt nach Durchführung der dazu notwendigen baulichen Maßnahmen in Kraft.		

Abb. 45: Städtische Klinik *(Quelle: Krankenhausplan Baden-Württemberg)*   **204**

beachten. Dabei sind des weiteren verschiedene DIN Normen von Bedeutung. Die DIN 13 080 „Gliederung des Krankenhauses in Funktionsbereiche und Funktionsstellen" enthält eine Empfehlung zur Gliederung der Nutzflächen im Krankenhaus.

205 In den weiteren Ausführungen wird zunächst auf die *Geschichte des Krankenhausbaus* eingegangen. Daran anschließend wird im zweiten Abschnitt die *wirtschaftliche Bedeutung der Bautätigkeit* herausgearbeitet. Einige *Erläuterungen zum Baurecht* (Bauplanungsrecht und Bauordnungsrecht) sind im dritten Abschnitt angeführt. Abschließend wird auf die *Planung im Krankenhaus* eingegangen – auch auf die *Planung von Pflegeeinheiten*.

2.2.1 Zur Geschichte des Krankenhausbaus

206 Das Krankenhaus als Stätte für Akutkranke, die nach ärztlichen und pflegerischen Regeln versorgt werden, hat seine **Geburtsstunde** im *18. Jahrhundert*. Die ersten Krankenhäuser wurden in Deutschland gegründet: 1727 in Berlin die Charité, 1734 das Stadtlazarett in Stettin und das Städtische Krankenhaus in Hannover sowie 1780 das Armenkrankenhaus in Braunschweig bzw. 1796 in Bremen.

207 Die uns heute bekannte Gliederung des Krankenhauses in **Fachabteilungen** wurde in dieser Zeit etabliert. In neu gebauten Krankenhäusern wurden die Abteilungen Chirurgie, Innere Medizin und Geburtshilfe eingerichtet. Daneben noch eine Isolierstation für Krätzekranke. „Kranke Frauen und Männer wurden räumlich streng getrennt, in der Regel in den beiden Seitentrakten, die sich an den Mittelbau, der die Verwaltung, Kapelle und später die Operationsräume aufnahm, anschlossen." (*Murken*, S. 4)

208 Um den Hospitalismusgefahren zu begegnen, sorgte man dafür, dass in den Krankenhäusern ausreichende Lüftungsmöglichkeiten gegeben waren. Wundepidemien führten in den Häusern zu einer relativ hohen Sterblichkeitsrate. Auf Grund dieser Probleme wurde in Bamberg von 1787 bis 1789 ein neues Baukonzept verwirklicht. „Insgesamt fanden 125 Krankenbetten in dem dreiflügligen, drei Geschoss hohen Krankenhausgebäude Platz. Im Erdgeschoss lag die chirurgische und im ersten Geschoss die interne Abteilung, in den kleinen Seitentrakten konnten selbstzahlende, nicht der Armenklasse anheim fallende Patienten aufgenommen und betreut werden." (*Murken*, S. 5) In diesem Krankenhaus schuf man erstmals für die Patienten sanitäre Einrichtungen.

209 Das Vorbild in Bamberg diente den städtischen und staatlichen Krankenhausträgern dazu, ihre Wohlfahrtsanstalten entsprechend einzurichten, d.h. die **hygienischen und medizinischen Belange** in das Zentrum der Neukonzeptionen zu stellen.

210 „Charakteristisch für diese neuen Krankenanstalten war, dass sie im Laufe des 19. Jahrhunderts ständig erweitert und umgebaut werden mussten." (*Murken*, S. 5) Diese Veränderungen wurden auf Grund des Bevölkerungswachstums und der

Fortschritte in der Medizin notwendig. Seit Mitte des 19. Jahrhunderts schufen auch freigemeinnützige Krankenhausträger ihre Krankenhäuser.

Gegen das erwähnte Wundfieber hatte man noch keine Handhabe. In größeren Krankenhäusern (über 200 Betten) wurde die dezentralisierte **Pavillonbauweise** eingeführt. Damit erhoffte man sich, gegen die Epidemie besser gerüstet zu sein. 211

Robert Koch (1843–1910) veröffentlichte sein Buch 1878, in dem er nachwies, dass die untersuchenden Hände der Ärzte und die unsauberen Verbandsmaterialien Auslöser für die Wundinfektionen waren. An der Pavillonbauweise hielt man dennoch fest in Deutschland bis zum 1. Weltkrieg. Diese kostenintensive Bauweise führte zur Suche nach einer anderen Form des Krankenhausbaus. Diese fand man in der Blockbauweise. „Die einzelnen Fachkliniken für die operativen Fächer und für die Kinder- und Augenheilkunde wurden mehrgeschossig hochgezogen, teilweise baulich in einem weiträumigen Parkgelände zusammengefasst." (*Murken*, S. 7) Die Fortschritte in der Medizin führten dazu, dass in den größeren Städten Spezialkliniken etabliert wurden. 212

1883 wurde die **Kranken- und Unfallversicherung** eingeführt. Neben diesem entscheidenden Datum sowie der erwähnten Fortschritte in der Medizin rückte das Krankenhaus und mit ihm die Chefärzte in das Interesse der Bevölkerung. Die *Anzahl der Krankenhäuser* stieg kontinuierlich an: 1877 gab es 2.357 Krankenhäuser, 1885 bereits 2.717 und 1900 waren es 3.826 Krankenhäuser (vgl. *Müller* 1970, S. 91). In dieser Zeit wurde das Krankenhaus die **zentrale Institution des Gesundheitswesens.** 213

„Nach dem Zweiten Weltkrieg sollte sich das kompakte Krankenhaus mit einem Bettenhochhaus auf einem breiten ein- bis zweigeschossigen Sockelbau durchsetzen." (*Murken*, S. 8) In dieser Phase kam es zu weiteren der erwähnten Fortschritte, dazu kamen Fortschritte in der Apparatemedizin. Die Aufzugtechnik ließ es zu, dass Krankenhäuser in dieser Form gebaut werden konnten. Der Raumbedarf für ein Krankenhaus stieg enorm an. Diese gesamte Entwicklung war begleitet von einem Anstieg des Personalbedarfs. 214

„Neben diesem Typ des breitgelagerten Großkrankenhauses mit zwei mehrstöckigen Bettenhäusern entwickelte man wenig später neue Konzepte für hochgeschossige klinische Zentren [...] Vorherrschend war dabei in den sechziger und siebziger Jahren das Breitfußsystem: über einem Flachbaukörper für die verschiedenen Dienstleistungsbereiche (Verwaltung, Küche, Labore, Untersuchungs- und OP-Räume) erhebt sich das Bettenhochhaus." (*Murken*, S. 9) 215

Mit dem Inkrafttreten des *Krankenhausfinanzierungsgesetzes 1972* wurde die **dualistische Krankenhausfinanzierung** geschaffen. Damit kam es auch zu einer Trennung zwischen Krankenhausbau und Krankenhausbetrieb. Die Krankenhausplanung und der Krankenhausbau ist Angelegenheit der einzelnen Bundesländer 216 und letztlich des Krankenhausträgers. Dieser entscheidet, ob und wie ein Krankenhaus gebaut werden soll. Nachdem quasi die „Hülle des Krankenhauses" erstellt worden ist, übernimmt die Finanzierung des Krankenhausbetriebes die Krankenkasse bzw. die Sozialleistungsträger. Abbildung 46 verdeutlicht den Zusammenhang.

Bereich	Krankenhausbau		Krankenhausbetrieb	
	Planung	Kontrolle	Planung	Kontrolle
Bedarfsplanung	Länder	Mitwirkung der unmittelbar Beteiligten	Länder	Mitwirkung der unmittelbar Beteiligten
Investitionsplanung	Länder	Mitwirkung der unmittelbar Beteiligten	Träger	Sozialleistungsträger
Programmplanung	Träger	Gesundheitsministerium	Träger	Sozialleistungsträger
Objektplanung	Träger Architekten Ingenieure	Staatshochbauverwaltung	Träger Beratungsinstitute	Sozialleistungsträger
Baudurchführung	Träger Architekten Ingenieure	Staatshochbauverwaltung	–	–
Betrieb	–	–	Träger	Sozialleistungsträger

217   Abb. 46: Zuständigkeiten für Planung und Betrieb *(Quelle: Bruckenberger 1989, S. 87)*

218   Die **Entwicklung** der Anzahl der Krankenhäuser und der Betten *von 1960 bis 1996* (auch nach Krankenhausträgern) ist der nachstehenden Abbildung 47 zu entnehmen.

219   Über den Zeitraum ist festzustellen, dass die *Anzahl der Krankenhäuser und die Bettenzahl stetig gesunken* ist. Betrachtet man diese Entwicklung differenziert nach Krankenhausträgern, so ist gegenwärtig zu konstatieren, dass die öffentlichen Träger Krankenhäuser und Betten verlieren und die privaten Träger immer mehr Häuser in ihrer Trägerschaft haben. Damit verbunden ist der Anstieg der Betten in privater Trägerschaft. Bei den freigemeinnützigen Trägern haben wir eine Fortschreibung der augenblicklichen Anzahl der Krankenhäuser und Bettenzahlen.

2.2.2 Zur wirtschaftlichen Bedeutung

220   Das Betriebswirtschaftliche Institut der Bauindustrie veröffentlicht jährlich Daten zur Bauproduktion in Deutschland. Die Bruttowertschöpfung des Baugewerbes am

Marktzufuhr

221

	Jahr	Krankenhäuser und Betten insgesamt			Akutkrankenhäuser[a]		Sonderkrankenhäuser[b]		öffentliche Krankenhäuser[c]		freigemeinnützige Krankenhäuser[c]		private Krankenhäuser[c]	
		KH	Betten	Betten je 10000 Einw.	KH	Betten	KH	Betten	KH	Betten	KH	Betten	KH	Betten
West	1960	3 604	583 513	104,3	2 656	399 839	945	183 674	1 385	326 413	1 307	215 120	912	41 980
	1970	3 587	683 254	112,0	2 441	457 004	1 146	226 250	1 337	373 137	1 270	249 357	980	60 760
	1975	3 481	729 791	118,4	2 260	489 756	1 221	240 035	1 297	389 429	1 187	257 365	997	82 997
	1980	323,1	707 710	114,8	1 991	476 652	1 243	231 058	1 190	370 714	1 097	248 717	947	88 279
	1985	3 098	674 742	110,6	1 825	462 124	1 273	212 618	1 104	343 044	1 049	237 565	945	94 133
	1989	3 046	669 750	106,9	1 735	452 283	1 311	216 989	1 046	333 239	1 021	230 728	979	105 783
Ost	1960	822	204 767	119,1	–	–	–	–	679	189 260	88	13 523	55	1 984
	1970	626	190 025	111,3	–	–	–	–	523	176 536	82	12 540	21	949
	1975	577	182 220	108,3	–	–	–	–	483	168 984	81	12 627	13	609
	1980	549	171 895	102,7	–	–	–	–	464	159 828	80	11 711	5	356
	1985	537	169 112	101,5	–	–	–	–	456	157 231	77	11 537	4	344
	1989	539[d]	163 305	99,4	–	–	–	–	462	151 969	75	11 076	2	260
D*)	1990	2 447	685 976	86,5	2 207	616 922	240	69 054	1 043	387 207	843	206 936	321	22 779
	1991	2 411	665 565	83,2	2 164	598 073	247	67 492	996	367 198	838	206 873	330	24 002
	1992	2 381	646 995	80,3	2 145	591 830	236	55 165	959	355 312	845	211 137	341	25 381
	1993	2 354	628 658	77,4	2 112	578 621	242	50 037	917	340 488	847	210 254	348	27 879
	1994	2 337	618 176	75,9	2 089	569 638	248	48 538	876	327 071	848	212 030	365	30 537
	1995	2 325	609 123	74,6	2 081	564 624	244	44 499	863	319 999	845	212 459	373	32 166
	1996	2 269	593 743	72,5	2 040	552 149	229	41 594	831	306 957	835	211 647	374	33 545

a) Ab 1990 Allgemeine Krankenhäuser;
b) Ab 1990: Krankenhäuser mit ausschließlich psychiatrischen oder psychiatrischen und neurologischen Betten und reine Tages- oder Nachtkliniken.
c) Ab 1990 erfolgt in der Statistik eine Aufteilung nach Trägern nur für Allgemeine Krankenhäuser. d) In dieser Zahl sind 127 Kliniken an 9 medizinischen Hochschuleinrichtungen enthalten.
*) Zur Systematik der Krankenhausstatistik ab 1990 siehe Schaubild Seiten 36/37.

Abb. 47: Krankenhäuser und Betten 1960 – 1996 *(Quelle: Deutsche Krankenhausgesellschaft 1998, S. 41)*

Bruttoinlandsprodukt in Deutschland betrug 1997 198,3 Mrd. DM oder 5,5 v.H. Werden zu diesen 198,3 Mrd. DM noch die Vorleistungen (Baumaterial, Fertigteile, Dienstleistungen), die Leistungen des Verarbeitenden Gewerbes (Stahlkonstruktionen, Holzkonstruktionen, Fertighausbau) und die Architekturleistungen addiert, so erhält man das Bauvolumen für 1997 von insgesamt 565,4 Mrd. DM. Werden von dem Bauvolumen in Höhe von 565,4 Mrd. DM die Leistungen für den Umbau, die Erweiterung und die Reparaturen sowie das Volumen der Militärbauten abgezogen, so erhält man die **Summe der Bauinvestitionen**. Für 1997 belief sich deren Summe auf 443,5 Mrd. DM oder 12,2 v.H. Die erwähnten Angaben sind der nachstehenden Abbildung 48 zu entnehmen.

222 Während die bisherigen Ausführungen für die gesamte Volkswirtschaft gelten, sind die Ausgaben der öffentlichen Haushalte für Baumaßnahmen für Krankenhäuser Abbildung 49 zu entnehmen.

223 Wie der Abbildung 49 zu entnehmen ist, hat das **Bauvolumen der öffentlichen Haushalte für Krankenhäuser** von *1990 bis 1996* um 108 v.H. zugenommen. Bei den Gebietskörperschaften lag bei den Ländern die Zuwachsrate bei ca. 133 v.H. Von der Bausumme her dominieren aber eindeutig die Gemeinden und Gemeindeverbände das Baugeschehen im Krankenhaus.

224 Diese Ausgaben der öffentlichen Haushalte geben nur einen Teilbereich der Bauproduktion im Krankenhausbereich wieder und zwar denjenigen, der durch Fördermittel und durch Investitionen, die die öffentliche Hand für ihre Krankenhäuser verausgabt hat. Damit sind nicht erfasst die Investitionen der Krankenhäuser, die in privater oder freigemeinnütziger Trägerschaft sich befinden. Für diese Häuser werden nur die Fördermittel ausgewiesen, nicht aber die Summen, die die Träger z.B. eigenständig zur Finanzierung aufbringen.

225 Einen umfassenden *Überblick über die Bautätigkeit im Krankenhaus* bietet die *Schwab Marketing* GMBH (München). Danach wurden in den Krankenhäusern in Deutschland 1995 ca. 750 Baumaßnahmen durchgeführt. Die Schwab Marketing GmbH schätzt, dass jährlich mehr als 7 Milliarden DM investiert werden, um Krankenhäuser in Deutschland zu erweitern, zu sanieren oder zu errichten. Geht man von dieser Zahl aus, so kann geschätzt werden, dass ca. 2,5 Milliarden DM (7 Milliarden DM minus 4,5 Milliarden DM) von privaten und freigemeinnützigen Krankenhausträgern in Baumaßnahmen investiert worden sind.

2.2.3 Zum Baurecht

226 Art. 14 Grundgesetz sichert den Grundstückseigentümern die Baufreiheit zu. Diese Baufreiheit kann im möglichen Widerspruch zu den Interessen der Allgemeinheit stehen. Um hier einen Interessenausgleich zwischen den Grundstückseigentümern und der Allgemeinheit zu erzielen, ist das öffentliche Baurecht geschaffen worden.

Marktzufuhr

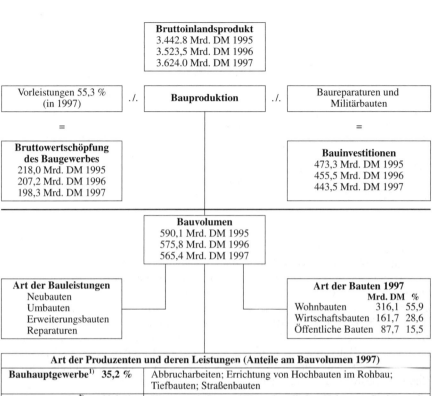

Abb. 48: Strukturbild der Bauproduktion
(Quelle: Betriebswirtschaftliches Institut der Bauindustrie, Bauwirtschaftliche Informationen 1998, S. 39)

Gebietskörperschaften	1990 in Mill. DM	1991 in Mill. DM	1992 in Mill. DM	1993 in Mill. DM	1994 in Mill. DM	1995 in Mill. DM	1996 in Mill. DM
Länder	551	601	885	906	1.023	1.042	1.288
Gemeinden und Gemeindeverbände	1.497	1.619	2.373	2.615	2.626	2.813	3.117
Zweckverbände	121	94	111	102	88	88	107
	2.169	2.314	3.369	3.623	3.737	3.943	4.512

228 Abb. 49: Baumaßnahmen der öffentlichen Haushalte für Krankenhäuser 1990 bis 1996 *(Quelle: Statistisches Jahrbuch 1994, 1995, 1996, 1997, 1998 und 1999; jeweils Tabelle 20.4.1))*

229 Das *Baugesetzbuch* (BauGB) vom *8.12.1986* ist eine grundlegende Bestimmung zum Baurecht. „Das BauGB ist am 1.7. 1987 in Kraft getreten. Das BauGB führte zu keiner völligen Neukodifikation des Städtebaurechts. Es besitzt vielmehr den Charakter einer umfassenden Gesamtnovellierung. Im Interesse der Rechtsvereinfachung sind das Bundesbaugesetz und das Städtebauförderungsgesetz in einem einheitlichen Gesetz in übersichtlicher und gestraffter Form zusammengefasst worden." (*Söfker* 1999, S. XIII) Im Baurecht wird allgemein getrennt zwischen dem Bauplanungsrecht und dem Bauordnungsrecht. Das **Bauplanungsrecht** regelt das Einfügen des Bauvorhabens in die Umgebung. Das **Bauordnungsrecht** nennt die gestalterischen und baukonstruktiven Anforderungen. Darüber hinaus wird im Bauordnungsrecht das Baugenehmigungsverfahren geregelt.

2.2.3.1 Bauplanungsrecht

230 Nach § 1 Abs. 1 BauGB ist es die Aufgabe der **Bauleitplanung**, die bauliche und sonstige Nutzung der Grundstücke in der Gemeinde nach Maßgabe dieses Gesetzes vorzubereiten und zu leiten. Bauleitpläne sind gemäss § 1 Abs. 2 BauGB der Flächennutzungsplan (vorbereitender Bauleitplan) und der Bebauungsplan (verbindlicher Bauleitplan). Während es für das gesamte Gemeindegebiet einen Flächennutzungsplan gibt, können für die verschiedenen **Baugebiete** in der Gemeinde Bebauungspläne vom Rat der **Gemeinde** als **Satzung** (§ 10 BauGB) beschlossen werden. Die Gemeinde hat die Planungshoheit in ihrem Gebiet (§ 1 Abs. 3 BauGB). Die inhaltlichen Regelungen für den Flächennutzungsplan ergeben sich aus § 5 BauGB. Die sich aus der angestrebten städtebaulichen Entwicklung ergebende Bodennutzung ist in den Grundzügen darzustellen. Ausgewiesen werden in ihm deshalb die Bauflächen, die Hauptverkehrswege, die Hauptversorgungsanlagen, die Grünflächen, die Flächen für naturschutzrechtliche Ausgleichsmaßnahmen. Der Inhalt des Bebauungsplans ist in § 9 BauGB geregelt. Dabei sind die

inhaltlichen Festsetzungen im Bebauungsplan bzw. in den **Bebauungsplänen** einer Gemeinde eine Konkretisierung des Flächennutzungsplans der Gemeinde. So wird im Bebauungsplan nach § 9 Abs. 1, Nr. 1 und 2 BauGB die Art und das Maß der baulichen Nutzung festgesetzt, die Bauweise, die überbaubaren und nicht überbaubaren Grundstücksflächen sowie die Stellung der baulichen Anlagen. Gemäss § 2 Abs. 5 BauGB wurde der Bundesminister für Raumordnung, Bauwesen und Städtebau ermächtigt, eine Rechtsverordnung zu der baulichen Nutzung der Grundstücke zu erlassen. In der Baunutzungsverordnung (BauNVO) sind Regelungen zur Art, zum Maß der baulichen Nutzung getroffen worden; darüber hinaus Regelungen zur Bauweise und zur überbaubaren Grundstücksfläche.

Nach § 34 Abs. 1 BauGB ist ein Vorhaben innerhalb der im Zusammenhang bebauten Ortsteile zulässig, wenn es sich nach Art und Maß der baulichen Nutzung, der Bauweise und der Grundstücksfläche, die überbaut werden soll, in die Eigenart der näheren Umgebung einfügt und die Erschließung gesichert ist. Die Sicherung der Bauleitplanung erfolgt über die Veränderungssperre (§ 14 BauGB), die Teilungsgenehmigung (§ 19 BauGB) und das gemeindliche Vorkaufsrecht (§ 24 BauGB). 231

2.2.3.2 Bauordnungsrecht

Zielsetzung des Bauordnungsrechts (früher Baupolizeirecht) ist, sicherzustellen, dass durch die Errichtung und Nutzung baulicher Anlagen keine Gefährdung der Bewohner des Hauses und der näheren Umgebung eintritt. Zum Bauordnungsrecht gehören daneben die Bestimmungen zum formellen Baurecht, u.a. Bestimmungen zum Verfahren zur Erteilung von Baugenehmigungen. 232

Die Bestimmungen zum Bauordnungsrecht werden vom jeweiligen Bundesland verabschiedet. Für *Baden-Württemberg* gibt es die folgenden **Regelungen** (vgl. Abbildung 50): 233

Die **Landesbauordnung** *für Baden-Württemberg* (LBO) gliedert sich in neun Teile:

- Allgemeine Vorschriften
- Das Grundstück und seine Bebauung
- Allgemeine Anforderungen an die Bauausführung
- Bauprodukte und Bauarten
- Der Bau und seine Teile
- einzelne Räume, Wohnung und besondere Anlagen
- Am Bau Beteiligte, Baurechtsbehörden
- Verwaltungsverfahren, Baulasten
- Rechtsvorschriften, Ordnungswidrigkeiten, Übergangs- und Schlussvorschriften

234 Die LBO gilt nach § 1 für bauliche Anlagen und Bauprodukte. **Bauliche Anlagen** sind nach § 2 Abs.1 LBO unmittelbar mit dem Erdboden verbundene, aus Bauprodukten hergestellte Anlagen. **Bauprodukte** sind nach § 2 Abs. 10 Baustoffe, Bauteile und Anlagen, die dazu bestimmt sind, in bauliche Anlagen dauerhaft eingebaut zu werden. Bauprodukte sind daneben aus Baustoffen und Bauteilen vorgefertigte Anlagen, die hergestellt werden, um mit dem Erdboden verbunden zu werden (wie Fertighäuser, Fertiggaragen und Silos).

> Landesbauordnung für Baden-Württemberg – LBO – idF der Bekanntmachung vom 8. 8. 1995 (GBl. S. 617), geändert durch Gesetz vom 15. 12. 1997 (GBl. S. 521).
> Allgemeine Ausführungsverordnung zur LBO (LBOAVO) vom 17. 11. 1995 (GBl. S. 836), geändert durch Verordnung vom 30. 5. 1996 (GBl. S. 419).
> Versammlungsstättenverordnung vom 10. 8. 1974 (GBl. S. 330), geändert durch Verordnung vom 12. 2. 1982 (GBl. S. 67).
> Verordnung über elektrische Betriebsräume – EltVO – vom 28. 10. 1975 (GBl. S. 788, ber. 1976 S. 256).
> Bauprüfverordnung – BauPrüfVO – vom 21. 5. 1996 (GBl. S. 410).
> Verfahrensverordnung zur Landesbauordnung – LBOVVO – vom 13. 11. 1995 (GBl. S. 794).
> Campingplatzverordnung (CPlVO) vom 15. 7. 1984 (GBl. S. 545, ber. 1985 S. 20).
> Verkaufsstättenverordnung – VkVO – vom 11. 2. 1997 (GBl. S. 84)
> Garagenverordnung – GaVO – vom 7. 7. 1997 (GBl. S. 332).

235 Abb. 50: Bauordnung sowie sonstige baurechtliche Bestimmungen für Baden-Württemberg *(Quelle: Söfker 1999, S. 359)*

2.2.3.3 Baurecht und Krankenhausbau

236 Nach § 38 Abs. 2 Nr. 8 LBO sind Krankenhäuser bauliche Anlagen und Räume besonderer Art oder Nutzung. Für diese können besondere Anforderungen und Erleichterungen im Einzelfall gestellt werden. Diese können sich z.B. nach § 38 Abs.1 Nr.1 bis Nr. 16 beziehen auf die Wasserversorgung, die Lüftung, den Betrieb und die Nutzung.

237 Bei der Anwendung der erwähnten baurechtlichen Bestimmungen kommt es wohl entscheidend mit darauf an, um welche bauliche Maßnahme es sich handelt. Bei dem Neubau eines Krankenhauses wäre zunächst einmal die Ausweisung des Krankenhauses im **Flächennutzungsplan** erforderlich. Im weiteren Schritt käme es darauf an, wo sich das Krankenhaus im Gemeindegebiet befindet. Entweder handelt es sich um ein Gebiet, für das ein **Bebauungsplan** vorhanden ist und der Bauträger hat die Zulässigkeit des Vorhabens im Geltungsbereich eines Bebauungsplanes nach § 30 BauGB zu beantragen oder es handelt sich um ein sog. „34er Gebiet" (ein Bebauungsplan ist nicht vorhanden). Nach § 34 BauGB ist ein Vorhaben innerhalb der im Zusammenhang bebauten Ortsteile u.a. nur zulässig, wenn es sich in die nähere Umgebung einfügt.

2.2.4 Zur Planung

Für den Bauherrn, den Krankenhausträger, ist die Planung eines Krankenhauses von entscheidender Bedeutung. In den weiteren Ausführungen wird zunächst auf die *Akteure und Anspruchsgruppen* im Zusammenhang mit der Bautätigkeit eingegangen, anschließend auf den Bereich der *Planung und Entscheidung*. **238**

2.2.4.1 Akteure und Anspruchsgruppen

Das Krankenhaus hat mit unterschiedlichen Anspruchsgruppen zu tun, die differierende Interessen und Ziele verfolgen. Bei allen Unterschieden im Hinblick auf die Ziele und Interessen, ist es für das Bestehen und Weiterbestehen des Krankenhauses wichtig, dass es diese Differenzen und Ziele im Sinne des gesetzlichen und eigenen Auftrages nutzt. **239**

Für die Bautätigkeit im Krankenhaus kann getrennt werden zwischen *internen und externen Anspruchsgruppen* (vgl. Abbildung 51). **240**

Anspruchsgruppen	Interessen/Ziele
I. Interne Anspruchsgruppen:	
1. Eigentümer/Träger	Erhaltung/Wertsteigerung des Krankenhauses.
2. Management	Gute Aufbau- und Ablauforganisation, um die Ziele des Krankenhauses zu erreichen.
3. Mitarbeiter	Arbeitsplatzerhalt. Einrichtung der Arbeitsplätze nach den neuesten arbeitswissenschaftlichen Erkenntnissen.
II. Externe Anspruchsgruppen:	
4. Staat	Erfüllung der öffentlichen Aufgabe. Wirtschaftlicher Umgang mit den Ressourcen.
5. Finanzierer	Zweckentsprechende Verwendung der gewährten Mittel. Wirtschaftlicher Umgang.
6. Patienten und andere	Sichere und moderne Ausstattung. Freundliche Atmosphäre, kurze Wege

Abb. 51: Interne und externe Anspruchsgruppen bzw. Interessen/Ziele **241**

Im Rahmen von Bautätigkeiten haben die Eigentümer bzw. die Krankenhausträger das Interesse, das Krankenhaus zu erhalten bzw. in seinem Wert zu steigern. Zusammen mit dem Krankenhausmanagement wird man bemüht sein, eine gute Aufbau- und Ablauforganisation einzurichten, um die Ziele des Krankenhauses auch mit diesen organisatorischen Instrumenten zu erreichen. **242**

243 Für die Mitarbeiter steht der Arbeitsplatzerhalt bzw. die Arbeitssicherheit mit im Vordergrund. Die Mitarbeiter werden mit darauf zu achten haben, dass im Krankenhaus die neuesten arbeitswissenschaftlichen Erkenntnisse mit Beachtung gefunden haben (z.b. die Lichtverhältnisse, die Gestaltung der Bodenbeläge so vorgenommen wurde, dass sie der Gesundheit des Mitarbeiters förderlich sind).

244 Neben diesen **internen Anspruchsgruppen** geht es den **externen Anspruchsgruppen** eher um die grundsätzliche Ausrichtung des Krankenhauses in Bezug auf bestimmte Bereiche. So ist der Staat daran interessiert, dass die öffentliche Aufgabe Krankenversorgung von jedem entsprechenden Krankenhaus (Plankrankenhaus) nach den gesetzlichen Vorgaben erfüllt wird.

245 Die Finanzierer (für Investitionskosten das Land, für die Betriebskosten die Krankenkasse) sind darauf bedacht, dass ihre Mittel zweckentsprechend und wirtschaftlich eingesetzt werden.

246 Die Patienten und z.B. Begleitpersonen sind vornehmlich an einer sicheren und modernen Ausstattung des Krankenhauses interessiert. Neben der technischen bzw. bautechnischen Ausstattung steht für sie die personelle Ausstattung mit im Vordergrund. Ihre Hoffnung ist dabei, dass diese personelle Ausstattung quantitativ und qualitativ so vorgehalten wird, dass die Behandlung ihres Krankheitsbildes damit gewährleistet werden kann.

2.2.4.2 Planungs- und Entscheidungsprozess

2.2.4.2.1 Allgemein

247 Am **Beispiel der Krankenhaus-Bauplanung** soll exemplarisch der *Ablauf der Planung* dargestellt werden. Zu diesem Planungsprozess wird der entsprechende *Entscheidungsprozess* erläutert.

248 Bei der Skizzierung der einzelnen Phasen sei verwiesen auf *Limbacher* (1992, S. 23 ff.). *Limbacher* trennt zwischen der **Raumprogrammphase**, der **Vorprojektphase**, der **Projektphase**, der **Ausführungsphase**, der **Phase der Inbetriebnahme** und der **Abschlussphase**. Dazu erwähnt er die *Entscheidungen*: Grundsatzentscheidung, Entscheidung bzw. Genehmigung des Raumprogramms und im Zusammenhang mit dem Schweizer System der Krankenhausfinanzierung, die Kreditbewilligung. Durch unser duales System der Krankenhausfinanzierung könnte dieser Abschnitt „Bewilligung von Fördermitteln" heißen.

249 (1) Mit der **Grundsatzentscheidung** für eine Bauaktivität im Krankenhaus ist festgelegt worden, dass mit einer Bauplanung begonnen werden kann. Die Bauplanung macht es erforderlich, dass mit der Entscheidung eine klare Aufgabenstellung an die Raumprogrammphase und Vorprojektphase formuliert wird. Dabei ist zu beachten bzw. zu entscheiden,

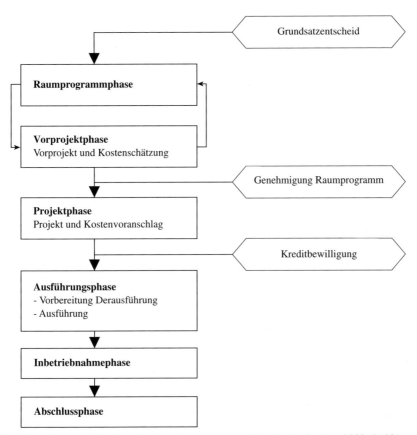

Abb. 52 a: Planungsablauf und Entscheidungsprozess *(Quelle: Limbacher 1992, S. 19)* **250**

- ob der gesamte Betrieb oder einzelne Betriebsteile in die Planung einbezogen werden,
- wie das Projekt abzuwickeln ist,
- welche Randbedingungen zu beachten sind,
- ob externe Berater für die Abwicklung herangezogen werden sollen.

Die Grundsatzentscheidung über Bauaktivitäten trifft der Krankenhausträger, egal **251** ob es sich um einen Umbau, Neubau oder einen Erweiterungsbau handelt. Diese Entscheidung wird natürlich beeinflusst vom Auftrag des Krankenhauses (z.B. handelt es sich um ein Krankenhaus der Grundversorgung oder um ein Krankenhaus

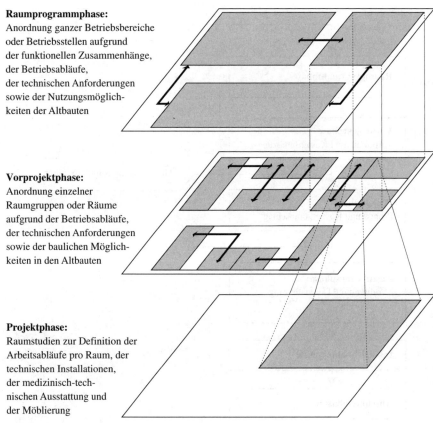

Raumprogrammphase:
Anordnung ganzer Betriebsbereiche oder Betriebsstellen aufgrund der funktionellen Zusammenhänge, der Betriebsabläufe, der technischen Anforderungen sowie der Nutzungsmöglichkeiten der Altbauten

Vorprojektphase:
Anordnung einzelner Raumgruppen oder Räume aufgrund der Betriebsabläufe, der technischen Anforderungen sowie der baulichen Möglichkeiten in den Altbauten

Projektphase:
Raumstudien zur Definition der Arbeitsabläufe pro Raum, der technischen Installationen, der medizinisch-technischen Ausstattung und der Möblierung

252 Abb. 52b: Zusammenhang zwischen Raumprogramm-, Vorprojekt- und Projektphase *(Quelle: Limbacher 1992, S. 69)*

der Maximalversorgung) sowie den zur Verfügung stehenden finanziellen Ressourcen.

253 Nach der Klärung der Frage nach dem OB, wäre in einem zweiten Schritt die Frage nach dem WIE zu beantworten.

254 (2) Die **Raumprogrammphase** zielt darauf ab, bei einem Neubau den Raumbedarf für einzelne Betriebsbereiche und Betriebsstellen zu ermitteln. Bei einem Umbau- oder Erweiterungsbau geht es zum einen darum, die bisherige Nutzung der Räume nachzuweisen bzw. die Notwendigkeit der Erweiterung zu dokumentieren.

Die Aufnahme des Ist-Zustandes, die Prognose der zukünftigen Leistungsentwicklung und die Erarbeitung des Raumprogramms zählt zu den inhaltlichen Aspekten dieser Phase. 255

(3) Während in der Raumprogrammphase die Interessen des zukünftigen Benutzers im Vordergrund stehen, dominieren in der **Vorprojektphase** die Arbeiten des Architekten und der Fachingenieure. In dieser Phase wird das Soll-Raumprogramm überprüft und abschließend das endgültige Raumprogramm aufgestellt. 256

Fragen der Wirtschaftlichkeit des Bauvorhabens sowie die Abschätzung der Folgekosten werden in dieser Phase mit angegangen. 257

(4) Die Grundlage für die Ausführung des Bauvorhabens bildet die **Projektphase**. Die Projektphase stellt damit für den Bauherrn die endgültige Lösung dar. Festgelegt werden in dieser Phase die Haustechnik, die Raumausstattung, das Konstruktionssystem und die verwendeten Materialien. 258

(5) Die Umsetzung der Projektionen geschieht in der **Ausführungsphase**. Hier werden Verträge mit den ausführenden Unternehmen geschlossen, Termine vereinbart und Ausführungspläne erstellt. 259

Der Bauherr kann sich in dieser Phase entscheiden, ob er direkt Verträge mit den Architekten und Ingenieuren abschließt oder einen Generalunternehmer beauftragt, der für ihn das gesamte Bauvorhaben abwickelt. 260

(6) Zum Abschluss der Ausführungsphase dominieren Überlegungen zur **Inbetriebnahme** das Geschehen am Bau. Die Aufbau- und Ablauforganisation ist zu schaffen. Daneben sind die Pläne für die Bauabnahme und die Betriebsaufnahmepläne zu erstellen. 261

(7) Organisatorische Überlegungen beherrschen die Inbetriebnahmephase, die **Abschlussphase** dient der Dokumentation des Baugeschehens, der Mängelbehebung, der Ausführung der Garantiearbeiten sowie der Bauabrechnung. 262

Abbildungen 52a und b sollen den Zusammenhang zwischen den bisher angesprochenen Phasen noch einmal verdeutlichen. 263

Im Zusammenhang mit diesen Phasen werden zwei Normen des **Deutschen Instituts für Normung e.V.** vorgestellt. Es handelt sich dabei um: 264

- **DIN 13 080**
- **DIN 277**

Die **DIN 13 080** – Gliederung des Krankenhauses in Funktionsbereiche und Funktionsstellen – vom *Juni 1987* ist für Krankenhäuser jeglicher Größenordnung anwendbar. Beiblatt 2 zu DIN 13080 vom *Oktober 1999* enthält entsprechende Hinweise zur Anwendung für Hochschul- und Universitätskliniken. Die DIN 13080 265 soll der Krankenhausbedarfs- und bauplanung sowie der vergleichenden Auswertung und Beurteilung von Krankenhäusern dienen. Darüber hinaus dient sie als Grundlage zur Verständigung über die Planung. Begrifflich trennt sie zwischen Funktionsbereichen, Funktionsstellen und Teilstellen. Funktionsbereiche umfassen ein Aufgabengebiet, Funktionsstellen umfassen eine Aufgabe und Teilstellen eine fachspezifische Aufgabe. Abbildung 53 verdeutlicht die Gliederung.

Schlüssel-nummer	Benennung [1]	Schlüssel-nummer	Benennung [1]
1.00	**Untersuchung und Behandlung**	3.02	Archivierung
1.01	Aufnahme und Notfallversorgung	3.03	Information und Dokumentation
1.02	Klinischer Arztdienst	3.04	Bibliothek
1.03	Funktionsdiagnostik		
1.04	Endoskopie	**4.00**	**Soziale Dienste**
1.05	Laboratoriumsmedizin	4.01	Serviceeinrichtungen
1.06	Prosektur/Pathologie [2]	4.02	Seelsorge und Sozialdienst
1.07	Röntgendiagnostik und Kernspintomographie	4.03	Personalumkleiden
		4.04	Personalspeisenversorgung
1.08	Nuklearmedizinische Diagnostik		
1.09	Operation	**5.00**	**Ver- und Entsorgung**
1.10	Entbindung	5.01	Arzneimittelversorgung
1.11	Strahlentherapie	5.02	Sterilgutversorgung
1.12	Nuklearmedizinische Therapie	5.03	Geräteversorgung
1.13	Physikalische Therapie	504	Bettenaufbereitung
1.14	Beschäftigungs- und Arbeitstherapie	5.05	Speisenversorgung
		5.06	Wäscheversorgung
1.15	Bereitschaftsdienst	5.07	Lagerhaltung und Güterumschlag
		5.08	Wartung und Reparatur
2.00	**Pflege**	5.09	Abfallbeseitigung
2.01	Allgemeinpflege	5.10	Haus- und Transportdienst
2.02	Wöchnerinnen- und Neugeborenenpflege		
		6.00	**Forschung und Lohn**
2.03	Intensivmedizin	6.01	Forschung
2.04	Dialyse	6.02	Lehre
2.05	Säuglings- und Kinderkrankenpflege	6.03	Ausbildung und Schulung
2.06	Infektionskrankenpflege		
2.07	Pflege psychisch Kranker	**7.00**	**Sonstiges**
2.08	Pflege nuklearmedizinisch behandelter Patienten	7.01	Rettungsdienst
		7.02	Limited Care Dialyse
2.09	Aufnahmepflege	7.03	Kinderbetreuung
		7.04	Dienstleistungen nach außen
3.00	**Verwaltung**	7.05	Dienstleistungen von außen
3.01	Krankenhausleitung und -verwaltung	7.08	Personal – Wohnen

1) Funktionsbereiche sind fett gedruckt. Funktionsstellen sind mager gedruckt.
2) Die Benennung der Funktionsstelle mit der Schlüsselnummer 1.06 ist „Prosektur", wenn keine Pathologie vorhanden ist.

Abb. 53: Gliederung des Krankenhauses in Funktionsbereiche und Funktionsstellen
(Quelle: DIN 13080, S. 2)

Die **DIN 277** enthält Ausführungen zu Grundflächen und Rauminhalten von Bauwerken im Hochbau. Teil 1: Begriffe, Berechnungsgrundlagen; Teil 2: Gliederung der Nutzflächen, Funktionsflächen und Verkehrsflächen (Netto-Grundfläche). Diese Norm dient der Berechnung von Grundflächen und Rauminhalten von Bauwerken oder Teilen von Bauwerken.

2.2.4.2.2 Planung von Pflegeeinheiten

Im Rahmen des Krankenhausbaus ist für die Pflege auch die Planung von Pflegeeinheiten von Bedeutung. Hierzu hat der Arbeitskreis Krankenhausbauten im Hochbauausschuss der ARGEBAU eine „Arbeitshilfe für die Planung und Beurteilung von Pflegeeinheiten" erstellt. Sie zielt darauf ab, in allen Bundesländern als Empfehlung zur Anwendung zu kommen. Mit dieser Arbeitshilfe kann die Planung der benötigten Nutzflächenzahl für unterschiedliche Verwendungszwecke der Räumlichkeiten vorgenommen werden. An einem **Beispiel** soll dies erläutert werden (vgl. Abbildung 54).

Die Größe einer Pflegeeinheit – gemessen an der Anzahl der Betten – ist abhängig von ärztlichen bzw. pflegerischen und wirtschaftlichen Gesichtspunkten. Es wird angenommen, dass bei 26 bis 36 Betten eine wirtschaftlich vertretbare Größe gegeben ist. Diese Pflegeeinheit besteht aus Ein- und Zweibettzimmern; der Anteil der Einbettzimmer im Allgemeinen Krankenhaus wird mit ca. 10 v.H. angegeben. Allgemein ist davon auszugehen, dass der **Raumbedarf für diese Pflegeeinheit** nicht standardisierbar ist. Vielmehr ist er u.a. abhängig von dem Pflegekonzept, der Zahl der Betten oder der Zentralisation der Dienste.

2.3 Ausblick

Der Krankenhausmarkt befindet sich im Umbruch. Langjährige, jahrzehntelang geltende Planungsgrundlagen werden weiterentwickelt. In das Blickfeld rücken bei der Planung morbiditätsorientierte Daten. Daneben spielt die längst überfällige Vernetzung zwischen den einzelnen Versorgungssystemen eine immer größere Rolle. Für die Krankenhausplanung ist es gegenwärtig schwierig, die Auswirkungen der Vernetzung abzuschätzen. Tendenziell wird aber davon auszugehen sein, dass im Krankenhaus Betten zugunsten der vor- und nachgelagerten Einrichtungen zum Krankenhaus abgebaut werden. Die Einrichtungen der Pflegeversicherung werden dabei eine bedeutende Rolle spielen. Dies setzt natürlich voraus, dass diese Einrichtungen die auf sie zukommenden Aufgaben bewältigen können – auch in finanzieller Hinsicht.

Die Steuerung dieses Bereichs durch das Sozialrecht wird weiterhin eine entscheidende Rolle spielen. Dabei ist dafür zu plädieren, dass mit dem Inkraftsetzen neuer Regelungen gleichzeitig eine wissenschaftliche Begleitforschung einhergeht, um zeitnah zu überprüfen, ob die rechtlich angestrebten Ziele auch tatsächlich erreicht

Unternehmen und Markt

Anz.	Räume	KFA	RC	qm NF pro Raum	qm NF
Bettenzimmer					
	Einbettzimmer	4	6710	12,0–14,0	
2	Einbettzimmer (Zweibett-tief)	4	6710	20,5–21,5	41,0
12	Zweibettzimmer	4	6710	20,5–21,5	246,0
	Dreibettzimmer	4	6710	27,0–30,0	
	Vierbettzimmer	4	6710	34,0–36,0	
2	Vierbettzimmer (Alt.)	4	6710	41,0–44,0	82,0
16	Erschließungsfläche	4	6710	1,5– 2,0	24,0
Sanitärräume zu den Bettenzimmern					
	Abgeschirmter Waschplatz	4	7120	ca. 1,5	
	Abgesch. Waschplatz mit WC	4	7120	ca. 2,5	
16	Waschplatz mit WC und Dusche	4	7130	ca. 3,5	56,0
	Patienten-WC	4	7110	ca. 2,0	
	Patientendusche	4	7130	ca. 2,5	
Betriebsräume und Nebenräume*					
1	Pflegedienstplatz	3	3980	12,0	12,0
1	Pflegearbeitsraum rein	4	3980	12,0	12,0
1	Anrichte/Teeküche	3	3820	8,0	8,0
2	Pflegearbeitsraum unrein	4	3980	8,0	16,0
1	Arztdienstraum	3	2130	14,0–18,0	16,0
1	Untersuchung und Behandlung	4	6110	14,0–18,0	16,0
1	Patientenbad	4	7140	16,0–18,0	16,0
1	Personalaufenthalt	2	1210	12,0–16,0	16,0
2	Patientenaufenthalt	2	1210	12,0	24,0
1	Lagerraum, Abstellraum	3	4110	8,0–12,0	12,0
1	Geräteraum	3	4110	8,0	8,0
1	Personalumkleide***				
	männlich	2	7220	…	(12,0)
	weiblich	2	7220	…	(16,0)
2	Personal-WC	4	7110	4,0	8,0
1	Entsorgung	3	7690	8,0–10,0	10,0
1	Reinigungs- und Putzraum	3	7190	4,0–10,0	6,0
1/2	Behinderten-WC	4	7110	ca. 5,0	2,5
1	Besucher-WC	4	7110	3,0	3,0
Räume für Univ.-Kliniken und Lehrkrankenhäuser					
	Konferenz/Ausbildung	3	2310	28,0	
	Stationssekretariat	3	2130	12,0	
	Arbeitsplätze Studenten	3	2130	…	
Summe der NF einer Station Allgemeinpflege					**634**

* Stauräume, z. B. für Betten, Versorgungswagen, sind je nach Ver- und Entsorgungskonzept zusätzlich zu berücksichtigen.
** Zusätzliche Bildschirmarbeitsplätze bedingen Flächenmehrbedarf.
*** Fläche wird gem. DIN 13080 bei der Funktionsst. 4.03 Personalumkl.
Abkürzungen: KFA = Kostenflächenart, RC = Raumcode, NF = Nutzfläche

272 Abb. 54: Raumbedarf für eine Pflegeeinheit mit 34 Betten in einem Allgemeinkrankenhaus
(Quelle: Die Bauverwaltung 1994, S. 392)

werden. Für die Gesundheitspolitiker mag dieser Prozess zwischen dem Abgleich von Soll und Ist oftmals schmerzlich sein. Aus Sicht der Betroffenen, der Patienten, ist er aber notwendig, um Fehlentwicklungen rechtzeitig begegnen zu können.

3 Nicht-Markt-Prozesse

Der Markt wird neben den Unternehmen zum Handlungssystem gerechnet. Das Handlungs- und das Regelungssystem dienen (im Modell von *Schneider*) der Reduzierung der Einkommensunsicherheit – und beide Systeme liegen sowohl im Markt als auch im Unternehmen. Die hier eingenommene Perspektive der Betriebswirtschaftslehre nimmt beide Bereiche, das Unternehmen wie auch den Markt in den Blick. Dies ist gerade für den Krankenhausbereich angebracht, wirkt doch das marktliche Geschehen auf vielfältige Weise direkt auf die betriebswirtschaftlichen Abläufe im Krankenhaus ein.

In den herkömmlichen Lehrbüchern der Betriebswirtschaftslehre ist diese erweiterte Blickrichtung kaum zu finden. Die bisher **vorherrschenden Paradigmen der Betriebswirtschaftslehre** heben überwiegend auf das *interne Betriebsgeschehen* ab – in unserem Fall: auf das Krankenhaus und seine internen Strukturen und Funktionen.

Bei der *Betrachtung der Marktprozesse* für den Krankenhausbereich muss eine **Besonderheit** beachtet werden. Üblicherweise wird der Begriff „Markt" an den drei (beobachtbaren) Kennzeichen *„Wissensänderung", „Verhandlung"* und *„Austausch von Verfügungsrechten"* festgemacht. In unserem Fall sind die Marktanbieter die Krankenhäuser, die Nachfrager nach den Leistungen die Patienten. Überträgt man diese Kennzeichen des Marktes auf den Krankenhausbereich, dann sind es bei der Wissensänderung und den Verhandlungen die Patienten, deren besondere Rolle als Nachfrager der Leistungen näher zu betrachten ist. Als Leistungsnachfrager nimmt der Patient im Vergleich zu anderen Nachfrage-Typen eher eine passive Rolle ein. Verhandlungen über das Gut „Linderung, Wiederherstellung der Gesundheit" finden kaum statt. Die Inanspruchnahme der Dienste (Zeitpunkt und Umfang der Nachfrage) erfolgt eher auf Veranlassung des Arztes als auf eigene Initiative. Der **Arzt** übernimmt damit die Rolle eines Sachwalters (vgl. *Zweifel* 1994). Mit dem **Begriff „Sachwalter"** wird in der Gesundheitsökonomie das besondere Beziehungs- und Vertrauensverhältnis des Patienten zur Diagnose- und Therapieentscheidung des Arztes ausgedrückt. Diese Sachwalter-Rolle des Arztes wird durch die geltenden rechtlichen Regelungen und durch die Rechtsprechung gestärkt. Im Pflegebereich ist diese Beziehung etwas anders. Die Pflegeplanung erlaubt dem Patienten Einfluss auf die ihm zugeordnete Pflegegestaltung zu nehmen. Nur in Ausnahmesituationen, z.B. bei der Intensivpflege, übernimmt die Pflegekraft wieder eine Art Sachwalter-Rolle. Auch das Markt-Kriterium „Verhandlungen beim Leistungsaustausch" ist im Gesundheitsbereich anders als in der Privatwirtschaft.

Die Festlegung der Preise für die Leistungen/der Vergütung für die unterschiedlichen Behandlungsformen werden auf unterschiedlichen Entscheidungsebenen und von unterschiedlichen Verhandlungspartnern festgelegt. Die Verfügungsrechte werden durch Anerkennung der „Allgemeinen Vertragsbedingungen für Krankenhäuser" und den dazugehörigen Anlagen (vgl. *Wagener* 1994) durch den Patienten mit dem Krankenhaus ausgetauscht.

276 Marktprozesse werden durch die **Marktstruktur** (Kapitel 3.1) und durch die **Marktregeln** (Kapitel 3.2) beeinflusst. Auf diese Bereiche soll nun eingegangen werden.

3.1 Beeinflussung durch die Nicht-Marktstruktur

277 Die Marktstruktur spiegelt, entsprechend dem hier gewählten Ansatz der Betriebswirtschaftslehre, die Gesamtheit der faktischen Einflussgrößen wieder, nach denen Marktprozesse erklärt werden können. Die Marktprozesse im Pflegebereich sollen im Folgenden als „Nicht-Markt-Prozesse" bezeichnet werden. Die Nicht-Markt-Prozesse sind dadurch gekennzeichnet, dass wir es auf der Nachfrageseite mit einer Funktionentrennung zu tun haben. Die Nachfragefunktion wird aufgeteilt: „Die Nachfrager sind nicht die Konsumenten (die Konsumenten als Patienten formulieren nicht die Nachfrage, dies tun die Ärzte). Die Konsumenten sind auch nicht die Zahler (nicht die Patienten, sondern die Krankenkassen zahlen)." (*Herder-Dorneich* 1994, S. 23)

Abb. 55 zeigt noch einmal die Struktur des Marktes und des Nicht-Marktes mit der Funktionentrennung.

278 Das Bild der Nicht-Marktstruktur „Krankenhausmarkt" für die Bundesrepublik Deutschland wird nach den öffentlichen Daten des *Statistischen Bundesamtes* (Wiesbaden) gezeichnet.

279 Im Folgenden werden ausgewählte *Merkmale der Anbieterseite* von Krankenhäusern (Abschnitt 3.1.1) und ausgewählte *Merkmale der Nachfrageseite* (Abschnitt 3.1.2) vorgestellt

3.1.1 Leistungsangebot

280 Im *Jahr 1999* hatten wir in der *Bundesrepublik Deutschland* einen Bestand von 2.206 Krankenhäusern mit 565.268 aufgestellten Betten (vgl. Abbildung 57).

281 Zur **Variablen „Bett"** ist zu bemerken, dass diese bisherige Orientierungsgröße in Zukunft an Bedeutung verlieren wird bzw. schon verloren hat. Mit dem seit 1996 geltenden neuen Entgeltsystem ist der Weg zur leistungsorientierten Vergütung beschritten – d.h. für die Krankenhäuser besteht kein Anreiz mehr, möglichst viele Betten möglichst lange zu belegen.

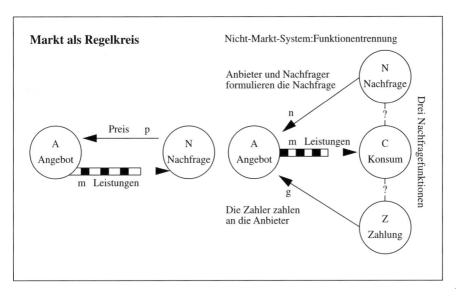

Abb. 55: Markt als Regelkreis und Nicht-Markt-Struktur
(Quelle: Zdrowomyslaw/Dürig 1997, S. 56)

Bei den **„Allgemeinen Krankenhäusern"** trennt die Statistik zwischen Hochschulkliniken, Plankrankenhäusern, Krankenhäuser mit einem Versorgungsauftrag und sonstige Krankenhäuser (ohne Versorgungsauftrag) (vgl. Abbildung 58).

Die Plankrankenhäuser halten (1999) knapp 90 v.H. der aufgestellten Betten vor. Fast gleich hoch ist ihr Anteil an der Zahl der „Allgemeinen Krankenhäuser". Die 37 Hochschulkliniken in Deutschland repräsentieren nur 8,9 v.H. der aufgestellten Betten; ihre Durchschnittsgröße liegt bei knapp 1.270 Betten.

Für die weiteren Betrachtungen sollen die Plankrankenhäuser im Mittelpunkt stehen. Plankrankenhäuser können als der Typ des Krankenhauses schlechthin bezeichnet werden. Dieser steht auch im Zentrum der Erörterungen, wenn es um gesetzliche Neuregelungen oder Fragen der Kostendämpfung geht. Differenziert man die Plankrankenhäuser nach der Trägerschaft, so zeigt sich, dass die öffentlichen und die freigemeinnützigen Krankenhäuser ca. 80 % aller dieser Einrichtungen und 93 v.H. der aufgestellten Betten bereitstellen. Der Rest wird jeweils von den privaten Krankenhausträgern bereitgehalten.

Die Abbildung 59 macht deutlich, dass die (gemessen an der Bettenzahl) kleinen Krankenhäuser sich überwiegend in privater Trägerschaft befinden. Die Krankenhäuser in öffentlicher Trägerschaft repräsentieren eher die großen Häuser. Die

Unternehmen und Markt

Teile	Erhebungsmerkmale – nur für den Krankenhausbereich –
Teil I Grunddaten Ab Berichtsjahr 1990: Angaben über die personelle und sachliche Ausstattung der Krankenhäuser sowie über die voll- und teilstationär behandelten Patienten.	Krankenhaustypen, Art des Trägers, Ausbildungsstätten, Medizinisch-technische Großgeräte, Nicht bettenführende Fachabteilungen, Dialyseplätze, Tages- und Nachtklinikplätze, Einrichtungen der Intensivmedizin/Intensivbetten, Notfallbetten, Einrichtungen zur Behandlung Querschnittgelähmter und Schwerbrandverletzter, Bettenausstattung, Fachabteilung nach Fachrichtung/Fachbereich, Belegbetten, Pflegetage, Nutzungsgrad der Betten, Patientenzugang, Patientenabgang, Fallzahl, Verweildauer, Hauptamtliche Gebietsärzte, Nichthauptamtliche Ärzte, Assistenzärzte in einer Weiterbildung, Ärzte ohne abgeschlossene Weiterbildung, Vollkräfte im Jahresdurchschnitt, Nichtärztliches Personal, Entlassene teilstationäre Patienten, Entbindungen und Geburten.
Teil II Diagnosen Ab Berichtsjahr 1993: Angaben über die vollstationären Fälle im Krankenhaus	Geschlecht, Geburtsmonat, Geburtsjahr, Zu- und Abgangsdatum im Krankenhaus, Sterbefall (ja/nein) Hauptdiagnose (dreistelliger ICD-9-Schlüssel), wurde im Zusammenhang mit der Hauptdiagnose operiert? (ja, nein) Fachabteilung, in der der Patient am längsten gelegen hat, Wohnort des Patienten.
Teil III Kostennachweis Ab Berichtsjahr 1990: Angaben über die Selbstkosten der Krankenhäuser nach Kostenarten der letzten abgeschlossenen Rechnungsperiode.	Personalkosten, Nicht zurechenbare Personalkosten, Sachkosten, Zinsen für Betriebsmittelkredite, Kosten des Krankenhauses insgesamt, Kosten der Ausbildungsstätten, Gesamtkosten, Abzüge, Bereinigte Kosten, Zusätzliche Selbstkosten.

287 Abb. 56: Krankenhausstatistik-Verordnung im Überblick *(Quelle: eigene Zusammenstellung)*

Betriebsgröße ist bei der Gestaltung der Arbeitsabläufe ein nicht zu unterschätzender Faktor. Bei einer kleinen Betriebsgröße kann ein Träger eher flexibel auf Änderungen (etwa des Marktes) reagieren. Bei einer kleinen Betriebsgröße stellt sich aber das Problem, eine Mindestpersonalausstattung vorzuhalten, um den Arbeitsablauf in Gang zu halten.

288 Betrachtet man die „Allgemeinen Krankenhäuser" nach der Anzahl der **Fachabteilungen**, so zeigt sich, dass knapp die Hälfte der Krankenhäuser über fünf und mehr Fachabteilungen verfügen und diese 77 v.H. der aufgestellten Betten repräsentieren. Statistisch gesehen, sinkt die durchschnittliche Größe einer Fachabteilung mit zunehmender Anzahl der Fachabteilungen eines Krankenhauses (vgl. Abbildung 60).

Krankenhaustyp	Definition	Anzahl		Aufgestellte Betten	
		absolut	in v.H.	absolut	in v.H.
Allgemeine Krankenhäuser	Krankenhäuser, die über Betten in vollstationären Fachabteilungen verfügen, wobei die Betten nicht ausschließlich für psychiatrische und neurologische Patienten vorgehalten werden.	2.014	91,3 %	528.946	93,6%
Sonstige Krankenhäuser	Krankenhäuser, die ausschließlich über psychiatrische oder psychiatrische und neurologische Betten verfügen sowie reine Tages- oder Nachtkliniken ...	192	8,7 %	36.322	6,4%
	Gesamt	2.206	100,0 %	565.268	100,0 %

Abb. 57: Gesamtübersicht „Betten" in Krankenhäusern 1999 289
(Quelle: eigene Zusammenstellung nach: Statistisches Bundesamt 2001, S. 24, 26)

Arten von Allgemeinen Krankenhäusern	Definition	Anzahl		Aufgestellte Betten	
		absolut	in v.H.	absolut	in v.H.
Hochschulkliniken	Hochschulkliniken im Sinne des Hochschulbauförderungsgesetzes	37	1,8 %	46.877	8,9 %
Plankrankenhäuser	Krankenhäuser, die in den Krankenhausplan eines Landes aufgenommen sind.	1.762	87,5 %	472.481	89,3 %
Krankenhäuser mit einem Versorgungsauftrag nach § 108 Nr. 3 SGB V	Krankenhäuser, die auf Grund eines Versorgungsauftrages mit den Landesverbänden der Krankenkassen und den Verbänden der Ersatzkassen zur Krankenhausbehandlung Versicherter zugelassen sind.	109	5,4 %	6.980	1,3 %
Sonstige Krankenhäuser (ohne Versorgungsauftrag)	Krankenhäuser, die nicht in die oben genannten Kategorien fallen und somit nicht zu den zugelassenen Krankenhäusern gemäß § 108 SGB V gehören	106	5,3 %	2.608	0,5 %
	Gesamt	2.014	100,0 %	528.946	100,0 %

Abb. 58: Arten von Allgemeinen Krankenhäusern 1999 290
(Quelle: eigene Zusammenstellung nach: Statistisches Bundesamt 2001, S. 24 f.)

Unternehmen und Markt

Krankenhäuser nach Trägern*	Definition	Anzahl – KHG gefördert		Aufgestellte Betten		Durchschnittliche Bettengröße
		absolut	in v.H.	absolut	in v.H.	
öffentlich	Einrichtungen, die von Gebietskörperschaften (Bund, Land, Bezirk, Kreis, Gemeinde) oder von Zusammenschlüssen solcher Körperschaften wie Arbeitsgemeinschaften oder Zweckverbänden oder von Sozialversicherungsträgern wie Landesversicherungsanstalten und Berufsgenossenschaften betrieben oder unterhalten werden	753	37,4 %	287.127	54,3 %	381
freigemeinnützig	Einrichtungen, die von Trägern der kirchlichen und freien Wohlfahrtspflege, Kirchengemeinden, Stiftungen oder Vereinen unterhalten werden	832	41,3 %	204.059	38,6 %	245
privat	Einrichtungen, die als gewerbliches Unternehmen einer Konzession nach § 30 Gewerbeordnung bedürfen	429	21,3 %	37.760	7,1 %	88
	Gesamt	2.014	100,0 %	528.946	100,0 %	263

* Bei Einrichtungen mit unterschiedlichen Trägern wird der Träger angegeben, der überwiegend beteiligt ist oder überwiegend die Geldlasten trägt.

291 Abb. 59: Krankenhäuser nach Art des Trägers 1999
(Quelle: eigene Zusammenstellung nach: Statistisches Bundesamt 2001, S. 26 f.)

Krankenhäuser mit ... Fachabteilungen	Anzahl		aufgestellte Betten		durchschnittliche Größe einer Fachabteilung
	absolut	in v.H.	absolut	in v.H.	
einer Fachabteilung	446	22,1%	30.232	5,7%	68
zwei Fachabteilungen	185	9,2%	20.870	3,9%	56
drei Fachabteilungen	169	8,4%	26.783	5,1%	53
vier Fachabteilungen	235	11,7%	42.787	8,1%	46
fünf bis sechs Fachabteilungen	428	21,3%	102.837	19,4%	44
sieben und mehr Fachabteilungen	551	27,4%	305.437	57,7%	79
Gesamt	2.014	100,00%	528.946	100,00%	

292 Abb. 60: Krankenhäuser und Fachabteilungen 1999
(Quelle: eigene Zusammenstellung nach: Statistisches Bundesamt 2001, S. 26 f.)

293 Nach der **regionalen Differenzierung** der Allgemeinen Krankenhäuser haben die Bundesländer Bayern und Nordrhein-Westfalen die meisten Krankenhäuser. Die Stadtstaaten Berlin, Bremen und Hamburg liegen mit der durchschnittlichen Bettengröße ihrer Krankenhäuser weit über dem Bundesdurchschnitt von 263 Betten (vgl. Abbildung 61).

Bundesländer	Anzahl Krankenhäuser nach Trägern							Krankenhäuser nach Trägern und aufgestellten Betten						
	öffentlich		freigemeinnützig		privat		öffentlich aufgestellte Betten		freigemeinnützig aufgestellte Betten		privat aufgestellte Betten	
	Anzahl		Anzahl		Anzahl							
	absolut	in v.H.	absolut	in v.H.	absolut	in v.H.	absolut	in v.H.	absolut	in v.H.	absolut	in v.H.
Baden-Württemberg	122	16,2%	80	10,0%	90	21,0%	40.254	14,0%	15.709	8,0%	5.041	13,4%
Bayern	206	27,4%	59	7,4%	106	24,7%	59.117	20,6%	11.560	5,9%	7.859	20,8%
Berlin	16	2,1%	33	4,1%	20	4,7%	12.657	4,4%	9.809	5,0%	1.367	3,6%
Brandenburg	24	3,2%	19	2,4%	6	1,4%	9.994	3,5%	3.793	1,9%	1.684	4,5%
Bremen	5	0,7%	0	0,0%	3	0,7%	3.874	1,3%	0	0,0%	160	0,4%
Hamburg	10	1,3%	21	2,6%	5	1,2%	8.049	2,8%	5.248	2,7%	353	0,9%
Hessen	49	6,5%	75	9,4%	33	7,7%	19.322	6,7%	15.225	7,8%	2.791	7,4%
Mecklenburg-Vorpommern	13	1,7%	0	0,0%	7	1,6%	7.083	2,5%	0	0,0%	1.317	3,5%
Niedersachsen	71	9,4%	77	9,6%	45	10,5%	23.104	8,0%	17.811	9,1%	3.545	9,4%
Nordrhein-Westfalen	69	9,2%	300	37,6%	28	6,5%	34.917	12,2%	87.672	44,8%	1.367	3,6%
Rheinland-Pfalz	20	2,7%	66	8,3%	18	4,2%	8.247	2,9%	15.989	8,2%	1.512	4,0%
Saarland	11	1,5%	0	0,0%	0	0,0%	4.849	1,7%	0	0,0%	0	0,0%
Sachsen	47	6,2%	20	2,5%	21	4,9%	20.723	7,2%	3.896	2,0%	4.266	11,3%
Sachsen-Anhalt	33	4,4%	16	2,0%	4	0,9%	14.149	4,9%	3.520	1,8%	322	0,9%
Schleswig-Holstein	30	4,0%	21	2,6%	32	7,5%	9.587	3,3%	3.229	1,6%	2.542	6,7%
Thüringen	27	3,6%	11	1,4%	11	2,6%	11.201	3,9%	2.420	1,2%	3.634	9,6%
Bundesrepublik Deutschland	**753**	**100%**	**798**	**100,00%**	**429**	**100,00%**	**287.127**	**100,00%**	**195.881**	**100,00%**	**37.760**	**100,00%**

Abb. 61: Regionale Verteilung und Trägerschaft 1999 (Quelle: eigene Zusammenstellung nach: Statistisches Bundesamt 2001, S. 30 f.)

Unternehmen und Markt

295 Nach der **Trägerschaft** der Krankenhäuser dominieren in *Bayern* die Einrichtungen in öffentlicher und in *Nordrhein-Westfalen* die in freigemeinnütziger Trägerschaft. Da die Regelung der Krankenhausfragen auf Länderebene erfolgt (z.b. die Gestaltung der Landeskrankenhausgesetze), ist die Frage, welche Trägerschaft im jeweiligen Land dominiert, von Bedeutung. So ist es z.b. in *Nordrhein-Westfalen* dem Gesetzgeber nicht möglich, den freigemeinnützigen Krankenhäusern die innere Betriebsform/-führung vorzuschreiben. Dies gilt selbstverständlich auch für die anderen Bundesländer. Die freigemeinnützigen Krankenhäuser genießen nach Art. 140 Grundgesetz das Recht, ihre inneren Angelegenheit selbst zu regeln.

296 In den Plankrankenhäusern waren 1999 etwa 784.598 Personen beschäftigt, davon ca. ein Drittel in Krankenhäusern mit 500 und mehr Betten; knapp 360.000 **Beschäftigte** sind in Krankenhäusern tätig, deren Größe zwischen 200 und 500 Betten liegt. Der Anteil der Teilzeitbeschäftigten lag bei 32 v.H.; der höhere Anteil von Teilzeitbeschäftigten in Krankenhäusern bis 100 Betten, rd. 41 v.H.. Dies hat wohl seinen Grund darin, dass gerade in den arbeitsintensiven Zeiten im Krankenhaus (am Vormittag) viele Teilzeitkräfte beschäftigt werden (vgl. Abbildung 62).

Größe der Plan-krankenhäuser Anzahl Betten	Anzahl		Beschäftigte		darunter Teilzeit-beschäftigte		in % der Beschäf-tigten
	absolut	in v.H.	insgesamt	Durch-schnitt.	insgesamt	Durch-schnitt	
Anzahl Betten							
bis 100	319	18,1%	28.643	90	11.750	37	41,0%
100–200	512	29,1%	113.610	222	43.068	84	37,9%
200–500	724	41,1%	357.163	493	117.953	163	33,0%
500–1000	179	10,2%	208.586	1165	58.670	328	28,1%
1000 und mehr	28	1,6%	76.596	2.736	21.102	754	27,5%
	1.762	100,0%	784.598	445	252.543	143	32,2%

*= Hauptamtliche Ärzte und Nichtärztliches Personal

297 Abb. 62: Plankrankenhäuser und Beschäftigte 1999
(Quelle: Statistisches Bundesamt 2001, S. 56, 57)

298 Die größte Beschäftigtengruppe im Krankenhaus ist das **Pflegepersonal** (vgl. Abbildung 63). 1999 waren von den 956.000 Beschäftigten im „Allgemeinen Krankenhaus" ca. 462.000 Personen (= 48 %) den Pflegekräften zuzurechnen. Das Pflegepersonal stellt in der Bundesrepublik mit die größte aller Berufsgruppen dar. Von den in den „Allgemeinen Krankenhäusern" beschäftigten 462.000 Pflegekräf-

Nicht-Markt-Prozesse

Berufsbezeichnung	Anzahl Krankenhäuser	Beschäftigte			darunter Teilzeitbeschäftigte		
		insgesamt	männlich	weiblich	insgesamt	männlich	weiblich
Pflegedienst							
Krankenschwester/-pfleger	1.981	302.935	39.777	263.158	101.408	4.734	96.674
Krankenpflegehelfer/-innen	1.725	21.116	2.543	18.573	8.159	378	7.781
Kinderkrankenschwester/-pfleger	1.202	40.176	428	39.748	16.366	77	16.289
Sonstige Pflegepersonen (ohne staatliche Prüfung)	1.472	22.847	4.885	17.962	11.353	2.043	9.310
Zwischensumme		387.074	47.633	339.441	137.286	7.232	130.054
Funktionsdienst							
Personal im Operationsdienst	1.633	30.383	6.291	24.092	7.169	285	6.904
Personal in der Anästhesie	1.456	14.692	4.925	9.767	3.272	277	2.995
Personal in der Funktionsdiagnostik	727	4.986	423	4.563	4.803	28	1.775
Personal in der Endoskopie	1.082	4.103	376	3.727	1.790	23	1.767
Personal in der Ambulanz und in Polikliniken	1.009	13.178	2.053	11.125	4.842	275	4.567
Hebammen/Entbindungspfleger (festangestellt)	721	7.399	13	7.386	3.804	6	3.798
Zwischensumme		74.741	14.081	60.660	25.680	894	21.806
Summe Pflegepersonal		461.815	61.714	400.101	162.966	8.126	151.860

Personal in Pflegeberufen mit abgeschlossener Weiterbildung:	Anzahl Krankenhäuser	Beschäftigte			darunter Teilzeitbeschäftigte		
		insgesamt	männlich	weiblich	insgesamt	männlich	weiblich
Intensivpflege	1.271	22.071	6.039	16.032	5.018	406	4.612
OP-Dienst	1.218	10.905	2.362	8.543	1.777	68	1.709
Psychiatrie	200	2.809	783	2.026	390	55	335
Hygienefachpersonal	912	1.160	380	780	331	65	266

Abb. 63: Pflegepersonal im Allgemeinen Krankenhaus 1999
(Quelle: Statistisches Bundesamt 2001, S. 71)

ten sind knapp 75.000 (= 16 % der Pflegekräfte) in besonderen Bereichen (z.B. OP, Anästhesie, Endoskopie) tätig. Eine Weiterbildung haben ca. 37.000 Pflegekräfte (= 8 %) absolviert. Ca. 35 % der beschäftigten 462.000 Pflegekräfte sind teilzeitbeschäftigt.

3.1.2 Leistungsinanspruchnahme

300 Der Nachfrager nach den Krankenhausleistungen ist in letzter Konsequenz der **Patient**. Im *Jahr 1999* wurden knapp *15 Mio. Patienten im Krankenhaus* behandelt.

301 Aus der Perspektive der Pflege wäre es interessant, herauszuarbeiten, welche Pflegediagnosen für diese Patienten zutrafen, um so ein Bild vom Pflegeaufwand zu gewinnen. Bislang besteht eine solche Statistik nicht. Hilfsweise soll deshalb auf eine **Auswertung der Pflege-Personalregelung** für das *Jahr 1995* zurückgegriffen werden, die zeigt, wie viel Pflegeminuten je Tag je Patient in den unterschiedlichen Fachabteilungen für „Allgemeine Pflege" und „Spezielle Pflege" aufgewandt wurden.

302 Die Abbildung 64 zeigt, dass durchschnittlich je Patient und Tag *51 Minuten* für die **Allgemeine Pflege** und *39,6 Minuten* für die **Spezielle Pflege** verwandt wurden. Von den Fachabteilungen liegen an der Spitze der *Allgemeinen Pflege*: die Kinderheilkunde mit 104,3 Minuten, die Geriatrie mit 86,7 Minuten und dann die Neurochirurgie mit 52,4 Minuten. Für die *Spezielle Pflege* ist die Spannweite zwischen dem höchsten und niedrigsten Wert an Pflegeminuten nicht so groß wie bei der Allgemeinen Pflege: von 77 Minuten bis 35,6 Minuten. Die Fachabteilungen Kinderheilkunde, Haut und Radiologie liegen an der Spitze der Pflegeminuten für die Spezielle Pflege.

303 Die **Plankrankenhäuser** behandelten 1999 insgesamt *14,2 Mio. Patienten* (= 14,9 Mio. Patientenzugänge). Diese Patienten waren *durchschnittlich 9,9 Tage* im Krankenhaus (vgl. Abbildung 65).

3.2 Beeinflussung durch die Nicht-Marktregeln

304 Marktprozesse werden neben der Marktstruktur durch die Marktregeln beeinflusst. Die *Marktregeln* umfassen zum einen **Regelsysteme für das Ausüben der Unternehmerfunktionen** und zum anderen die **Marktverfassung**. Übt das Krankenhaus unternehmerische Funktionen am Markt aus, müssen die Verantwortlichen diese Marktregeln beachten. Erst wenn das Unternehmen Krankenhaus diese Marktregeln und die damit verbundenen Voraussetzung erfüllt, kann es sich am Gesundheitsmarkt erfolgreich beteiligen.

305 Nach einigen grundlegenden Ausführungen (Abschnitt 3.2.1) werden die Begriffe „Krankenhaus" und „Krankenhausbehandlung" definiert (Abschnitt 3.2.2). Es wird auf damit im Zusammenhang stehende Probleme eingegangen. Anschließend wird das „magische Dreieck" von Versorgung, Wirtschaftlichkeit und Vergütung erörtert (Abschnitt 3.2.3). Abschließend erfolgt der Blick auf für den Krankenhausbereich grundlegende Gesetze und Verordnungen (Abschnitt 3.2.4) sowie auf die Preisfindung über Verhandlungen zwischen Krankenhäusern und Finanzierungsträgern (Abschnitt 3.2.5).

Fachabteilung	Pflegeminuten je Tag in der Allgemeinen Pflege	Pflegeminuten je Tag in der Speziellen Pflege
Augenheilkunde	36,6	39,1
Chirurgie	49,3	38,4
Haut	32,0	46,6
Frauen/Geburtshilfe	50,8	36,2
Geriatrie	86,7	35,6
HNO	37,2	36,7
Innere Medizin	49,5	37,2
Kinderheilkunde	104,3	77,0
Lungenheilkunde	36,8	37,7
MGK-Chirurgie	42,5	38,9
Neurologie	51,1	37,4
Orthopädie	47,1	36,9
Neurochirurgie	52,4	38,8
Radiologie	43,8	39,4
Sonstige Fachgebiete	47,5	38,9
Urologie	44,7	38,1
Nuklearmedizin	37,0	37,7
Nicht abgegrenzte Fachgebiete	50,2	38,6
Insgesamt	51,0	39,6

Pflegeeinstufungen	Anteile in % 1995
A 1 / S 1	37,9 %
A 2 / S 1	12,8 %
A 3 / S 1	4,7 %
A 1 / S 2	14,5 %
A 2 / S 2	15,8 %
A 3 / S 2	6,5 %
A 1 / S 3	1,8 %
A 2 / S 3	2,9 %
A 3 / S 3	3,2 %

Abb. 64: Pflegeaufwand und Pflegeeinstufungen 1995 **306**
(Quelle: Gerste/Monka 1996, S. 160 f.)

Unternehmen und Markt

Größe der Plankrankenhäuser Anzahl Betten	Anzahl		Patientenzugang Aufnahmen von außen		Patientenabgang Entlassungen aus dem Krankenhaus		Fallzahl		Verweildauer
	absolut	in v.H.	absolut	in v.H.	absolut	in v.H.	absolut	in v.H.	
unter 100	319	18,1%	580.247	3,9%	569.575	3,9%	549.611	3,9%	9,7
100-200	512	29,1%	2.247.040	15,1%	2.194.319	15,1%	2.151.110	15,2%	10,3
200-500	724	41,1%	7.112.048	47,8%	6.946.328	47,8%	6.790.403	47,9%	9,8
500-1000	179	10,2%	3.771.965	25,4%	3.693.277	25,4%	3.599.822	25,4%	9,8
1000 und mehr	28	1,6%	1.162.146	7,8%	1.135.415	7,8%	1.099.770	7,7%	10,2
	1.762	100,0%	14.873.446	100,0%	14.538.914	100,0%	14.190.716	100,0%	9,9

Erläuterungen:

Patientenzugang – Aufnahmen von außen

Hier werden alle in den vollstationären Bereich eines Krankenhauses aufgenommenen Patienten nachgewiesen (einschl. der Verlegungen aus dem teilstationären Bereich).

Patientenabgang – Entlassungen aus dem Krankenhaus

Nachgewiesen werden alle aus vollstationärer Behandlung entlassenen Patienten einschließlich der Stundenfälle und der Verlegungen in den teilstationären Bereich des Krankenhauses. Sterbefälle sind hier nicht enthalten, sie werden gesondert erfasst.

Fallzahl

Zahl der in den Krankenhäusern im Berichtsjahr stationär behandelten Patienten (= Fälle). Stundenfälle werden hierbei nicht als Fall mitgezählt.

Verweildauer

Die Verweildauer gibt die Zahl der Tage an, die ein Patient durchschnittlich in stationärer Behandlung verbringt. Berechnung: Pflegetage dividiert durch Fallzahl.

Abb. 65: Plankrankenhäuser und Patientenbewegungen 1999 (Quelle: Statistisches Bundesamt 2001, S. 34 f.)

3.2.1 Grundlagen

Die mangelhafte finanzielle Absicherung der Krankenhäuser *Ende der 60er* Jahre veranlasste *1972* den Gesetzgeber, das Krankenhausfinanzierungsgesetz zu verabschieden. Damit dieses Gesetz in Kraft treten konnte, musste das Grundgesetz geändert, d.h. die Regelungsbefugnisse des Staates um die öffentliche Aufgabe „wirtschaftliche Sicherung der Krankenhäuser" erweitert werden. So wurde diese neue Aufgabe in Artikel 74 Grundgesetz mit aufgenommen, in dem die Bereiche geregelt sind, für die das Prinzip der konkurrierenden Gesetzgebung gilt. **308**

Der Artikel 72 Grundgesetz besagt, dass die Länder die Befugnis zur Gesetzgebung haben, solange und soweit der Bund von seinem Recht nicht Gebrauch macht. Mit der Verabschiedung des Krankenhausfinanzierungsgesetzes hat der Bundestag von seinem Recht zur Gesetzgebung in diesem Bereich Gebrauch gemacht und er hat damit die bedarfsgerechte Versorgung der Bevölkerung mit Gesundheitsleistungen zur öffentlichen Aufgabe gemacht. Den Begriff „öffentliche Aufgabe" umschreibt *Eichhorn* wie folgt: **309**

„Grundlage des [...] Verwaltungshandelns sind die öffentlichen Aufgaben [...], d.h. jeweils genau umschriebene zweckbezogene Pflichten und Befugnisse, die als Tätigkeitsfelder ein Tätigwerden und damit einen Ressourceneinsatz erfordern. Aus dem Rahmen der Handlungsbereiche der öffentlichen Verwaltung, wie Planung staatlichen und gesellschaftlichen Handelns, Überwachung und Ordnung individueller Gruppenhandlungen, Gewährung und Verteilung von Leistungen an Bedürftige, Förderung gesellschaftlicher Vorhaben, lassen sich die öffentlichen Aufgaben im Einzelnen ableiten." (*Eichhorn* u.a. 1991, S. 47) Dadurch, dass der Staat für das Tätigkeitsfeld „Gesundheit" sich zuständig erklärt, muss er auch entsprechende Ressourcen (Geld, gesetzliche Regelungen) einsetzen. Für den Krankenhausbereich bedeutet dies konkret, dass der Staat bzw. die öffentliche Hand (Landkreise und Stadtkreise) die Versorgungsleistungen durch eigene Angebote sichern muss, wenn z.B. ein freigemeinnütziger Krankenhausträger sein bisher vorgehaltenes Angebot einstellt (siehe z.B. § 3 Landeskrankenhausgesetz Baden-Württemberg). **310**

Die öffentliche Hand steuert den Krankenhausbereich mit Hilfe von **rechtlichen Regelungen**. Das Recht übernimmt dabei die folgenden *Funktionen*: **311**

- **Steuerungsfunktion:** Mit Hilfe des Rechts kann sowohl das Verhalten von Menschen wie auch von Systemen gesteuert werden. Die Steuerung erfolgt durch Gebote und Verbote, deren (Nicht-)Einhaltung kontrolliert oder sanktioniert werden.

- **Innovationsfunktion:** Damit wird vor allem die Gestaltungsaufgabe des Rechts angesprochen. Ein wesentlicher Bestandteil der Steuerungs- und Innovationsfunktion erfolgt durch die finanziellen Regelungen.

3.2.2 „Krankenhaus" und „Krankenhausbehandlung"

312 Zum **Begriff „Krankenhaus"** finden wir nähere inhaltliche Vorgaben in § 2 Nr. 1 KHG sowie in § 107 Abs.1 SGB V. Nach § 2 Nr. 1 KHG sind Krankenhäuser Einrichtungen, in denen durch ärztliche und pflegerische Hilfeleistung Krankheiten, Leiden oder Körperschäden festgestellt, geheilt oder gelindert werden sollen oder Geburtshilfe geleistet wird und in denen die zu versorgenden Personen untergebracht und verpflegt werden können.

313 Diese Begriffsbestimmung nennt folgende *drei Merkmale*, die ein Krankenhaus näher kennzeichnen:

- Erbringung von ärztlichen und pflegerischen Hilfeleistungen durch professionelle Helfer.

- Feststellung, Heilung oder Linderung von Krankheiten, Leiden oder Körperschäden von Menschen.

- Möglichkeit der Unterbringung und Versorgung von Patienten.

314 Der § 107 Abs.1 SGB V fasst den Begriff „Krankenhaus" noch präziser, um z.B. die Krankenhäuser von den Rehabilitationseinrichtungen abzugrenzen. „Im Kernbereich [...] decken sich jedoch die Begriffe des SGB V und des KHG." (*Dietz/ Bofinger* 1997, S. 22a).

315 *In welchen Krankenhäusern dürfen die Krankenkassen die Leistungen für ihre Versicherten erbringen lassen?* Das Sozialgesetzbuch V (§ 108 SGB V) schreibt vor, dass dies in „zugelassenen Krankenhäusern" zu geschehen hat. **Zugelassene Krankenhäuser** sind nach § 108 SGB V:

- Hochschulkliniken im Sinne des Hochschulbauförderungsgesetzes,

- Krankenhäuser, die in den Krankenhausplan eines Landes aufgenommen sind (Plankrankenhäuser) oder

- Krankenhäuser, die einen Versorgungsvertrag mit den Landesverbänden der Krankenkassen und den Verbänden der Ersatzkassen abgeschlossen haben.

316 Es dürfen also nur *drei Typen* von Krankenhäusern Krankenhausbehandlungen erbringen: Hochschulkliniken, Plankrankenhäuser und Krankenhäuser, die einen Versorgungsauftrag abgeschlossen haben. Wir haben bereits auf die drei Krankenhaustypen hingewiesen und aufgezeigt, welche Anteile sie an der Krankenhausbehandlung haben.

317 Bei der folgenden Betrachtung des Begriffs „Krankenhausbehandlung" ist auch der Terminus „Versorgungsauftrag" in den Blick zu nehmen. Mit dem **Begriff „Versorgungsauftrag"** wird das konkrete Aufgabenspektrum eines Krankenhauses umschrieben. Der § 39 Abs. 1 SGB V kennt fünf Formen der Krankenhausbehandlung: vorstationäre, nachstationäre, ambulante, teilstationäre und vollstationäre.

Nach Satz 2 dieser Bestimmung darf vollstationäre Behandlung nur gewährt 318
werden, wenn die anderen Formen einschließlich der Möglichkeit der häuslichen
Krankenpflege nicht in Frage kommen. Diese Regelung schreibt also vor, dass die
vollstationäre Behandlung als teuerste Form der Behandlung erst subsidiär infrage
kommt.

Um diese Krankenhausbehandlung erbringen zu dürfen, muss das Krankenhaus – 319
laut rechtlicher Vorschrift – über einen entsprechenden Versorgungsauftrag verfügen. Die *Präzisierung dieses Begriffes* ist schwierig: „Der **Versorgungsauftrag** im Krankenhausbereich richtet sich zunächst an den eigentlichen Auftragnehmer zur Erbringung von Krankenhausleistungen für die Bevölkerung, den Staat auf Grund seines Sicherstellungsauftrags: es ist eine aus dem Sozialstaatsprinzip des Grundgesetzes folgende öffentliche Aufgabe, allen Bürgern nach dem allgemein anerkannten Stand der medizinischen und medizinisch-technischen Entwicklung ambulante und stationäre Versorgung zur Verfügung zu stellen." (*Quaas* 1995, S. 54)

Aus dem Sicherstellungsauftrag des Staates gegenüber den Bürgern resultiert der 320
Versorgungsauftrag für das Krankenhaus. Diesen Versorgungsauftrag erhalten die
Plankrankenhäuser nach § 109 Abs.1 SGB V durch Aufnahme in den Krankenhausplan eines Landes. In Abs. 4 des § 109 SGB V heißt es weiter, dass mit einem Versorgungsauftrag das Krankenhaus für die Dauer des Vertrages zur Krankenhausbehandlung der Versicherten zugelassen ist. Zugleich ist das zugelassene Krankenhaus im Rahmen seines Versorgungsauftrags zur Krankenhausbehandlung der Versicherten verpflichtet (§ 39 SGB V). Die Kosten für die Krankenhausbehandlung haben i.d.R. die Krankenkassen unter Beachtung der Vorschriften des fünften Sozialgesetzbuchs mit dem Krankenhausträger über Pflegesatzverhandlungen nach Maßgabe des Krankenhausfinanzierungsgesetzes (KHG) und der Bundespflegesatzverordnung (BPflV) auszuhandeln.

Ähnlich wie im SGB V definiert auch der § 4 BPflV den Versorgungsauftrag. Auch 321
hier werden lediglich die Elemente genannt, aus denen sich der Versorgungsauftrag ergibt. Eine Legaldefinition ist nicht vorhanden. *Robbers*, der Hauptgeschäftsführer der Deutschen Krankenhausgesellschaft, schreibt hierzu: „Der Versorgungsauftrag i.S.d. BPflV kann nicht einheitlich beschrieben werden, sondern er ist von den jeweiligen inhaltlichen Voraussetzungen und Vorgaben der Krankenhausplanung der Länder abhängig. Je enger die Planungsvorgaben in den Ländern sind, umso detaillierter sind die Elemente des Versorgungsauftrags." (*Robbers* 1995, S. 98) Der Landeskrankenhausplanung der Länder kommt also auch für die inhaltliche Ausfüllung des Versorgungsauftrags erhebliche Bedeutung zu. Einschränkend sei aber hinzugefügt, dass in den wenigsten Landeskrankenhausplänen konkrete Formulierungen zum Versorgungsauftrag zu finden sind. *Robbers* bringt zum Ausdruck, dass dem Krankenhausträger als Betreiber des Krankenhauses die Aufgabe zufällt, konkret festzulegen, welche Aufgaben das Krankenhaus innerhalb

des vorgegebenen Rahmens zu erledigen hat. „Er [der Krankenhausträger] allein konkretisiert den Versorgungsauftrag. Bei dem Versorgungsauftrag handelt es sich bei den Plankrankenhäusern um keine Vereinbarung als Teil der Pflegesatzvereinbarung. Der Versorgungsauftrag i.S. einer Konkretisierung des gesetzlichen Rahmens wird einseitig durch den Krankenhausträger ausgefüllt." (*Robbers* 1995, S. 101)

3.2.3 „Magisches Dreieck" von Versorgung, Wirtschaftlichkeit und Vergütung

322 Die *Wirtschaftlichkeit der Versorgung* bildet neben den Zielen *Versorgung der Versicherten* und *Angemessene Vergütung der Leistungserbringer* das **„magische Dreieck"** der gesundheitlichen Versorgung. Fixiert und inhaltlich normiert sind diese Ziele in den Sozialgesetzbüchern I, V und XI sowie im Krankenhausfinanzierungsgesetz.

323 Zwar sollte in diesem magischen Dreieck die Versorgung der Versicherten ranghöchstes Ziel und die Ziele *Wirtschaftlichkeit der Versorgung* und *angemessene Vergütung der Leistungserbringer* ihm nachgeordnete sein, doch spricht sich der *Sachverständigenrat für die Konzertierte Aktion im Gesundheitswesen* in seinem Sondergutachten (1995) für eine Entwicklung hin zu einer ergebnisorientierten Vergütung aus. Dies kann in der Konsequenz für den Versicherten bedeuten, dass nicht mehr wie in der Vergangenheit bestimmte Leistungen angeboten werden, da das gesundheitliche Ergebnis fragwürdig ist. Die genannten Zielbeziehungen erfahren durch die ergebnisorientierte Vergütung eine schärfere Kontur.

324 Zum Verhältnis von *Wirtschaftlichkeit* und *angemessener Vergütung* gibt es ferner eine Rechtsprechung des Bundesverfassungsgerichts. In einschlägigen Urteilen hat das Gericht die Krankenversicherung als Teil der Gemeinwohlaufgabe umschrieben, die der Staat finanziell absichern muss (d.h. in finanziellen Krisensituationen muss er die Krankenversicherungen unterstützen). Da diese Ziele in Gesetzen verankert sind, können sie vom Gesetzgeber wieder geändert werden.

Nicht-Markt-Prozesse

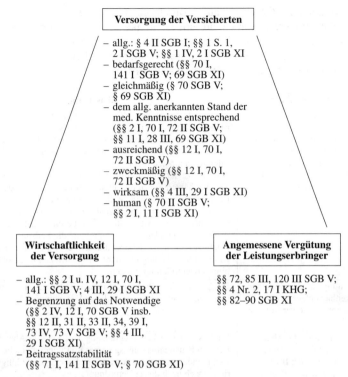

Abb. 66: „Magisches Dreieck" der gesundheitlichen Versorgung
(Quelle: Sachverständigenrat für die Konzertierte Aktion 1995, S. 48)

3.2.4 Gesetze und Verordnungen

Im Folgenden sollen für die (hier interessierende) vollstationäre Behandlung im Krankenhaus die Regelungen genannt werden, die aus betriebswirtschaftlicher Sicht von entscheidender Bedeutung sind. Dies sind:

- das **Krankenhausfinanzierungsgesetz (KHG)**,
- die **Bundespflegesatzverordnung (BPflV)**,
- die **Abgrenzungsverordnung (AbgrV)**,
- die **Krankenhausbuchführungsverordnung (KHBV)** und
- eine Auswahl von **Landeskrankenhausgesetzen** sowie
- ein Auszug aus dem Sozialgesetzbuch V (vgl. Abbildung 67).

327 Die erwähnten Gesetze auf Bundesebene gelten räumlich für alle Krankenhausträger, entsprechend eingeschränkt ist die räumliche Geltung für die Landesgesetze. Die Verordnungen dürften entsprechend der Bestimmung im Grundgesetz (Artikel 80 GG) nur aufgrund einer gesetzlichen Ermächtigung (hier: Krankenhausfinanzierungsgesetz) erlassen werden.

Gesetz/Verordnung	Zielsetzung
Gesetz zur wirtschaftlichen Sicherung der Krankenhäuser und zur Regelung der Krankenhauspflegesätze (Krankenhausfinanzierungsgesetz – KHG)	§ 1 Abs. 1: Zweck dieses Gesetzes ist die wirtschaftliche Sicherung der Krankenhäuser, um eine bedarfsgerechte Versorgung der Bevölkerung mit leistungsfähigen, eigenverantwortlich wirtschaftenden Krankenhäusern zu gewährleisten und zu sozial tragbaren Pflegesätzen beizutragen. Abs. 2: Bei der Durchführung des Gesetzes ist die Vielfalt der Krankenhausträger zu beachten. Dabei ist nach Maßgabe des Landesrechts insbesondere die wirtschaftliche Sicherung freigemeinnütziger und privater Krankenhäuser zu gewährleisten. Die Gewährung von Fördermitteln nach diesem Gesetz darf nicht mit Auflagen verbunden werden, durch die die Selbständigkeit und Unabhängigkeit von Krankenhäusern über die Erfordernisse der Krankenhausplanung und der wirtschaftlichen Betriebsführung hinaus beeinträchtigt werden.
Verordnung zur Regelung der Krankenhauspflegesätze (Bundespflegesatzverordnung – BPflV)	§ 1 Abs. 1: Die vollstationären und teilstationären Leistungen der Krankenhäuser werden nach dieser Verordnung vergütet.
Verordnung über die Abgrenzung der im Pflegesatz nicht zu berücksichtigenden Investitionskosten von den pflegesatzfähigen Kosten der Krankenhäuser (Abgrenzungsverordnung – AbgrV)	§ 1 Abs. 1: Die nähere Abgrenzung der nach § 17 Abs. 4 Nr. 1 des Krankenhausfinanzierungsgesetzes im Pflegesatz nicht zu berücksichtigenden Investitionskosten von den pflegesatzfähigen Kosten richtet sich nach dieser Verordnung.
Verordnung über die Rechnungs- und Buchführungspflichten von Krankenhäusern (Krankenhaus-Buchführungsverordnung – KHBV)	§ 1 Abs. 1: Die Rechnungs- und Buchführungspflichten von Krankenhäusern regeln sich nach den Vorschriften dieser Verordnung und deren Anlagen, unabhängig davon, ob das Krankenhaus Kaufmann im Sinne des Handelsgesetzbuchs ist, und unabhängig von der Rechtsform des Krankenhauses.
Landeskrankenhausgesetze	Siehe hierzu Abbildung 69, S. 109.
Fünftes Buch Sozialgesetzbuch (SGB V) – Gesetzliche Krankenversicherung –	§ 27 Krankenbehandlung Abs. 1: Versicherte haben Anspruch auf Krankenbehandlung, wenn sie notwendig ist, um eine Krankheit zu erkennen, zu heilen, ihre Verschlimmerung zu verhüten oder Krankheitsbeschwerden zu lindern. Die Krankenbehandlung umfasst ... 5. Krankenhausbehandlung.

328 Abb. 67: Zielsetzungen einiger krankenhausrelevanter Gesetze und Verordnungen

Nicht-Markt-Prozesse

KHG	BPflV 1995	AbgrV	KHBV	SGB V – Auszug –
1. Abschnitt: Allgemeine Vorschriften §§ 1 bis 7	1. Abschnitt: Allgemeine Vorschriften §§ 1 bis 2	§ 1 Anwendungsbereich	§ 1 Anwendungsbereich	§ 12 Wirtschaftlichkeitsgebot
2. Abschnitt: Grundsätze der Investitionsförderung §§ 8 bis 15	2. Abschnitt: Grundlagen der Entgeltbemessung §§ 3 bis 9	§§ 2 Begriffsbestimmungen	§ 2 Geschäftsjahr	§ 39 Krankenhausbehandlung
3. Abschnitt: Vorschriften über Krankenhauspflegesätze §§ 16 bis 20	3. Abschnitt: Entgeltarten und Abrechnung §§ 10 bis 15	§ 3 Zuordnungsgrundsätze	§ 3 Buchführung, Inventar	§ 107 Krankenhäuser …
4. Abschnitt: Überleitungsvorschriften §§ 21 bis 26	4. Abschnitt: Pflegesatzverfahren §§ 16 bis 21	§ 4 Instandhaltungskosten	§ 4 Jahresabschluss	§ 108 Zugelassene Krankenhäuser
5. Abschnitt: Sonstige Vorschriften §§ 27 bis 32	5. Abschnitt: Gesondert berechenbare ärztliche und andere Leistungen §§ 22 bis 24	§ 5 Berlin-Klausel	§ 5 Einzelvorschriften zum Jahresabschluss	§ 109 Abschluss von Versorgungsverträgen mit Krankenhäusern
	6. Abschnitt: Sonstige Vorschriften §§ 25 bis 28	§ 6 Inkrafttreten und Übergangsvorschriften	§ 6 Aufbewahrung und Vorlegung von Unterlagen	§ 110 Kündigung von Versorgungsverträgen mit Krankenhäusern
	Anlage 1: Fallpauschalen-Katalog	Verzeichnis I: Gebrauchsgüter im Sinne von § 2 Nr. 2 sind …	§ 7 (gestrichen)	§ 112 Zweiseitige Verträge und Rahmenempfehlungen über Krankenbehandlung
	Anlage 2: Sonderentgelt-Katalog	Verzeichnis II: Anlagegüter im Sinne von § 3 Abs. 2 Satz 1 Nr. 2 sind …	§ 8 Kosten- und Leistungsrechnung	§ 113 Wirtschaftlichkeitsprüfung der Krankenhausbehandlung
	Anlage 3: Leistungs- und Kalkulationsaufstellung (LKA)	Verzeichnis III: Im Sinne der Vorschrift des § 4 Nr. 2 über die Abgrenzung der Instandhaltungskosten sind …	§ 9 Befreiungsvorschrift	§ 114 Landesschiedsstelle
	Anhang 1 zur LKA: Bettenführende Fachabteilungen		§ 10 Ordnungswidrigkeiten	§ 115 Dreiseitige Verträge und Rahmenempfehlungen zwischen Krankenkassen, Krankenhäusern und Vertragsärzten
	Anhang 2 zur LKA: Fußnoten		§ 11 Übergangsvorschrift	§ 115a Vor- und nachstationäre Behandlung im Krankenhaus
	Anlage 4: Ergänzende Kalkulationsaufstellung für nicht oder teilweise geförderte Krankenhäuser		§ 12 Berlin-Klausel	§ 115b Ambulantes Operieren im Krankenhaus
			§ 13 Inkrafttreten	
			Anlage 1: Gliederung der Bilanz	
			Anlage 2: Gliederung der Gewinn- und Verlustrechnung	
			Anlage 3: Anlagennachweis	
			Anlage 4: Kontenrahmen für die Buchführung	
			Anlage 5: Kostenstellenrahmen für die Kosten- und Leistungsrechnung	

Abb. 68: Wichtige Bestimmungen der Finanzierung für den Krankenhausbereich

330 Gewissermaßen (vgl. Abbildung 68) das „Grundgesetz" für den Krankenhausbereich ist das Krankenhausfinanzierungsgesetz (KHG). Darin sind auch die entsprechenden Ermächtigungen für die Bundesregierung (Ministerium) für die Verordnungen „Bundespflegesatzverordnung (BPflV)" enthalten. Die BPflV regelt die Vergütung der voll- und teilstationären Versorgung und die Modalitäten der Pflegesatzverhandlungen. Die BPflV soll durch die neue Entgelt-Verordnung abgelöst werden. Gegenwärtig wird der Entwurf dieser Verordnung diskutiert.

331 Die AbgrV definiert genau die Abgrenzung der Betriebskosten von den Investitionskosten eines Krankenhauses. Die Buchführung und der Jahresabschluss für die Krankenhäuser werden in der KHBV geregelt. Die wesentlichen Regelungen der Gesetzlichen Krankenversicherung, die für den Krankenhausbereich von großer Bedeutung sind, enthält das SGB V. Die Organisation, Planung und Finanzierungsabwicklung regelt jedes Bundesland in seinen Landeskrankenhausgesetzen.

332 Als **Beispiele für Landeskrankenhausgesetze** (vgl. Abbildung 69) habe ich die Bundesländer *Baden-Württemberg* und *Nordrhein-Westfalen* ausgewählt. In *Baden-Württemberg* sind die kommunalen Krankenhausträger vorherrschend und in *Nordrhein-Westfalen* die freigemeinnützigen Krankenhausträger. Im Landeskrankenhausgesetz von Nordrhein-Westfalen schlägt sich diese Tatsache in § 38 nieder, in dem sichergestellt wird, dass die kirchlichen Träger aufgrund ihrer Garantie im Grundgesetz, Art. 140, ihre Angelegenheiten in eigener Verantwortung regeln.

3.2.5 Vergütungsverhandlungen

333 Im Folgenden wollen wir herausarbeiten, nach welchen Mechanismen die oben genannten Formen der Krankenhausbehandlung vergütet werden. Die Abbildung 70 zeigt, dass bei allen Formen das sogenannte „Verhandlungsprinzip" vorherrscht. Die Entscheidungsebene ist unterschiedlich festgelegt. Die Beteiligten am Entscheidungsverfahren über die Höhe der finanziellen Entgelte sind nur bei der teil- und vollstationären Behandlung auf der örtlichen Ebene zu finden.

334 Die Abbildung 70 macht deutlich, dass das Verhandlungsprinzip bei der Festlegung der finanziellen Entgelte für das Krankenhaus eine entscheidende Rolle spielt. Diese **Verhandlungen** führen auf der *Nachfrageseite* die sogenannten Sachwalter der Patienten und auf der *Angebotsseite* die Vertreter des jeweiligen Krankenhausträgers (bei **Individualverhandlung**) oder Vertreter von Zusammenschlüssen von Krankenhäusern (bei **Kollektivverhandlungen**). Nach einer Zusammenstellung von *Neubauer/Demmler* (1989, S. 101), kann zwischen der **Komponente „Vertragsebene"** und der **Komponente „Vertragsstatus"** unterschieden werden (vgl. Abbildung 71).

335 Je nach Vertragsstatus, also je nachdem, ob Kontrahierungszwang oder ob Vertragsfreiheit vorliegt, gehen die Vertragsparteien in den Fällen von Konflikten bei der

Landeskrankenhausgesetz Baden-Württemberg	Krankenhausgesetz des Landes Nordrhein-Westfalen
1. Abschnitt: Krankenhausversorgung § 1 Grundsatz § 2 Geltungsbereich § 3 Pflichtträgerschaft 2. Abschnitt: Krankenhausplan, Landeskrankenhausausschuss § 4 Krankenhausplan § 5 Gegenstand des Krankenhausplans § 6 Inhalt des Krankenhausplans § 7 Umsetzung und Anpassung des Krankenhausplans § 8 Auskunftspflicht, Statistik § 9 Landeskrankenhausausschuss 3. Abschnitt: Förderung nach dem Krankenhausfinanzierungsgesetz, Investitionsvertrag § 10 Grundsatz § 11 Investitionsprogramme § 12 Einzelförderung von Investitionen § 13 Umfang der Einzelförderung § 14 Bewilligung der Einzelförderung, Förderrichtlinien § 15 Pauschalförderung § 16 Rechtsverordnung über die Pauschalförderung § 17 Förderung von Nutzungsentgelten § 18 Förderung von Anlauf- und Umstellungskosten sowie von Grundstückskosten § 19 Förderung von Lasten aus Investitionsdarlehen § 20 Ausgleich für Eigenmittel § 21 Förderung bei Schließung oder Umstellung von Krankenhäusern § 22 Pflichten des Krankenhauses, Nebenbestimmungen § 23 Zweckbindung und Erstattung der Fördermittel § 24 Geltendmachung und Verzinsung des Erstattungsanspruchs § 25 Trägerwechsel § 26 Überwachung der Verwendung der Fördermittel § 27 Investitionsvertrag 4. Abschnitt: Pflichten und Organisation des Krankenhauses § 28 Aufnahme in ein Krankenhaus § 29 Aufnahme- und Dienstbereitschaft § 30 Stationäre Versorgung des Patienten § 30a Krankenhaushygiene § 31 Sozialer Krankenhausdienst § 32 Privatstationen § 33 Krankenhausbetriebsleitung	Abschnitt I: Allgemeine Bestimmungen § 1 Grundsatz § 2 Krankenhausleistungen § 3 Pflege und Betreuung der Patienten § 4 Kind im Krankenhaus § 5 Patientenbeschwerdestellen § 6 Sozialer Dienst und Patientenseelsorge § 7 Qualitätssicherung § 8 Krankenhaushygiene § 9 Arzneimittelkommission § 10 Zusammenarbeit der Krankenhäuser § 11 Zentraler Bettennachweis, Einsatz- und Alarmpläne § 12 Rechtsaufsicht Abschnitt II: Planung § 13 Krankenhausplan § 14 Verfahren bei der Aufstellung des Krankenhausplans § 15 Beteiligte an der Krankenhausversorgung § 16 Aufnahme in den Krankenhausplan Abschnitt III: Krankenhausförderung § 17 Förderungsgrundsätze § 18 Investitionsprogramm § 19 Einzelförderung § 20 Umfang der Einzelförderung § 21 Anlauf- und Umstellungskosten sowie Grundstückskosten § 22 Bewilligung der Einzelförderung, Zuschussform § 23 Pauschale Förderung § 24 Medizinisch-technische Großgeräte § 25 Förderung und Nutzung von Anlagegütern § 26 Förderung von Kapitaldienstleistungen § 27 Ausgleich für Eigenmittel § 28 Ausgleichsleistungen bei Einstellungen des Krankenhausbetriebes § 29 Rückforderung von Fördermitteln § 30 Investitionsverträge

Abb. 69 (Teil 1): Regelungen der Landeskrankenhausgesetze Baden-Württemberg und Nordrhein-Westfalen (Teil 2, s. nächste Seite)

Landeskrankenhausgesetz Baden-Württemberg	Krankenhausgesetz des Landes Nordrhein-Westfalen
5. Abschnitt: Finanzielle Beteiligung ärztlicher Mitarbeiter § 34 Grundsatz § 35 Abzuführende Beträge § 36 Verteilung der angesammelten Mittel § 37 Universitätskliniken 6. Abschnitt: Sonstiges § 38 Eigenständigkeit, Rechtsform und Wirtschaftlichkeit von Krankenhäusern § 39 Überprüfung § 40 Anordnung zum Betrieb eines Krankenhauses § 41 Personalwohnheime § 42 Gebührenfreiheit 7. Abschnitt: Datenschutz § 43 Anwendungsbereich, Begriffsbestimmungen § 44 Versorgung im Krankenhaus § 45 Zulässigkeit der Erhebung, Speicherung, Veränderung und Nutzung § 46 Zulässigkeit der Übermittlung § 47 Weitere Voraussetzungen und Art der Übermittlung § 48 Verarbeitung im Auftrag § 49 Befugtes Offenbaren § 50 Einwilligung § 51 Beauftragter für den Datenschutz 8. Abschnitt: Übergangs- und Schlussvorschriften § 52 Übergangsvorschrift für die Förderung § 53 Übergangsvorschrift für die Mitarbeiterbeteiligung § 54 Übergangsvorschrift für die Datenverarbeitung § 55 Inkrafttreten, Außerkrafttreten	Abschnitt IV: Krankenhausstruktur § 31 Wirtschaftliche Betriebsführung § 32 Abschlussprüfung § 33 Leitung und medizinische Organisation § 34 Ärztlicher Dienst § 35 Struktur der kommunalen Krankenhäuser § 36 Kirchliche Krankenhäuser § 37 Statistik Abschnitt V: Übergangs- und Schlussbestimmungen § 38 Zuständigkeit, Verwaltungsvorschriften § 39 Ausbildungsstätten, nicht öffentlich geförderte Krankenhäuser, Hochschulkliniken § 40 Übergangsvorschriften § 41 Inkrafttreten

337 Abb. 69 (Teil 2): Regelungen der Landeskrankenhausgesetze Baden-Württemberg und Nordrhein-Westfalen

Vertragsgestaltung unterschiedlich miteinander um. Im Fall der *Vertragsfreiheit* kommt es im Falle einer nicht möglichen Einigung zu keinem Vertragsabschluss. Im Fall des *Kontrahierungszwangs* übernimmt die Schiedsstelle als neutraler Dritter die Lösung des Konflikts.

338 Für die **Vergütung von vor- und nachstationärer Behandlung** schreibt das Gesetz (§ 115 a Abs. 3 SGB V) Kollektivverhandlungen mit Schiedsstelle vor. Eine Abwandlung zu dieser Variante greift, wenn es um die Festlegung der Vergütung des ambulanten Operierens geht. Grundsätzlich gilt (§ 115 b Abs. 3 SGB V) in den Fällen, in denen sich die Vertragsparteien nicht über die Vergütung einigen, dass die Bundesregierung durch Rechtsverordnung eine Regelung trifft. Da bislang diese Vereinbarungen zwischen den Vertragsparteien zustande gekommen sind, brauchte die Bundesregierung nicht tätig werden.

Nicht-Markt-Prozesse

Behandlungsformen im Krankenhaus Entscheidungsform, -ebene, -verfahren der finanziellen Entgelte für die Behandlungsformen	Vorstationäre Behandlung	Nachstationäre Behandlung	Ambulantes Operieren	Teilstationäre Behandlung	Vollstationäre Behandlung
Entscheidungsform	Verhandlung	Verhandlung	Verhandlung	Verhandlung	Verhandlung
Entscheidungsebene, Geltungsbereich	Land	Land	Bund	Krankenhaus	Krankenhaus
Entscheidungsverfahren (Beteiligte) – auf der überörtlichen und örtlichen Ebene –	Landeskrankenhausgesellschaft und Landesverbände der Krankenkassen	Landeskrankenhausgesellschaft und Landesverbände der Krankenkassen	Deutsche Krankenhausgesellschaft und Bundesverbände der Krankenkassen	Örtliche Vertreter der Sozialleistungsträger und Vertreter des Krankenhausträgers	Örtliche Vertreter der Sozialleistungsträger und Vertreter des Krankenhausträgers

Abb. 70: Behandlungsformen und Entscheidungen über die finanzielle Vergütung   339

Die **Vergütung der voll- und teilstationären Behandlung** wird im Wege von   340
Individualverhandlungen mit Kontrahierungszwang ausgehandelt. Bei Nichteinigung ist nach § 19 BPflV 1995 die Schiedsstelle anzurufen.

Vertragsebene	Vertragsstatus Kontrahierungszwang	Vertragsfreiheit
Kollektiv	(1) Kollektivverhandlungen mit **Schiedsstellen**	(2) Kollektivverhandlungen mit Recht zur Vertragsverweigerung
Individuell	(3) Individualverhandlungen mit **Kontrahierungszwang**	(4) Wettbewerbliche Verhandlungen

Abb. 71: Vertragsstatus und Vertragsebenen *(Quelle: Neubauer/Demmler 1989, S. 101)*   341

Im Hinblick auf die **Vergütung der Fallpauschalen und Sonderentgelte** schreibt   342
der § 16 Abs. 5 BPflV 1995 vor, dass die Schiedsstelle anzurufen ist, wenn sich die
Vertragsparteien auf Landesebene nicht über die Höhe der Punktwerte einigen.
Auch hier gilt also die Variante „Kollektivverhandlungen mit Schiedsstelle". Für die
Aushandlung der Vergütungen im Krankenhausbereich gilt damit fast ausschließlich der *Kontrahierungszwang* – entweder auf kollektiver oder individueller Ebene.

Mit dem Gesundheitsstrukturgesetz (GSG) wurden im *Jahre 1995* für die Kranken-   343
kassen die Möglichkeiten verbessert, unwirtschaftlichen Krankenhäusern den
Versorgungsvertrag zu kündigen (§ 110 Abs. 2 SGB V). Wenn eine solche
Kündigung ausgesprochen wird, bedeutet dies für ein Krankenhaus, dass es
Krankenkassenpatienten nicht mehr behandeln kann. Die Leistungen werden von
den Krankenkassen nicht mehr vergütet.

344 Diese Konstellation ist in Richtung einer Vertragfreiheit für die Krankenkassen zu interpretieren; sie müssen also nicht mehr mit jedem Krankenhaus automatisch Verträge abschließen. Die **Variante der wettbewerblichen Verhandlungen** wurde mit dieser gesetzlichen Regelung gestärkt.

4 Ausgewählte Betriebswirtschaftliche Prozesse

4.1 Materialwirtschaft

345 In diesem Abschnitt thematisiere ich die Beschaffung von Gütern für das Krankenhaus. Zunächst klären wir den Begriff „Materialwirtschaft" (Abschnitt 4.1.1), um dann die Ziele, die ein Krankenhaus bei der Materialwirtschaft beachten sollte, und die Marktstrukturen zu beschreiben, auf die eine Einrichtung bei der Beschaffung treffen kann (Abschnitt 4.1.2). Im weiteren beantworte ich die Frage, wie sich ein Krankenhaus die für die Materialwirtschaft wichtigen Informationen beschaffen kann (Abschnitt 4.1.3). Abschließend stelle ich die einzelnen Schritte von der Kaufentscheidung bis zur Kaufdurchführung vor (Abschnitt 4.1.4).

4.1.1 Begriffsklärung

346 Zunächst bedarf es einer begrifflichen Klärung. Vom Begriff „**Beschaffung**" unterscheidet sich die Materialwirtschaft insofern, als die Beschaffung weitergehend ist und auch die Bereiche „Dienste" und „Verfügungsrechte" mit einschließt, während die Materialwirtschaft nur eine Güterart, das Material, betrachtet. Die Logistik unterscheidet sich von der Beschaffung dadurch, dass bei ihr der Fluss der Güter im Mittelpunkt steht, also neben der „Planung, Steuerung und Kontrolle der einkommenden auch die der innerbetrieblichen und der ausgehenden Warenflüsse mit den zugehörigen Informationen" (*Küpper*, 1993, 206).

347 Die Güter der Materialwirtschaft werden auch als „**Wirtschaftsgüter**" bezeichnet. Unter diesem Begriff fassen wir solche Güter, die sich selbständig bewerten lassen und bilanzierungsfähig sind.

348 In den vom Krankenhaus zu beschaffenden Wirtschaftsgütern wird generell zwischen Anlagegütern und Verbrauchsgütern getrennt:

349 (a) **Verbrauchsgüter** sind nach § 2 AbgrV Wirtschaftsgüter, die durch ihre bestimmungsgemäße Verwendung aufgezehrt oder unverwendbar werden oder die ausschließlich von einem Patienten genutzt werden und üblicherweise bei ihm verbleiben. Sie zählen zu den pflegesatzfähigen Kosten und werden von der Sozialversicherung finanziert.

350 (b) **Anlagegüter** sind nach § 2 AbgrV Wirtschaftsgüter des zum Krankenhaus gehörenden Anlagevermögens. Die Anlagegüter werden als Investitionskosten von den Ländern finanziert.

Die Unterscheidung zwischen den genannten Wirtschaftsgütern erfolgt also auf Grund des Kriteriums „Nutzungsdauer". Bei einer Nutzungsdauer über drei Jahren handelt es sich um Anlagegüter, bei einer kürzeren Nutzungsdauer sind es **Gebrauchsgüter**. Im Einzelnen gibt die Abbildung 72 einen Überblick, welche Sachgegenstände in einem Krankenhaus in welche Güterkategorie einzuordnen sind. Im unteren Teil der Abbildung haben wir jeweils die Finanzierung dieser Güter dargestellt.

351

Kriterien	Anlagegüter	Gebrauchsgüter	Verbrauchsgüter
Definition nach der Abgrenzungsverordnung	Anlagegüter sind die Wirtschaftsgüter des zum Krankenhaus gehörenden Anlagevermögens. Durchschnittliche Nutzungsdauer über drei Jahre.	Gebrauchsgüter sind die Anlagegüter mit einer durchschnittlichen Nutzungsdauer bis zu drei Jahren. Wert: über 51 € bis 410 € Wert: über 410 € (Abschreibungen in Betriebskosten)	Verbrauchsgüter sind die Wirtschaftsgüter, die durch ihre bestimmungsmäßige Verwendung aufgezehrt oder unverwendbar werden oder die ausschließlich von einem Patienten genutzt werden und üblicherweise bei ihm verbleiben. Als Verbrauchsgüter gelten auch die wiederbeschafften, abnutzbaren beweglichen Anlagegüter, die einer selbständigen Nutzung fähig sind und deren Anschaffungs- oder Herstellungskosten für das einzelne Anlagegut ohne Umsatzsteuer 51 € nicht übersteigen. Wert: alles bis 51 €
Beispiele	Verzeichnis II: Beispiele Fahrzeuge, Geräte, Apparate, Maschinen, Instrumente, Lampen, Mobiliar, Werkzeug, Röntgenfilm-Kassetten, Bücher, Datenverarbeitungsanlagen	Verzeichnis I: Beispiele Dienst- und Schutzkleidung, Wäsche, Textilien, Glas- und Porzellanartikel, Geschirr, Atembeutel, Heizdecken und -kissen	Arzneimittel, Lebensmittel, Wasch-, Reinigungs- und Desinfektionsmittel, Brennstoffe
Finanzierung dieser Güter – grundsätzlich –	Investitionskosten: Fördermittel; Finanzierung durch die Länder	Betriebskosten pflegesatzfähig; Finanzierung durch die Krankenkassen	Betriebskosten pflegesatzfähig; Finanzierung durch die Krankenkassen

Abb. 72: Güter nach den Vorgaben der AbgrV *(Quelle: eigene Zusammenstellung)*

352

4.1.2 Ziele der Materialwirtschaft und Marktseitenverhältnisse

353 Damit ein Krankenhaus seine Arbeit aufnehmen bzw. fortsetzen kann, muss es die Anlage- und Gebrauchsgüter beschaffen. Dabei sind **Qualitäts-, Kosten-, Liquiditäts-** und **Sicherungsziele** zu beachten:

354 Ziele (a) Qualitätsziel: Die zu beschaffenden Produkte müssen bestimmte qualitative Eigenschaften erfüllen, z. B. Wiederverwertbarkeit, Biegsamkeit u. ä.

355 (b) Kostenziel: Gleichzeitig sind die Kosten der Produkte zu beachten. Die Einlösung des Wirtschaftlichkeitsgebots bedeutet aber nicht, dass jeder preisgünstige Kauf auch der vorteilhafteste ist; so ist beispielsweise eine einmalig zu verwendende Spritze im Preis zwar „billiger", aber wiederverwendbare teurere Spritzen sind wirtschaftlicher, da davon nicht solche Mengen eingekauft werden müssen wie bei der Einwegspritze.

356 (c) Liquiditätsziel: Der Kauf von Gütern, der finanzielle Mittel bindet, die dann nicht für andere Zwecke zur Verfügung stehen, darf die Liquidität des Krankenhauses nicht gefährden.

357 (d) Sicherungsziel: Die Beschaffung der Güter soll so erfolgen, dass diese auch dann bereitstehen, wenn sie verwendet werden sollen. Damit sind Fragen der Lieferfristen, der Zuverlässigkeit der Lieferanten u. ä. aufgeworfen.

358 Bei der Umsetzung dieser Ziele spielen *Besonderheiten* des Krankenhausbetriebes eine Rolle. So müssen z. B. bestimmte Güter wie etwa Medikamente dann beschafft werden, wenn sie gebraucht werden, auch wenn diese zum Zeitpunkt des Kaufs extrem teuer sind, d. h. ein Krankenhaus kann keineswegs immer wie ein Kunde warten, bis das Angebot günstiger ist.

359 Eine weitere Besonderheit ist der **Beschaffungsmarkt**. Für bestimmte Güter sind nur wenige Anbieter vorhanden; dies gilt etwa für Medikamente, für medizinisch-technische Großgeräte und für Pflegeartikel. Oligopole (wenige Anbieter, viele Nachfrager) verringern den Wettbewerb und können zu erhöhten Preisen eines Produkts führen. Neben der Konkurrenzsituation spielen auch die **Marktseitenverhältnisse** eine bedeutende Rolle, weshalb deren Kenntnis für das Krankenhaus im Rahmen der Materialwirtschaft hilfreich sein kann, um die genannten Ziele der Materialwirtschaft zu erreichen. „Das Marktseitenverhältnis gibt an, wie die Partner auf der Marktgegenseite betrachtet werden. Man unterscheidet, ob jeweils der einzelne Anbieter bzw. Nachfrager, ‚individuell' oder nur die Gesamtheit der Anbieter bzw. Nachfrager ‚kollektiv' betrachtet werden. Eine Beachtung der individuellen Anbieter bzw. Nachfrager liegt insbesondere vor, wenn die einzelnen Partner der Marktgegenseite auf Grund ihrer (relativ großen) Marktanteile als gewichtig eingeschätzt werden. Umgekehrt wird eine nachfragende (anbietende) Unternehmung nur die Gesamtheit der Marktpartner ‚kollektiv' betrachten, wenn ihr viele, relativ kleine Anbieter (Nachfrager) gegenüberstehen." (*Küpper* 1993, 216).

Abbildung 73 zeigt, welche unterschiedlichen Betrachtungsweisen auf der Nachfrage- und Angebotsseite vorzufinden sind und zu welchen Konsequenzen in der Beschaffungspolitik diese unterschiedlichen Perspektiven führen. Auf die Situation im Krankenhaus übertragen, bedeutet dies, dass beim Kauf von Verbrauchsgütern, z. B. bei Einmalspritzen, die Anbieterseite die Preise vorgibt. Die Käuferseite kann im Wesentlichen nur in der Menge variieren. Bei hochwertigen Geräten dagegen wird eher die gegenseitige individuelle Betrachtung im Vordergrund stehen. Der Preis wird ausgehandelt, und die Menge ist zumeist auf ein Gut, z. B. einen Computer-Tomographen, beschränkt.

360

	Kollektive Betrachtung der Nachfrager durch die Anbieter	Kollektive Betrachtung der Anbieter durch die Nachfrager	Gegenseitige individuelle Betrachtung
Grundlagen der Beschaffungspolitik	• Preise fest gegeben • Preis-Beschaffungs-Funktionen existieren nicht • Festlegung von Bezugsmenge	• Preise nicht gegeben • Preis-Beschaffungs-Funktionen existieren • Festlegung von Bezugspreis	• Preise nicht gegeben • Marktbestimmte Preis-Beschaffungs-Funktionen existieren nicht • Festlegung von Bezugspreis und -menge in Verhandlungen

Abb. 73: Marktseitenverhältnisse
(Quelle: Küpper 1993, 216)

361

4.1.3 Informationen für die Materialwirtschaft

Bei Kaufentscheidungen in der Materialwirtschaft benötigt das Krankenhaus einschlägige Informationen, bzw. es muss wissen, wo und wie es entsprechende Informationen gewinnen kann. Dabei handelt es sich um Informationen über das betreffende Produkt, über die Preise und über die Qualität des Produkts. Damit das zu beschaffende Produkt, etwa ein Patientenheber, den gestellten Anforderungen entspricht, sollten sich die für den Einkauf verantwortlichen Pflegekräfte durch laufende oder einmalige Beobachtung des Marktes die benötigten Informationen beschaffen. Bei Ge- und Verbrauchsgütern sind diese Informationen eher fortlaufend einzuholen, bei Beschaffung von Anlagegütern steht eher die einmalige Beobachtung im Vordergrund. Die Abbildung 74 stellt die Rechercheverfahren mit entsprechenden Beispielen aus dem Pflegebereich dar.

362

Die eingeholten Informationen müssen, um zu einer Auswahl oder Entscheidung zu kommen, ausgewertet werden. Dazu lassen sich die Verfahren der Informationsbeschaffung und die genutzten Informationsquellen unterteilen in Primär- und in Sekundärquellen bzw. -rechercheverfahren. Als Primärquelle oder -rechercheverfahren würde man die

363

Informationsbeschaffung zu einem bestimmten Produkt, z. B. zu einem medizinisch-technischen Großgerät, bezeichnen, die Beschaffung und Auswertung von Informationsmaterial zu Zellstoff als Sekundärquelle oder -recherche.

Arten der Beschaffungs-marktforschung	Beispiele aus dem Krankenhausbereich – Pflege –
Einmalige **Marktunter-suchung**	Für den Kauf von Spezialbetten: Ermittlung der Anbieter. Für den Kauf einer Topf-Spülmaschine: Ermittlung der Anbieter.
Laufende **Marktunter-suchung**	Ständige Beobachtung der Anbieter pflegerischer Artikel. Damit verbunden eventuell Wechsel der Beschaffungsfirma.
Art der Beschaffungsmarktforschung durch ...	
... **Primärforschung**	Besuch von Messen, Ausstellungen, Lieferanten.
... **Sekundärforschung**	Auswertung von Prospekten, Katalogen, Preislisten, Fachzeitschriften.

364   Abb. 74: **Materialmarktforschung** *(Quelle: eigene Zusammenstellung)*

365   Für die Informationsbeschaffung und Kaufentscheidung bei der Materialbeschaffung haben sich folgende zwei Analyse-Verfahren als nützlich erwiesen:

366   (1) **ABC-Analysen**: Mit Hilfe einer ABC-Analyse lassen sich Wirtschaftsgüter nach den Kriterien „Umsatz" und „Wert" ordnen. Dabei werden die zu beschaffenden Güter(-mengen) in eine Rangfolge entsprechend ihrem jeweiligen Anteil am Gesamtverbrauchswert und an den Materialarten gebracht. Zu den A-Gütern zählen prozentual wenige Materialarten, die aber insgesamt einen sehr hohen prozentualen Wertanteil ausmachen. Als B-Güter werden Materialarten eingestuft, die ebenfalls einen geringen prozentualen Anteil sowie insgesamt einen kleinen Wertanteil haben. Zu den C-Gütern zählen viele Materialarten, die aber einen sehr geringen Anteil vom Wertanteil ausmachen. Das Beispiel in Abbildung 75 soll dieses Instrumentarium verdeutlichen.

	Wertanteil	Umsatzanteil
A-Güter	70 %	15 %
B-Güter	20 %	35 %
C-Güter	10 %	50 %

367   Abb. 75: Beispiel einer ABC-Analyse

368   (2) **XYZ-Analysen**: Diese Analyse bietet Entscheidungshilfen für das Problem der rechtzeitigen Bereitstellung von Wirtschaftsgütern. Aus der Sicht des Unternehmens muss geklärt werden, ob Wirtschaftsgüter auf Vorrat eingekauft werden sollen oder ob

Ausgewählte Betriebswirtschaftliche Prozesse

eine verbrauchssynchrone Beschaffung möglich ist. Sind mit Hilfe dieses Instrumentariums die Wirtschaftsgüter eines Krankenhauses geordnet worden, können die Beschaffungsaktivitäten entsprechend der erhaltenen Rangordnung ausgerichtet werden. Als X-Güter gelten Materialien mit konstantem Verbrauch, zu den Y-Gütern sind die Waren mit trendmäßigem oder saisonalem Verbrauch zu zählen und Z-Güter sind die Materialien mit einem sehr unregelmäßigen Verbrauch. Im Allgemeinen wird zwischen der Einzelbeschaffung und der Vorratsbeschaffung unterschieden:

(a) Von Vorratsbeschaffung ist die Rede, wenn zwischen den Beschaffungsmengen und den Verbrauchsmengen keine Übereinstimmung besteht; typische Beispiele für die Vorratsbeschaffung sind OP-Handschuhe, Kanülen u. ä. 369

(b) Bei der Einzelbeschaffung erfolgt die Bestellung zum Zeitpunkt der Verwendung. Einzelbeschaffungen werden z. B. bei Herzschrittmachern vorgenommen. 370

Wie die ABC-Analyse und die XYZ-Analyse miteinander kombiniert werden können, zeigt die Abbildung 76. 371

	A	B	C
X	hoher Verbrauchswert	mittlerer Verbrauchswert	niedriger Verbrauchswert
	regelmäßiger Verbrauch	regelmäßiger Verbrauch	regelmäßiger Verbrauch
Y	hoher Verbrauchswert	mittlerer Verbrauchswert	niedriger Verbrauchswert
	schwankender Verbrauch	schwankender Verbrauch	schwankender Verbrauch
Z	hoher Verbrauchswert	mittlerer Verbrauchswert	niedriger Verbrauchswert
	unregelmäßiger Verbrauch	unregelmäßiger Verbrauch	unregelmäßiger Verbrauch

Abb. 76: Kombination der ABC- und der XYZ-Analyse *(Quelle: Haubrock 1997, 123)* 372

4.1.4 Kauf des Materials

Die Beschaffung von Gütern erfolgt in der Regel in den folgenden fünf Schritten: 373

(a) Lieferantenauswahl: Bei der Lieferantenauswahl sollten die Lieferungen und Leistungen des Lieferanten berücksichtigt werden. Zu prüfen ist insbesondere, ob der Lieferant zuverlässig liefert und ob er die geforderte Qualität der Güter auf Dauer liefern kann. Schließlich ist noch zu beachten, ob der Lieferant eine gefestigte Stellung im Markt hat. 374

(b) Angebotseinholung: Vor dem Abschluss eines Kaufvertrages für ein bestimmtes Gut sollten mehrere Angebote eingeholt werden. Für Krankenhäuser in öffentlicher Trägerschaft ist es unter bestimmten Voraussetzungen Pflicht, mehrere Angebote einzuholen. 375

Sie haben dazu die **Verdingungsordnung für Leistungen (VOL)** und die **Verdingungsordnung für Bauleistungen (VOB)** zu beachten. Die Angebotseinholung kann mündlich oder schriftlich erfolgen. Um rechtlich abgesichert zu sein, sollte die Angebotseinholung in schriftlicher Form erfolgen. Mit den eingeholten Angeboten wird der Abschluss eines Kaufvertrages angestrebt. Die Ernsthaftigkeit der Angebote wird durch § 145 BGB festgeschrieben, der besagt, dass der, der einem anderen die Schließung eines Vertrages anträgt, an diesen Antrag gebunden, es sei denn, dass er die Gebundenheit ausgeschlossen hat.

376 (c) Angebotsprüfung: Die Überprüfung des Angebots erfolgt zunächst in formeller und dann in materieller Hinsicht. Bei der formellen Prüfung geht es um die Frage, ob die in der Ausschreibung gesetzten Daten auch beachtet wurden und ob der Anbieter die gestellten Fragen auch beantwortet hat. Die materielle Prüfung bezieht sich auf die Qualität der Leistungen, die Preise und auf die Flexibilität des Lieferanten.

377 (d) Angebotsauswahl: Sind alle Angebote eingeholt und zusammengestellt, erfolgt die Auswahl. Diese kann dergestalt erfolgen, dass anhand der Unterlagen das günstigste Angebot ausgewählt wird oder die Anbieter werden zu einem gesonderten Termin eingeladen, an dem noch einmal das Angebot erörtert und eventuell über Preise verhandelt wird.

378 (e) Bestellung: Für den Krankenhausbereich gilt, dass an diesen Entscheidungen eine Vielzahl von Entscheidungsträgern mitwirkt. Man kann geradezu von einem „Buying-Center" sprechen (siehe Abbildung 77).

Art der Güter	mitwirkende Entscheidungsträger – Beispiele –
Verbrauchsgüter Z. B. Einmalhandschuhe	Einkaufsleiter Pflegekräfte auf der Station Leitende Pflegekraft Arzt Apotheker (falls eigene Apotheke vorhanden ist) Hygienefachkraft
Anlagegüter Z. B. Medizinisch-technisches Großgerät	Beteiligte Funktionsgruppen nach einer empirischen Studie von Bruckschen 1995: Anwenderseite (Arzt, Pfleger, sonstige) = 9 Personen Verwaltung (Verwaltungsleiter, Einkaufsleiter, Geschäftsführer) = 6 Personen Technik (Technischer Leiter, Medizintechniker) = 1 Person Träger (Trägervertreter) = 4 Personen

379 Abb. 77: Buying Center *(Quelle: Bruckschen 1995, 136 und eigene Zusammenstellung)*

Anhand der Beispiele „Einkauf von Einmalhandschuhen" und „Kauf eines medizinisch- 380
technischen Geräts" lässt sich zeigen, welche Personalgruppen am Kauf mitwirken.
Beim Kauf von Einmalhandschuhen sind dies die Hygienefachkraft, der Einkaufsleiter,
die Pflegekräfte auf der Station, die leitende Pflegekraft, der Arzt, der Apotheker. Beim
Kauf eines Großgeräts waren daran nach einer empirischen Studie (*Bruckschen* 1995)
auf der Anwenderseite neun Personen, von Seiten der Verwaltung sechs Personen und
der Technik eine Person und schließlich von der Seite des Einrichtungsträgers vier
Personen, also insgesamt 20 Personen beteiligt. Diese Beispiele zeigen, dass im
Krankenhausbereich meist ein großer Personenkreis Einfluss auf die Kaufentscheidung
nimmt.

4.2 Personalwirtschaft

Es interessieren im Rahmen der Personalwirtschaft vordergründig die Aktivitäten 381
zum Markt, hier: die personalwirtschaftlichen Aktivitäten zum Arbeitsmarkt. Bei
diesen Aktivitäten agiert nach der hier gewählten Perspektive überwiegend der
Arbeitgeber.

Die Grundlagen der Personalwirtschaft werden zunächst kurz erörtert. Im Anschluss 382
daran wird auf die qualitativen und quantitativen Aspekte der Personalbedarfsplanung eingegangen. Schließlich werden die Komponenten der Personalbeschaffungsplanung vorgestellt.

4.2.1 Grundlagen der Personalwirtschaft im Krankenhaus

Die **Personalwirtschaftslehre** will einen Gestaltungsbeitrag dazu leisten, den 383
Einsatz des Personals möglichst so zu organisieren, dass eine Verschwendung der
Ressource Personal nicht geben ist. Dabei hat sie sowohl die Ziele des Krankenhauses als auch die individuellen Ziele der Beschäftigten zu beachten; dazu müssen auf
den verschiedensten Ebenen die erforderlichen Informationen eingeholt werden.
Daneben hat die Personalwirtschaft die Marktregeln, z.B. das **Arbeits- und
Tarifrecht**, zu beachten. Die Informationsbasis der Personalwirtschaft kann über
folgende *vier verschiedene Bereiche* gewonnen werden (vgl. Abbildung 78):

- die **unternehmerische Arbeitsmarktforschung**,
- die **unternehmerische Personalforschung**,
- die **unternehmerische Arbeitsforschung** sowie
- die **Personalinformationssysteme**.

Die unternehmerische Arbeitsmarktforschung hat zur Verwirklichung des Unter- 384
nehmensziels, z.B. dem Weiterbestehen am Markt, zum einen Informationen über
den externen und internen Arbeitsmarkt zu sammeln. Um die Ziele der Mitarbeiter
zu erfahren, sind zunächst einmal entsprechende Informationen über die Mitarbeiter
einzuholen. Damit setzt sich die unternehmerische Personalforschung auseinander.

Bereiche	Ziele
unternehmerische Arbeitsmarktforschung	„Erstes Ziel unternehmerischer Arbeitsmarktforschung ist ... die frühzeitige Aufdeckung von Angebots- und Nachfragepotenzialen je Personalkategorie auf dem externen und dem internen Arbeitsmarkt (Strukturanalyse)." S. 84 „Als unternehmungsexternen Arbeitsmarkt kann man die Menge aller Anbieter von und Nachfrager nach Arbeit mit ihren wechselseitigen Beziehungen bezeichnen." S. 87 „Der unternehmungsinterne Arbeitsmarkt kann zunächst als die Menge aller veränderungswilligen Beschäftigten der eigenen Unternehmung und die Menge der vakanten oder im Planungszeitraum vakant werdenden und wiederzubesetzenden Stellen definiert werden." S. 89
unternehmerische Personalforschung	„Allgemeines Ziel der Personalforschung ist die Gewinnung, Auswertung und Bereitstellung von Informationen zu Entscheidungen über das Personal ...." S. 95
unternehmerische Arbeitsforschung	„(1) Arbeitsforschung soll menschliche Arbeit in allen Bereichen einer Unternehmung durch Analyse von Arbeitsprozessen und Arbeitsbedingungen systematisch untersuchen. (2) Sie soll physische, psychische und kognitive Belastungen des arbeitenden Menschen analysieren und abbauen. (3) Sie soll Sachmittel, Arbeitsräume, -zeiten und -abläufe an physische, psychische und soziale Fähigkeiten des arbeitenden Menschen anpassen. (4) Sie soll Arbeitsinhalte so gestalten und miteinander kombinieren, dass diese dem Wunsch nach sinnvoller, ganzheitlicher Arbeit genügen. (5) Sie soll die Personalbedarfsplanung, die Personalentwicklung, die Vergütung und die Gestaltung der Arbeitszeit informatorisch untermauern." S. 131
Personalinformationssysteme (PIS)	„Ziel eines PIS ist die sachgerechte Unterstützung von Entscheidungen über den Einsatz von Personal." S. 147

385 Abb. 78: Informationsbasis der Personalwirtschaft
(Quelle: zusammengestellt nach den Angaben von Drumm 2000, S. 84 ff.)

Von unternehmerischer Arbeitsforschung ist die Rede, wenn Informationen über entsprechende arbeitswissenschaftliche Erkenntnisse gewonnen werden sollen. Personalinformationssysteme zielen darauf ab, die Entscheidungsträger in ihren Personalentscheidungen zu unterstützen. Diese vier Bereiche der **Informationsbasis** lassen sich auch auf das Krankenhaus (und auf den Bereich der Pflege) übertragen.

386 Informationen zum externen Arbeitsmarkt, zur Frage von Angebot und Nachfrage nach Pflegearbeitsplätzen, liegen durch die Arbeiten des **Instituts für Arbeitsmarkt- und Berufsforschung der Bundesanstalt für Arbeit** (1995) vor. Informationen zum internen Arbeitsmarkt, der sich mit Fragen der Personalbewegungen innerhalb der Institution Krankenhaus auseinandersetzt, liegen kaum vor (vgl. *Schwan* 1993). Gerade in diesem Bereich wären aber Informationen darüber

erforderlich, wie z.B. Aufstiegswege des Pflegepersonals tatsächlich verlaufen, wie ein Abbau von Arbeitsplätzen vorgenommen wird, wie sich das Einkommen des Personals in der Institution entwickelt oder wie personalwirtschaftliche Konflikte (auch mit dem Personalrat) gelöst werden.

Erst in den Anfängen dürfte sich die Personalforschung im Krankenhaus zu den Zielen der Mitarbeiter befinden. Die Einbeziehung der Ziele der Mitarbeiter wird für ein Unternehmen immer wichtiger, wenn es darum geht, die Unternehmung strategisch auszurichten. Der finanzielle Druck zwingt viele Krankenhäuser, sich für die Zukunft zu rüsten und die strategische Ausrichtung voranzutreiben. **387**

Gerade in der Pflege ist die Frage der Arbeitsbelastung von erheblicher Bedeutung. Eine Vielzahl von Studien hat sich mit dieser Frage auseinander gesetzt (vgl. *Büssing 1997, Elkeles 1991*). **388**

EDV-gestützte Personalinformationssysteme können auch im Krankenhaus zum Einsatz kommen, wenn vorher Fragen zum Datenschutz und zur Einbeziehung des Personalrats geklärt sind und gegen die Anwendung dieses Instruments keine Bedenken bestehen. **389**

Die Ausführungen zeigten, dass auch für das Krankenhaus mit Hilfe der genannten Informationen eine gute Ausgangslage geschaffen werden muss, um in der Personalwirtschaft angestrebte Ziele zu erreichen. **390**

Weitere Informationen zur Personalwirtschaft enthalten die entsprechenden arbeits- und tarifrechtlichen Bestimmungen. Für den Krankenhausbereich sind einige Regelungszwecke nach der unterschiedlichen Trägerschaft der Krankenhäuser sowie Beispiele für die Beteiligung der Personalvertretung der Abbildung 79 zu entnehmen. **391**

Für die vorhandenen unterschiedlichen Krankenhausträger sind auch unterschiedliche tarifvertragliche Regelungen vorhanden. Generell kann aber davon ausgegangen werden, dass für die freigemeinnützigen Krankenhausträger und ihre arbeitsrechtlichen Interessenvertreter die Regelungen des BAT eine gewisse Leitfunktion haben, zumindest war dies in der Vergangenheit so. Im Rahmen der Personalwirtschaft ist aber die Kenntnis dieser unterschiedlichen Regelungen von erheblicher Bedeutung, um so die möglichen Aktivitäten aus der Perspektive des Arbeitgebers abzustecken. Dies zeigt auch der Hinweis aus Abbildung 79 zu den Aufgaben des **Personalrats**, der **Mitarbeitervertretung** bei der Personalbedarfsplanung und der Personalbeschaffungsplanung, die in den nächsten Abschnitten behandelt werden. **392**

4.2.2 Personalbedarfsplanung im Krankenhaus

60 v.H. des Personals im Krankenhausbereich sind Pflegekräfte. Im Mittelpunkt der folgenden Ausführungen steht die Ermittlung dieses Teils des Personalbedarfs in **393**

Unternehmen und Markt

Träger	Tarifvertragliche Regelungen
Öffentliche Krankenhäuser Träger: Körperschaft des öffentlichen Rechts Bedarfsdeckung	Bundesangestelltentarif (BAT) Bundesmanteltarifverträge f. Arbeiter Ergänzende Spezialtarifverträge (z. B. für Urlaubsgeld)
Freigemeinnützige Krankenhäuser Religiöser, kirchlicher, humanitärer oder sozialer Träger Gemeinnützigkeit	Arbeitsvertragsrichtlinien der konfessionellen Träger (AVR) (Deutscher Caritasverband, Diakonisches Werk der Evangelischen Kirchen in Deutschland) Spezielle Tarifverträge für einzelne Trägerverbände (z. B. Deutsches Rotes Kreuz)
Private Krankenhäuser Private Rechtsform Gewinnorientierung	eigener Bundesmanteltarifvertrag Landesweite Vergütungstarifverträge Haustarifverträge

Planung	Bereich Betriebsverfassungsgesetz Aufgaben Betriebsrat
Personalbedarfsplanung, Personalbeschaffungsplanung	Unterrichtungsrecht über den künftigen Personalbedarf. Daneben auch das Unterrichtungsrecht über die sich daraus ergebenden personellen Maßnahmen.

Planung	Bereich Personalvertretungsrecht Aufgaben Personalrat
Personalbedarfsplanung, Personalbeschaffungsplanung	Anhörungsrecht (nicht in allen Personalvertretungsrechten verankert) zur Personalplanung. Mitbestimmungsrecht bei der Erarbeitung von Grundsätzen für die Ausschreibung von Stellen.

394 Abb. 79: Arbeitsrecht und Personalvertretung
(Quelle: Moos 1995, S. 60 und eigene Zusammenstellung)

einem Krankenhaus. Für den Krankenhausbereich gab die **Deutsche Krankenhausgesellschaft** erstmals 1964 **Anhaltszahlen** für den Personalbedarf im Pflegedienst bekannt. Bis zur Verabschiedung der Pflege-Personalregelung sollten noch knapp 30 Jahre vergehen. Im Mittelpunkt der Diskussion um den Personalbedarf steht seit Mitte der 60er Jahre die Ermittlung des **quantitativen Personalbedarfs**. Vernachlässigt wurden dagegen Fragen des **qualitativen Personalbedarfs**.

395 Ziel der *qualitativen* **Personalbedarfsplanung** ist die Feststellung von Kenntnissen, Fähigkeiten und Verhaltensweisen der Mitarbeiter, über die diese in der Zukunft verfügen sollten, um die angestrebten Ziele des Unternehmens zu erreichen.

Mit der *quantitativen Personalbedarfsplanung* soll diejenige Personalmenge ermittelt werden, die erforderlich ist, um das geplante Leistungsprogramm zu erledigen. 396

4.2.2.1 Qualitative Personalbedarfsplanung

Die qualitative Personalbedarfsermittlung will aus den voraussichtlichen zukünftigen Aufgaben der Pflegekräfte die erforderlichen Kenntnisse, Fähigkeiten und Verhaltensweisen ableiten. Je nach Veränderung des Unternehmens „Krankenhaus" und seines Umfeldes sind methodisch andere Konzepte anzuwenden (Abbildung 80). 397

Methodisch relativ einfach ist die Fortschreibung des qualitativen Personalbedarfs in den Unternehmenssituationen „konstante Entwicklung" und „stetige Entwicklung". Schwieriger wird die Einschätzung des Personalbedarfs bei einem Strukturbruch, wie wir ihn gegenwärtig im Bereich des Krankenhauses und der Pflege erleben. Für diese Situation ist die **Szenario-Technik** anzuwenden, die wie folgt umschrieben wird: 398

„Beim Verfassen von Szenarien geht es um die Konstruktion einer logischen Folge von Ereignissen, um Aufschluss darüber zu gewinnen, wie aus einer vorgegebenen Situation schrittweise eine neue Entwicklung entsteht. Zielsetzung ist nicht Voraussage der Zukunft, sondern die systematische Analyse von Weggabelungen, an denen kritische Entscheidungen getroffen werden müssen" (*Steinebach* 1991, S. 80). 399

Für die qualitative Personalbedarfsplanung ergeben sich folgende *sieben Schritte*, um den Personalbedarf mit dieser Methode zu ermitteln (vgl. Abbildung 81). 400

Neben der Fixierung von Unternehmenszielen werden im *ersten Schritt* Szenarien des Unternehmensumfeldes entworfen. Auf der Grundlage dieser Vorgaben werden im *zweiten Schritt* Szenarien zukünftiger Tätigkeitsfelder erstellt. Daraus sind im *dritten Schritt* diejenigen Aufgaben zu ermitteln, die im Rahmen der erwähnten Tätigkeitsfelder zu lösen sind. Aus den Aufgaben ergeben sich die Anforderungen an das Verhalten, die erforderlichen Kenntnisse und Fähigkeiten der Mitarbeiter (*vierter Schritt*). Die so ermittelten Anforderungen und Aufgaben werden im *fünften Schritt* zu neuen Stellen bzw. neuen Berufsbildern gebündelt. Schließlich endet dieses methodische Konzept in der Abschätzung des quantitativen Bedarfs (*sechster Schritt*) sowie in der Kontrolle der Prämissen (*siebter Schritt*), die im ersten Schritt gesetzt worden sind. Damit wird bei dieser Methode wie in einem Regelkreis vorgegangen. 401

Auf den **Krankenhausbereich** übertragen, ergibt sich folgendes Bild: Zunächst sind zukünftige Szenarien zum Krankenhausumfeld aufzustellen. Sodann ist festzulegen, welche Ziele das Krankenhaus in der Zukunft verfolgt. Aus diesen inhaltlichen Vorgaben lassen sich im zweiten Schritt die Szenarien zukünftiger Tätigkeitsfelder des Krankenhauses ableiten. Diese zukünftigen Tätigkeitsfelder des 402

Unternehmen und Markt

Veränderung des Unternehmerumfeldes und der Unternehmensstruktur	Geeignete Methode zur Ermittlung der qualitativen Personalbedarfsplanung	Auswirkungen auf Stellen/Aufgaben	Planungshorizont	Anzuwenden im Krankenhausbereich
konstant	Aufgaben, Leistungsprogramm, Technik und Organisationsstruktur verändern sich wenig. Geeignete Methode: Fortschreibung der einzelnen Stellen, Aufgaben und Anforderungen	statisch, fortschreitend, planbare Kalkulation	kurzfristig	mit dem Krankenhausfinanzierungsgesetz ab 1972
stetige Entwicklung	Keine Strukturbrüche. Sollten diese auftreten, so sind die Strukturbrüche gut vorhersehbar. Geeignete Methode: Fortschreibung der Kernaufgaben, Prognose der geänderten Randaufgaben mit ihren Anforderungen.	Kontinuität, Planbarkeit, gezielte Fort- und Weiterbildung, personenorientierte Personalplanung notwendig	mittelfristig	mit Einführung der prospektiven Budgetierung ab 1986
Strukturbrüche	Sie werden u. a. sichtbar durch entscheidende Änderungen in der Gesetzgebung, der Informationsverarbeitung, der Technik, der Organisationsstruktur oder dem Produktionsprogramm. Geeignete Methode: szenariogestützte Planungstechnik zur Ermittlung der zukünftigen Arbeitsfelder, Arbeitsbedingungen und Anforderungen	Unsicherheiten, Ängste bei Mitarbeitern, Herausforderung und neue Impulse, zielorientierte Personalplanung erforderlich	langfristig, kann aber auch kurz- und mittelfristig eintreten	mit der Verabschiedung des Gesundheitsstrukturgesetzes und des Pflegeversicherungsgesetzes ab 1993

403 Abb. 80: Methodische Aspekte der qualitativen Personalbedarfsplanung
(Quelle: eigene Zusammenstellung)

Krankenhauses geben Hinweise darauf, welche Aufgaben im Pflegebereich in der Zukunft zu erledigen sind. Im vierten Schritt werden aus den bisherigen Überlegungen die Konsequenzen für das Personal gezogen. Sind die zukünftige Aufgaben gut planbar, ist der **verhaltensorientierte Ansatz** anzuwenden. Dieser Ansatz stellt das notwendige und erwünschte Verhalten des (Pflege-) Personals in den Vordergrund. Lassen sich dagegen die zukünftigen Aufgaben schlecht oder kaum planen, kommt der **Eigenschaftsansatz** zur Anwendung. Hier stehen die Fähigkeiten und Kenntisse des Personals im Mittelpunkt. Für die Besetzung von Leitungsfunktionen im

Ausgewählte Betriebswirtschaftliche Prozesse

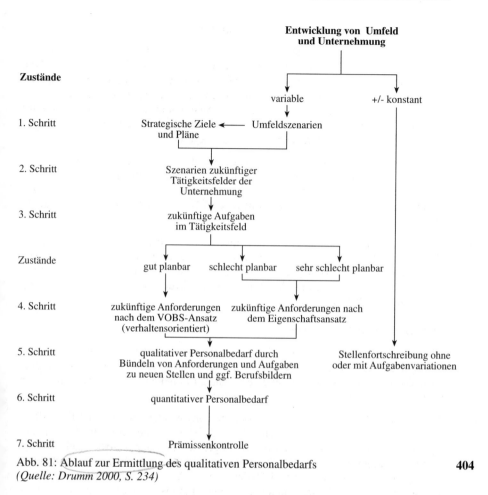

Abb. 81: Ablauf zur Ermittlung des qualitativen Personalbedarfs
(Quelle: Drumm 2000, S. 234)

404

Pflegedienst ist im Moment wohl eher der Eigenschaftsansatz anzuwenden, da die diesbezüglichen zukünftigen Aufgaben kaum zuverlässig zu bestimmen sind. Im fünften Schritt werden die näher beschriebenen Anforderungen und Aufgaben zu neuen Stellen gebündelt. Dabei können prinzipiell auch neue Berufsbilder entstehen. Im sechsten Schritt wird der quantitative Personalbedarf ermittelt. Schließlich sind im letzten Schritt die getätigten Annahmen zu kontrollieren. Erst dieser Regelkreis gewährleistet, dass die qualitative Personalbedarfsplanung auch realitätsnah ausfällt.

4.2.2.2 Quantitative Personalbedarfsplanung

405 Die quantitative Personalbedarfsplanung stellt für den Pflegedienst bzw. für die Pflegedienstleitung nach wie vor eine zentrale Aufgabe dar. Zum einen kann die Personalbedarfsplanung dazu herangezogen werden, um einen Abgleich zwischen dem Personalbestand und dem Personalbedarf zu erreichen. Zum anderen kann die Personalbedarfsplanung zur Steuerung des Personaleinsatzes dienen. Dies wird insbesondere dann erforderlich sein, wenn sich die erbrachten Leistungen in einzelnen Bereichen des Krankenhauses verändert haben.

406 Für das operative Controlling ist eine quantitative Personalbedarfsplanung unerlässlich, um den Personaleinsatz sachgerecht steuern zu können. Die Planung bzw. die Berechnung bezieht sich dabei auf den 1-Jahres-Zeitraum. Die Maßeinheit zur Berechnung des Bedarfs ist die **Vollkraft (VK)** mit den täglich, wöchentlich, monatlich oder jährlich zu leistenden Arbeitsstunden.

407 Auf die im Zusammenhang mit der quantitativen Personalbedarfsplanung zu klärenden Aufgaben wie die Arbeitszeiten, die Zuordnung des Personals, die Leistungsplanung, die Berechnungsmethoden und die Ermittlung des Personalbedarfs wird in den weiteren Ausführungen in Grundzügen eingegangen (vgl. *Bofinger/Dörfeldt* 2001).

4.2.2.2.1 Zu den Arbeitszeiten

408 In Bezug auf die Arbeitszeiten ist das Problem zu klären, wieviel Arbeitszeit für die Erledigung einer Arbeit erforderlich ist. Danach ist zu ermitteln, wieviel Zeit eine Arbeitskraft durchschnittlich arbeitet, um dann abschließend für die zu erledigenden Arbeiten die notwendige Anzahl von Arbeitskräften zu errechnen.

409 Mit dem Begriff der „regelmäßigen Arbeitszeit pro Woche" (RAZ) wird die tariflich vereinbarte durchschnittliche wöchentliche Arbeitszeit umschrieben. Derzeit beträgt sie 38,5 Stunden. Neben der regelmäßigen wöchentlichen Arbeitszeit sind für die Zeitberechnung noch die **Wochenfeiertag (WFT)** zu beachten. Während dieser Feiertage ist der Mitarbeiter grundsätzlich von der Arbeit freigestellt unter Fortzahlung der Bezüge. Für die Personalbedarfsberechnung ist es wichtig zu wissen, dass die Wochenfeiertage von Jahr zu Jahr differieren und von Bundesland zu Bundesland unterschiedlich gelten. Die Soll-Arbeitszeit (SAZ) als Ausgangspunkt für die monatlich zu erbringende Arbeitszeit, besteht aus der regelmäßigen Arbeitszeit abzüglich der erwähnten Wochenfeiertage. Die einzelnen Berechnungsschritte sind der nachfolgenden Abbildung 82 zu entnehmen.

410 Nach der Abbildung ergibt sich, dass die Soll-Arbeitszeit pro Monat für eine **Vollkraft** bei 160,42 Stunden liegt. Es wird von einer regelmäßigen wöchentlichen Arbeitszeit von 38,5 Stunden ausgegangen.

Ausgewählte Betriebswirtschaftliche Prozesse

	365 (bzw. 366)	Kalendertage/Jahr
–	104	Samstage und Sonntage/Jahr
–	11 (bzw. 12)	Wochenfeiertage/Jahr
=	250	Arbeitstage in der 5-Tage-Woche
*	7,7	Stunden pro Arbeitstag in der 5-Tage-Woche
=	1.925,00	Stunden SAZ/VK/Jahr
:	12	Monate/Jahr
=	160,42	Stunden SAZ/VK/Monat

Abb. 82: Durchschnittliche monatliche Arbeitszeit **411**
(Quelle: Bofinger/Dörfeldt 2001 [01 02], S. 4)

Um die **Netto-Arbeitszeit** (NAZ) einer Arbeitskraft berechnen zu können, ist von **412** der **Soll-Arbeitszeit** (SAZ) die Ausfallzeit abzuziehen. Bei der Ausfallzeit handelt es sich um Zeiten, die vom Arbeitgeber voll oder teilweise bezahlt werden. Dazu zählen z.B. der Erholungsurlaub, Freistellungstage, Arbeitsunfähigkeitstage wegen Krankheit mit Anspruch auf Krankenbezüge und Mutterschutz. Die Netto-Arbeitszeit (NAZ) ist die entscheidende Größe für die Personalbedarfsberechnung. Der Zusammenhang zu den übrigen Größen wird noch einmal durch die nachstehende Abbildung 83 verdeutlicht.

Von der regelmäßigen Arbeitszeit pro Vollkraft (RAZ/VK) bis zur Netto-Arbeitszeit pro Vollkraft (NAZ/VK) besteht bei Personalberechnungen folgender Zusammenhang:

	Regelmäßige Arbeitszeit pro Vollkraft	RAZ/VK	pauschal (A)
./.	**Wochenfeiertage** pro Vollkraft	WFT/VK	pauschal (A)
=	Soll-Arbeitszeit pro Vollkraft	SAZ/VK	generell (B)
./.	**Ausfallzeit** pro Vollkraft	AUS/VK	individuell (C)
=	Netto-Arbeitszeit pro Vollkraft	NAZ/VK	individuell (C)

(A) pauschal berücksichtigt bei der SAZ/VK

(B) generell pro Jahr für alle Personalgruppen/Leistungsstellen und Krankenhäuser
 = 250 Arbeitstage (AT) in der 5-Tage-Woche
 * Stunden pro AT in der 5-Tage-Woche

(C) individuell pro Personalgruppe/Leistungsstelle im jeweiligen Krankenhaus

Abb. 83: Von der RAZ zur NAZ *(Quelle: Bofinger/Dörfeldt 2001 [01 02], S. 8* **413**

4.2.2.2.2 Zur Zuordnung des Personals

414 Die Zuordnung des Personals zu den **Dienstarten** erfolgt nach den Bestimmungen der Krankenhaus-Buchführungsverordnung, Kontenklasse 60 sowie nach den Zuordnungsvorschriften zum Kontenrahmen.

415 Die Anrechnung von **Auszubildenden in der Krankenpflege** bzw. in der Krankenpflegehilfe ergibt sich nach den Bestimmungen zur Bundespflegesatzverordnung, § 9 Abs.2 (vgl. Abbildung 84).

> **§ 9 Nr. 2 BPFLV**
>
> (2) ¹Personen, die in der Krankenpflege oder Kinderkrankenpflege ausgebildet werden, sind im Verhältnis 7 zu 1 auf die Stelle einer in diesen Berufen voll ausgebildeten Person anzurechnen. ²Personen, die in der Krankenpflegehilfe ausgebildet werden, sind im Verhältnis 6 zu 1 auf die Stelle einer voll ausgebildeten Person nach Satz 1 anzurechnen.

416 Abb. 84: Anrechnung von Auszubildenden – § 9 Abs.2 BPflV

4.2.2.2.3 Zur Leistungsplanung

417 Die Erfassung der pflegerischen Leistungen ist mit der Ausgangspunkt bei der Ermittlung des Personalbedarfs für den Pflegedienst. Um diese Leistungen zu erfassen, stehen verschiedene Messinstrumente zur Verfügung. Zwischen handlungs- und zustandsbezogenen Messinstrumenten kann getrennt werden, wie die nachstehende Abbildung 85 zeigt.

418 In der Vergangenheit ist von diesen Instrumenten in der Pflege die **PPR** für einen bestimmten Zeitraum zur Anwendung gekommen. Heute dient sie als internes Mess- und Steuerungsinstrument. Neben diesen Instrumenten kann auch die jeweilige Leistung nach individuellen Verfahren erfasst werden.

4.2.2.2.4 Zu den Berechnungsmethoden

419 Ist die **Leistungserfassung** und -planung abgeschlossen, ist im nächsten Schritt der quantitative Personalbedarf zu ermitteln. Es gilt für diesen Bereich die Aufforderung des Gesetzgebers an die Parteien der sozialen Selbstverwaltung, hier: die Deutsche Krankenhausgesellschaft und die Spitzenverbände der Träger der gesetzlichen Krankenversicherung, Maßstäbe und Grundsätze für den Personalbedarf zu ermitteln (vgl. Abbildung 86).

420 Bislang sind diese Maßstäbe und Grundsätze nicht verabschiedet worden. Deshalb muss man sich heute weiter mit unverbindlichen Anhaltszahlen, Richtwerten begnügen. Der quantitative Personalbedarf kann nach leistungsbezogenen Gesichtspunkten ermittelt werden oder nach der Arbeitsplatz-Methode (vgl. Abbildung 87).

Ausgewählte Betriebswirtschaftliche Prozesse

Handlungsbezogene Messverfahren Pflegeaufwandsmessverfahren	Umschreibung
Leistungserfassung in der Pflege (LEP)	Quantitative Erhebungsmethode von Pflegetätigkeiten und Patientenaufkommen zur Ermittlung des Pflegepersonals. Auf der Basis des 24-Stunden-Tages wird der erbrachte Pflegeaufwand in Minuten pro Stunde zu neun Patientenklassifikationen mit 80 Pflegevariablen ermittelt.
Nursing Minimum Data Set NMDS (Belgien)	Systematisches Erfassungssystem zur Darstellung pflegerischer Tätigkeit in der Akutpflege. Patientenbezogene, Pflegehandlungsbezogene, Pflege.... bezogene und Pflegebedarfsbezogene Daten werden 4x jährlich an 15 aufeinander folgenden Tagen erhoben. Ziel ist es, repräsentative Vergleichsdaten pflegerischer Arbeit in Belgien zu erhalten.
Plaisir	Informationsgestützte Planung der erforderlichen Pflege. Erhebungsmethode, die Auskunft über den individuellen Pflegebedarf und die Pflegeinterventionen in der Langzeitpflege gibt. Plaisir ist eine Mischform der handlungs- und zustandsbezogenen Messverfahren.

Zustandsbezogene Messverfahren Pflegebedarfsmessungsverfahren	Umschreibung
Resident Assessment Instrument (RAI)	Assessment zur verbesserten und strukturierten Entwicklung eines Pflegeplanes für Bewohner in Langzeitpflegeeinrichtungen.
FIM (Functional Independence Measure)	Assessmentverfahren, das die individuellen Fähigkeiten und Störungen bei Patienten der Rehabilitation und Geriatrie erfasst.
Pflege-Personalregelung (PPR)	Bildung von Pflegestufen und Patientengruppen für die allgemeine und die spezielle Pflege. Den Patientengruppen werden einzelne Minutenwerte zugeordnet. Die Personalbemessung erfolgt auf der Basis der ermittelten Minutenwerte.

Abb. 85: Pflegerische Messinstrumente
(Quelle: Katholischer Krankenhausverband Deutschlands 2001, S. 47–129)

Der leistungsbezogene Personalbedarf nach generellen Vorgaben kann z.B. erfolgen nach Anhaltszahlen, nach Minutenwerten pro Patient, Minuten pro Einzelleistung. Bei diesen Werten werden durchschnittliche Verhältnisse in den Einrichtungen zu Grunde gelegt. In der PPR sind Minutenwerte pro Patient für unterschiedliche Pflegestufen festgelegt worden. Im Gegensatz dazu werden beim leistungsbezogenen Personalbedarf nach individuellen Vorgaben die jeweiligen örtlichen Gegebenheiten berücksichtigt. Im Rahmen der Arbeitsplatz-Methode bemisst sich der Personalbedarf nach dem jeweilig zu besetzenden Arbeitsplatz (z.B. Pförtner, Nachtwachenplätze).

> **§ 19**
> **Empfehlungen**
>
> ¹Die Deutsche Krankenhausgesellschaft und die Spitzenverbände der Träger der gesetzlichen Krankenversicherung erarbeiten unter Beachtung der medizinischen und technischen Entwicklung gemeinsam Empfehlungen über Maßstäbe und Grundsätze für die Wirtschaftlichkeit und Leistungsfähigkeit der Krankenhäuser, insbesondere für den Personalbedarf und die Sachkosten. ²Unbeschadet der Vorschrift des § 17 Abs. 1 Satz 1 sind dabei auch die Empfehlungen der Konzertierten Aktion im Gesundheitswesen angemessen zu berücksichtigen. ³Die Empfehlungen nach Satz 1 sind in enger Zusammenarbeit mit den Berufsverbänden der im Krankenhaus Beschäftigten, der Ärzteschaft, den Gewerkschaften, den Arbeitgebern und mit dem Verband der privaten Krankenversicherung zu erarbeiten.

423   Abb. 86: § 19 Krankenhausfinanzierungsgesetz

1. Leistungsbezogener Personalbedarf		2. Arbeitsplatz-Methode
a) nach generellen Vorgaben	b) nach KH-individuellen Vorgaben	nach KH-individuellem Zustand

424   Abb. 87: Methoden zur Ermittlung des Personalbedarfs
      (Quelle: Bofinger/Dörfeldt 2001 [04 02], S. 3)

425   Die **Ermittlung des Personalbedarfs** nach den jeweiligen Methoden und mit den einzelnen Rechenschritten wird ausführlich für den Pflegebereich im Krankenhaus bei *Lange* (1997) behandelt.

4.2.3 Personalbeschaffungsplanung im Krankenhaus

426   Ergibt die Analyse des Personalbedarfs das Ergebnis, dass für die weitere Aufrechterhaltung eines bestimmten Arbeitsbereichs des Krankenhauses noch Personal erforderlich ist, muss dieses Personal auf unternehmensexternem oder auf -internem Wege beschafft werden. Die Personalbeschaffung (-splanung) muss sich außerdem mit der Bewerberauswahl und -einstellung sowie mit der Personalzuweisung befassen. Mit der Personalbeschaffungsplanung wird also das Ziel verfolgt, geeignetes Personal rechtzeitig zur Erfüllung der Aufgaben bereitzustellen.

427   Die **unternehmensexterne Beschaffung** von Personal erfolgt, wenn ein bestimmtes Fähigkeitspotenzial im Unternehmen nicht vorhanden ist und/oder Berufsanfänger eingestellt werden, um bei ihnen die erforderlichen Potenziale des Unternehmens für die Zukunft zu entwickeln.

428   Im Rahmen der **internen Beschaffung** senkt das Unternehmen seine Einarbeitungskosten und verwirklicht gleichzeitig Aufstiegsangebote an die Mitarbeiter. Ziel der *Bewerberauswahl* ist die Ermittlung des am geeignetsten erscheinenden Bewerbers für die Besetzung der vakanten Stelle. Nach dieser Auswahl erfolgt die *Einstellung*

des Bewerbers mit Abschlus des Arbeitsvertrages. Die Personalbeschaffungsplanung endet mit der Personalzuweisung: der Besetzung der vakanten Stelle.

4.2.3.1 Klärung des Beschaffungsweges

Bei den Personalbeschaffungskomponenten (vgl. Abbildung 88) kann getrennt werden zwischen **429**

- den **Beschaffungswegen**,
- den **Beschaffungsmitteln**,
- dem **Beschaffungszeitpunkt** und
- dem **Beschaffungsort**.

Neben der internen Beschaffung im Krankenhaus kann die externe Beschaffung auf passivem oder aktivem Wege geschehen. Als Beschaffungsmittel kommen auf dem externen Markt der Hinweis auf die Arbeitsbedingungen, die Vergütungsgruppe oder die Entwicklung der Karriere infrage. Im Rahmen der internen Beschaffung können entsprechende Pläne zur Karriere, zur Personalentwicklung auf diesem Wege umgesetzt werden. Der Beschaffungszeitpunkt fällt bei der internen Beschaffung meist mit dem Einsatzzeitpunkt zusammen. Dies ist komplizierter bei der externen Beschaffung, die wesentlich bestimmt wird durch die Arbeitsmarktsituation. Ist diese Situation entspannt, so erfolgt die Beschaffung zum Einsatzzeitpunkt. Ist das Arbeitsangebot knapp, so kann die Beschaffung bereits erfolgen, obwohl der Einsatzzeitpunkt eigentlich später wäre. **430**

In der Umsetzung der Alternativen: externe oder interne Beschaffung kann davon ausgegangen werden, dass nicht die Auswahl einer Alternative zum Ziel führt, sondern je nach Arbeitsmarktsituation und Situation im Krankenhaus eher die eine oder die andere infrage kommt. Eine weitere Form der Personalbeschaffung, die aber erst mittel- bis langfristig sich auswirkt, ist das Personalmarketing, das *Drumm* (2000, S. 335) wie folgt umschreibt: „Unter Personalmarketing wird die Erschließung des externen Arbeitsmarkts durch Auf- und Ausbau eines positiven Image auf beschaffungsrelevanten Arbeitsmarktsegmenten verstanden." **431**

Auch die Pflege greift auf diese Form der Beschaffung zurück. So sollte z.B. die Aktion *„Berufe fürs Leben"* mit dazu beitragen, Nachwuchs für den Beruf zu gewinnen, da die Bewerberzahlen an den Krankenpflegeschulen rückläufig waren und damit absehbar war, dass nicht ausreichend ausgebildete Kräfte zur Verfügung stehen würden. **432**

Um das Ansehen der Pflegeberufe zu verbessern, wurden **drei Konzepte** vorgeschlagen (Abbildung 89). Sie sollen helfen, die Beschäftigungsvorteile für diejenigen herauszuarbeiten, die neu in den Pflegeberuf einsteigen wollen oder die wieder für diesen Beruf gewonnen werden sollen. **433**

Unternehmen und Markt

Beschaffungs-komponenten	Unternehmensinterne Beschaffung	Unternehmungsexterne Beschaffung
Beschaffungswege		Passive Wege (nur Information über Stellenvakanz): (1) Durch Aushang wird auf Stellen hingewiesen (2) Massenmedien (z.B. Rundfunk, Fernsehen, BTX) weisen auf Stellen hin. (3) Stellenanzeigen in Zeitungen, Zeitschriften usw. (4) Im Intranet oder im Internet wird auf vakante Stellen hingewiesen. Aktive Wege (gezielte Platzierung durch suchendes Unternehmen oder durch beauftragte Dritte): (1) An den Ausbildungsinstitutionen wird direkt geworben. (2) Durch lokale und überregionale Arbeitsämter werden Bewerbungsunterlagen eingesehen. (3) Personalberater wird beauftragt. (4) Durch eigenes Personal wird geworben.
Beschaffungsmittel	Förderung der internen Mobilität, Personalentwicklungsmaßnahmen, Laufbahn- oder Karrierepläne	Arbeitsbedingungen, Vergütung, Karriere
Beschaffungszeitpunkt	Beschaffungszeitpunkt und Einsatzzeitpunkt fallen fast zusammen.	Entscheidend ist die Arbeitsmarktsituation: Entspannte Situation am Arbeitsmarkt: Beschaffung erfolgt zum Einsatzzeitpunkt Knappes Angebot an Arbeitskräften: „Horten", knappes Angebot wird für die Zukunft erwartet. „Strecken", Verlegung des Beschaffungszeitpunktes jenseits des Einsatzzeitpunktes. Es wird damit gerechnet, dass das Arbeitskräfteangebot steigt.
Beschaffungsort	betriebsintern, unternehmensweit, konzernweit	lokal, regional, überregional

434 Abb. 88: Personalbeschaffungskomponenten auf externem und internem Markt
(Quelle: zusammengestellt nach Drumm 2000)

435 Dabei zielen die Maßnahmen von *Konzept 1* auf die Nachwuchsgewinnung für Pflegeberufe, die von *Konzept 2* auf die Erhöhung der Berufsverbleibdauer bevor auf die Rückgewinnung ausgebildeter Pflegekräfte gesetzt wird. Die Aufwertung

Ausgewählte Betriebswirtschaftliche Prozesse

Träger/ Institutionen	Probleme + Adressaten	Image-Konzept 1 Nachwuchsgewinnung (Berufsanfänger)	Image-Konzept 2 Verbleib und Rückgewinnung von Pflegefachkräften	Image-Konzept 3 Aufwertung der Pflegeeinrichtungen und ihrer Träger
Hauptschule Realschule/FOS Berufsschule Arbeitsamt Berufsberatung BIZ Krankenpflege-, Altenpflegeschulen		Intensivierung der schulischen Berufsinformation Aktualisierung des Berufsbilds Pflege Verbesserung der Kranken- und Altenpflegeausbildung		
Krankenhäuser/Altenpflegeeinrichtungen Gebietskörperschaften Tarifparteien Krankenkassen Berufsverbände			Verbesserung des Arbeitsplatzes Verbesserung der zentralen Arbeitsinhalte Verbesserung der beruflichen Rahmenbedingungen der Pflegetätigkeit	
Krankenhäuser/Altenpflegeeinrichtungen Träger (Gebietskörperschaften, Zweckverbände, Kirchen und Wohlfahrtsverbände) Einrichtungsübergreifende regionale Unterstützungsnetze				Vermittlung einer positiven Institutionenphilosophie nach außen Übergang von reaktiver Personalverwaltung zu strategisch-gestaltendem Personalmanagement Analysen zum Leistungsgeschehen und zur Personalpolitik im Rahmen der kommunalen/regionalen Gesundheitsberichterstattung

Abb. 89: Pflegeberufe – Image-Konzepte *(Quelle: Dietrich/Stooß 1994, S. 120)* **436**

der Pflegeeinrichtungen und ihrer Träger ist das Ziel der in *Konzept 3* beschriebenen Maßnahmen.

4.2.3.2 Auswahl und Einstellung

437 Für die Auswahl und Einstellung der Bewerber ist es wichtig, die Kenntnisse und Fertigkeiten, die ein Bewerber mitbringt, mit den Anforderungen der vakanten Stellen zu vergleichen. Abbildung 90 verdeutlicht die unterschiedlichen Situationen. Bei Bewerbern aus der eigenen Unternehmung liegen Informationen über ihre Kenntnisse und Fähigkeiten vor. Im Rahmen der Bewerberauswahl kommt es darauf an, festzustellen, ob der Bewerber den künftigen Anforderungen gewachsen ist.

438 Die Bewerberauswahl von Bewerbern außerhalb der Unternehmung kann sehr zeitaufwändig und kostenintensiv gestaltet werden. Das jeweils gewählte Verfahren wird mit abhängen von der zu besetzenden Stelle. Das **dreistufige Verfahren** kennt neben der Auswertung der Bewerbungsunterlagen, dem Bewerbungsgespräch noch die Ableistung von Tests oder Arbeitsproben.

Bewerber ...	Informationen
... aus der eigenen Unternehmung	Informationen liegen vor. Die vergangenheitsorientierten Informationen sind um die zukunftsorientierten Informationen zu ergänzen. Die Anforderungen müssen mit den Fähigkeiten/Kenntnissen des Bewerbers übereinstimmen.
... außerhalb der Unternehmung	(1) **Einstufiges Verfahren:** Nur die Bewerbungsunterlagen werden angefordert. (2) **Zweistufiges Verfahren:** Nach den Bewerbungsunterlagen wird ein Bewerbungsgespräch geführt. Drei Formen sind möglich: (a) Seriell. Der Bewerber spricht nacheinander mit einzelnen Unternehmensvertretern. (b) Jury. Ein Bewerber wird mehreren Vertretern der Unternehmung gleichzeitig präsentiert. (c) Gruppe. Das Gespräch führen mehrere Bewerber und mehrere Vertreter der Unternehmung. (3) **Dreistufiges Verfahren:** Neben den Bewerbungsunterlagen, dem Bewerbungsgespräch werden noch Arbeitsproben oder Eignungs- und Leistungstests gefordert.

439 Abb. 90: Bewerberauswahl *(Quelle: zusammengestellt nach Drumm 2000)*

440 Im **Krankenhaus** und speziell im Pflegebereich wird eher das *zweistufige Verfahren*, die Auswertung von Bewerbungsunterlagen und ein Bewerbungsgespräch zur Anwendung kommen.

4.2.3.3 Personalzuweisung

Gegenstand der Personalzuweisung ist zunächst die Prüfung, ob die Anforderungen der Stelle mit den Fähigkeiten und Kenntnissen des Kandidaten übereinstimmen. Außerdem geht es um die Frage, welche sozialen Nebenbedingungen (z.B. familiäre Situation des Bewerbers) mit der Stellenbesetzung verbunden sind. Sollten hier Mobilitäts- oder Motivationsbarrieren auftreten, so sollten diese im Bewerbungs- oder Mitarbeitergespräch ermittelt und möglichst geklärt werden.

4.2.4 Zusammenfassung

Die **Personalwirtschaftslehre** will einen Beitrag zum Einsatz des Personals liefern. Die Informationsbasis der Personalwirtschaft bildet die unternehmerische Arbeitsmarktforschung, die unternehmerische Personalforschung, die unternehmerische Arbeitsforschung sowie Personalinformationssysteme. Das Arbeits- und Tarifrecht ist eine wichtige Komponente der Personalwirtschaftslehre. Im Rahmen der Personalbedarfsplanung sind qualitative und quantitative Verfahren vor dem Hintergrund der verfolgten Ziele zu berücksichtigen.

Die qualitative Personalbedarfsplanung strebt die Ermittlung der Kenntnisse, Fähigkeiten und Verhaltensweisen der Mitarbeiter an, die für die Zukunft zur Erfüllung der gesetzten Unternehmensziele erforderlich sind. Die quantitative Personalbedarfsplanung ist im Zusammenhang mit der qualitativen Personalbedarfsplanung zu sehen. Mit ihr soll die Lücke zwischen Bedarfs/Soll- und Istbesetzung geschlossen werden.

4.3 Krankenhausproduktion

Oben haben wir bereits mehrfach darauf hingewiesen, dass das Ergebnis der Krankenhaustätigkeit bzw. das Produkt des Krankenhauses nur schwer genau zu erfassen ist. Die Veränderung des Zustandes eines Patienten lässt sich allenfalls mit Hilfe von Indikatoren genauer bestimmen. In diesem Abschnitt werden wir zunächst herausarbeiten, wie notwendig es ist, die Leistung des Krankenhauses zu messen (Abschnitt 4.3.1), und dann verschiedene Ansätze zur Beschreibung und Darstellung der Krankenhausproduktion vorstellen (Abschnitt 4.3.2).

4.3.1 Notwendigkeit der Leistungsmessung

Wie jedes Unternehmen, so müssen auch die Krankenhäuser bei ihren wirtschaftlichen Handlungen das Problem bewältigen, die begrenzten Produktionsfaktoren innerhalb der Einrichtungen möglichst effektiv und effizient einzusetzen. Mehr denn je dominieren diese betrieblichen Effizienz und Effektivitätsfragen das Handeln in den Einrichtungen, seit mit den veränderten gesellschaftlichen Rahmenbedingungen die gesundheitsökonomischen Probleme (Kostenbegrenzung, Umfang der Ausgaben im Gesundheitsbereich usw.) ins öffentliche Rampenlicht gerückt sind. Aus diesem Grunde kommen auch die Krankenhäuser nicht mehr umhin, ihre Produktivität genauer in den Blick zu nehmen, ihre Leistungen zu messen, ihre Investitionen zu bewerten usw. Für diese Analyse sind Größen wie etwa die Produktivitätsentwicklung, die Wirtschaftlichkeit, die Effektivität von entscheidender Bedeutung.

4.3.2 Krankenhausproduktion

446 Zunächst ist die Frage zu beantworten und näher zu bestimmen, wie das erwähnte Krankenhausprodukt, die Veränderung im Gesundheitszustand von Patienten, mit dem komplexen Produktionsgeschehen der Einrichtung im Einzelnen zusammenhängt. Dazu haben wir in der Abbildung 91 die verschiedenen Produktionsebenen eines Krankenhauses grafisch dargestellt. Mit der „differenzierten Betrachtung der Leistungserstellung als mehrstufigen Prozess, die Unterscheidung von Produktionsetappen, -ebenen oder -phasen mit den jeweils zugehörigen In- und Outputs" (*Steiner* 1996, 97), können für den Krankenhausbereich unterschiedliche Ansatzpunkte gewählt werden, um die Leistungen zu messen. Die Abbildung 91 zeigt, dass zunächst durch „Inputs" monetärer oder physischer Art die „**Kapazitäten**" aufgebaut werden müssen mit dem Ziel, Leistungen anzubieten und zu

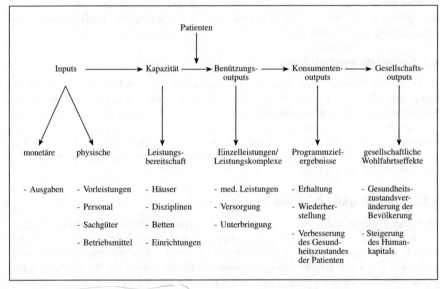

447 Abb. 91: Produktionsebenenschema für die Krankenhausproduktion
(Quelle: Steiner 1996, 111)

erbringen. Auf die einschlägigen Aspekte der Unternehmensprozesse, der Marktzufuhr, der Marktprozesse sowie die betriebswirtschaftlichen Funktionen „Materialwirtschaft" und „Personalwirtschaft" sind wir oben bereits eingegangen. Nimmt nun ein Patient die Leistungen eines Krankenhauses in Anspruch, kommt es zu einem „Benützungsoutput". Dieser Output kann mit Hilfe von Indikatoren wie „Pflegetage", „Fallzahlen", „medizinisch-technische Einzelleistungen" oder „Leistungskomplexe" beschrieben und gemessen werden. Diese Größen gehen davon aus, dass diese Outputs homogen und über alle Patienten hinweg konsistent sind, doch jeder Mensch unterscheidet sich vom anderen und damit auch die Wirkungen medizinischer Behandlung bei dem einzelnen Patienten. Der Output, den Krankenhäuser produzieren, ist also eine heterogene Größe. Doch andererseits darf die Individualität von Patienten nicht dazu führen, dass jeder einzelne Patient als „gesonderte Produktart" angesehen wird. Dies würde eine ökonomische Analyse unmöglich machen. Deshalb bedarf es zur Leistungsmessung in Krankenhäusern der Kategorisierung von Patienten, der Art und Schwere der Erkrankung und damit des (Pflege-)Aufwands. Nicht zuletzt die Umstellung der Finanzierung auf leistungsorientierte Entgelte hat die Bedeutung von Patienten-Klassifikations-Systemen hervorgehoben. Zwei Klassifikationssysteme sind in diesem Zusammenhang besonders zu nennen:

a) **ICD (International Classification of Diseases)**

b) **ICPM (International Classification of Procedures in Medicine).**

Diese Systeme machen es möglich, die Diagnosen der Krankenhauspatienten den entsprechenden Abrechnungsformen, also Fallpauschalen und Sonderentgelten zuzuordnen. Mit Hilfe der Maßgaben der Pflegepersonalregelung und anderer Verfahren können auch die Aufwendungen der Pflege für den einzelnen Patienten beschrieben und quantifiziert werden.

Siegfried Eichhorn (1975, 15 ff.) beschreibt die Krankenhausproduktion mit Hilfe eines zweistufigen Produktionsmodells:

(a) In der ersten Stufe wird mit Hilfe der Faktoren „Betriebsmittel", „Arbeitsleistungen" und „Sachgüter" die innerbetriebliche Leistungsbereitschaft für die Bereiche „Diagnostik", „Therapie", „Pflege" und „Hotelversorgung" hergestellt;

(b) in der zweiten Stufe wird in diesen Bereichen die eigentliche Arbeit des Krankenhauses, die „Statusveränderung" des Patienten, erbracht.

Die Abbildung 92 stellt diesen Vorgang grafisch dar.

Dieses Produktionsschemata kann – wie andere auch – als „Output by Input-Ansatz" (*Steiner* 1996, 141 ff.) bezeichnet werden. Da der Output – wie bereits mehrfach erwähnt – große Messprobleme aufwirft, wird der „produzierte" Output gerne am Input festgemacht, d. h. es wird angenommen, dass der Output monokausal durch den

Unternehmen und Markt

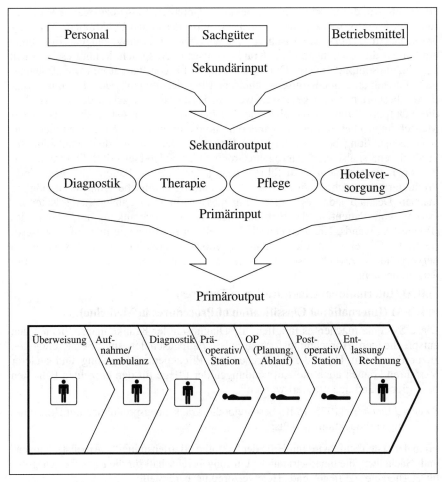

451 Abb. 92: Zweistufiges Produktionsmodell nach *Eichhorn (Quelle: Morra 1996, 36)*

getätigten Input bestimmt wird, wobei als Input die Einsatzfaktoren „Personal", „Betriebsmittel" usw. gemessen werden. Auch Eichhorn (1984, 165) folgt dieser Sichtweise, wenn er ausführt, dass „… quantitativ und qualitativ ausreichendes Personal sowie eine hochwertige und leistungsfähige technische Einrichtung und Ausstattung in

Verbindung mit einer guten Organisation eine effektive medizinische Versorgung bewirken". Hier ist kritisch einzuwenden, dass diese Betrachtungsweise die Tatsache ausblendet, dass im Krankenhausalltag zwischen dem Zeitpunkt der Aufnahme eines Patienten ins Krankenhaus und seiner Entlassung ein komplexes Geflecht von Input-Maßnahmen getätigt wird, die sich im Output niederschlagen. Um diese verengte Sichtweise für die Zukunft auszuweiten und um vor allem realistischer zu messen, welcher Output auf welchen Input zurückgeführt werden kann, bedarf es einer genaueren Analyse der Behandlungsprozesse bei den Patienten.

Mit dieser Problemstellung setzt sich unter anderem das Prozessmanagement auseinander. Seine Aufgabe ist es, die Arbeitsabläufe im Krankenhaus genau zu analysieren und zu bewerten, die im Zusammenhang mit dem „Durchlauf" eines Patienten in der Einrichtung vorgenommen werden und die dafür anfallenden Kosten zu erfassen, um so langfristig eine fundierte Informationsbasis für die Produktion(-sleistungen) im Krankenhaus zu finden. Auf diese Weise könnten für den einzelnen Betrieb die vereinfachenden „Output by Input"-Ansätze abgelöst und schließlich auch die öffentlichen Diskussionen über Kosten und Ertrag von Krankenhausleistungen auf einer breiteren Grundlage geführt werden. 452

4.4 Rechnungswesen

4.4.1 Betriebliches Rechnungswesen im Krankenhaus – Grundlagen

Zunächst werden die Aufgaben des Rechnungswesens erörtert, danach die Gliederungsmöglichkeiten des Rechnungswesens. Nach der Vorstellung einiger Begriffe zum Rechnungswesen werden die Grundzüge der Buchführung im Krankenhaus erläutert. 453

4.4.1.1 Aufgaben des betrieblichen Rechnungswesens

Eines der wichtigsten Instrumente, um einen Betrieb ordnungsgemäß zu führen, ist das betriebliche Rechnungswesen. Die Planung, Steuerung, Überwachung und Kontrolle des betrieblichen Ablaufs wird vom betrieblichen Rechnungswesen wesentlich unterstützt. 454

Unter dem Begriff **„Rechnungswesen"** versteht man ein System zur quantitativen, vorwiegend mengen- und wertmäßigen Ermittlung, Aufbereitung und Darstellung von wirtschaftlichen Zuständen. 455

Diese Ermittlung, Aufbereitung und Darstellung geschieht zu einem bestimmten Zeitpunkt und/oder für einen bestimmten Zeitraum. Es geht also um eine quantitative Erfassung wirtschaftlicher Zustände eines Unternehmens(bereichs). Die Aufgabe des Rechnungswesens besteht laut dieser Definition vor allem in der 456

- mengen- und wertmäßigen Erfassung von Vorgängen in lückenloser sachlicher, systematischer und chronologischer Form;
- Ermittlung der entstandenen Kosten.

457 Den ersten Aspekt der Aufgabe erfüllt die **Buchführung**, den zweiten Aspekt die **Kostenrechnung**. Neben diesen eher „technischen" Aufgaben hat das Rechnungswesen auch eine Informationsfunktion z.B. für die Unternehmenseigentümer zu erfüllen. Es vermittelt u.a. eine genaue Kenntnis oder Einschätzung der Betriebsergebnisse, die sich im Zusammenhang mit dem betrieblichen Leistungsprozess ergeben haben, was das weitere unternehmerische Handeln wesentlich beeinflussen wird. Der Stellung des Rechnungswesens zwischen dem Zielsystem eines Unternehmens und dem Leistungssystem eines Unternehmens verdeutlicht noch einmal die nachstehende Abbildung 93.

4.4.1.2 Strukturen des betrieblichen Rechnungswesens

458 Für den Krankenhausbereich ist es üblich, das Rechnungswesen entsprechend der **Informationsrichtung** zu gliedern
- in einen internen Bereich und
- in einen externen Bereich,

wobei die Informationsempfänger beim externen Rechnungswesen der Krankenhausträger oder das Management sind, die vom Krankenhaus auch Informationen über den internen Bereich empfangen. Daneben lässt sich das Rechnungswesen nach dem **Wiederholungscharakter** gliedern

- in eine laufende Berichterstattung oder
- in eine fallweise Berichterstattung.

459 Auch nach dem **zeitlichen Bezugsrahmen** lässt sich das Rechnungswesen gliedern
- in eine Zeitraumbetrachtung oder
- in eine Zeitpunktbetrachtung.

460 Grundlage und Ausgangspunkt für diese Berichterstattung bilden die dazu/dabei erfassten Wertkategorien, z.B. die Erträge, die Aufwendungen, die Leistungen, die Kosten eines Krankenhauses. Die Gliederungsmöglichkeiten des Rechnungswesens sind der Abbildung 94 zu entnehmen.

461 Die in den letzten Jahren vorgenommenen Veränderungen im Entgeltsystem der Krankenhäuser könnten dazu führen, dass die Gliederung nach dem sachlichen Bezugsrahmen vorgenommen wird. Dieser sachliche Bezugsrahmen spricht von „Gesamtunternehmen", „Teilbereichen" und „Produkten". Unter **„Teilbereiche"** wäre die einzelne Fachabteilung, als **„Produkt"** das Sonderentgelt und/oder die Fallpauschale zu definieren. Für die Informationsempfänger der Daten des Rech-

Ausgewählte Betriebswirtschaftliche Prozesse

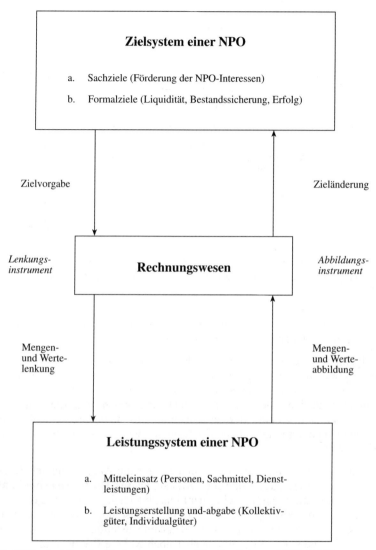

Abb. 93: Mittlerfunktion des Rechnungswesens *(Quelle: Schauer 2000, S. 23)* **462**

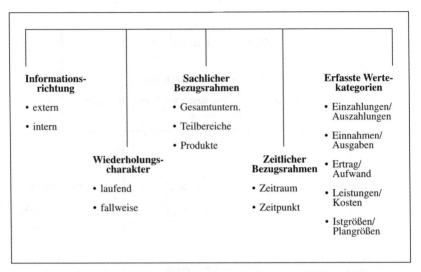

463 Abb. 94: Gliederung des Rechnungswesens *(Quelle: Coenenberg 1993, S. 27)*

nungswesens wäre damit die finanzielle Entwicklung des Unternehmens Krankenhaus in ihren Bereichen besser nachvollziehbar.

464 Im Folgenden wird von der Unterteilung in ein **internes** und ein **externes Rechnungswesen** ausgegangen (vgl. Abbildung 95). Dabei werden die *Aufgabenbereiche*: Betriebsbuchhaltung, Kosten- und Leistungsrechnung sowie betriebswirtschaftliche Statistiken dem internen Rechnungswesen und die Finanz- bzw. Geschäftsbuchhaltung dem externen Rechnungswesen zugeordnet. Auf die einzelnen Bereiche und deren inhaltliche Festlegungen wird in den weiteren Ausführungen eingegangen.

465 Die **Finanzbuchhaltung** bildet die Grundlage für die Aufstellung der Bilanz und die Gewinn- und Verlustrechnung eines Krankenhauses. Die **Betriebsbuchhaltung**, entwickelt aus bestimmten Bereichen der Finanzbuchhaltung, ist Ausgangspunkt für die Kosten- und Leistungsrechnung. Informationsempfänger des betrieblichen Rechnungswesens sind neben der Krankenhausleitung die Vertreter des Krankenhausträgers. Daneben gibt es aber noch weitere Personen bzw. Institutionen, die Interesse bekunden können für bestimmte Daten oder wo es aus funktionalen Gründen Sinn macht, diesen Personen bestimmte Informationen zukommen zu lassen. So kann z.B. im Rahmen der Kreditgewährung eine Sparkasse Interesse am Jahresabschluss eines Krankenhauses haben; oder einem Patienten ist bei der Aufnahme mitzuteilen, wie hoch die Pflegesätze im Krankenhaus sind.

Ausgewählte Betriebswirtschaftliche Prozesse

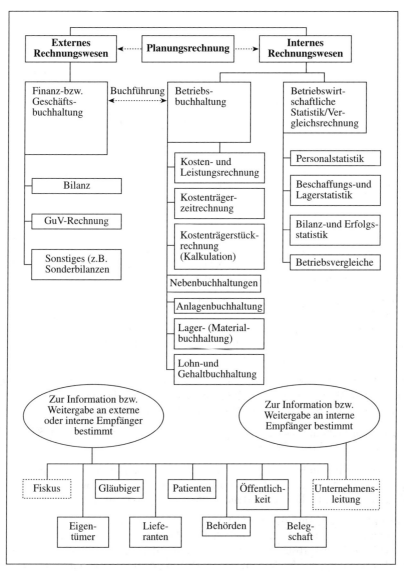

Abb. 95: Bereiche und Informationsempfänger des betrieblichen Rechnungswesens
(Quelle:in Anlehnung an Zdrowomyslaw/Waeselmann 1993, S. 38)

4.4.1.3 Aspekte des betrieblichen Rechnungswesen

467 Es werden nun einige betriebswirtschaftlich zentrale Aspekte (und wichtige Begriffe) zum Rechnungswesen vorgestellt (vgl. Abbildung 96):

468 **Auszahlung – Einzahlung:** Als Auszahlung wird der tatsächliche Zahlungsmittelabfluss aus dem Krankenhaus bezeichnet; entsprechend werden tatsächliche Zugänge an Zahlungsmitteln Einzahlungen genannt.

469 **Ausgaben – Einnahmen:** Von den Auszahlungen und Einzahlungen heben sich Ausgaben und Einnahmen dadurch ab, dass die tatsächlichen Vorgänge um Forderungen bzw. Verbindlichkeiten ergänzt werden. Um eine Ausgabe im Krankenhaus handelt es sich, wenn zu den Auszahlungen die Forderungsabgänge und Verbindlichkeitszugänge hinzuaddiert werden. Die Einnahmen definieren sich durch die Einzahlungen plus der Forderungszugänge und der Abgänge der Verbindlichkeiten.

470 **Aufwand – Ertrag:** Mit dem Begriff „Aufwand" wird der Wertverzehr von Gütern und Dienstleistungen umschrieben, wobei dieser Wertverzehr sich nicht nur auf den eigentlichen Betriebszweck, den Krankenhausbetrieb, beziehen muss. Der Wertzuwachs wird dementsprechend als „Ertrag" bezeichnet.

471 **Kosten – Leistungen:** Die wertmäßige Erfassung des eigentlichen Betriebszwecks erfolgt durch das Begriffspaar „Kosten" und „Leistungen". Kosten sind der wertmäßige Verzehr der genannten Faktoren „Güter", „Dienste" und „Verfügungsrechte" zum Zwecke der betrieblichen Leistungserstellung. Von „Leistung" ist die Rede, wenn diese Faktoren entstehen.

472 Neben diesen betriebswirtschaftlichen Begriffen (darauf konzentrieren sich die weiteren Ausführungen) wird im Gesundheitswesen der Gesundheitsökonomie mit einem umfassenderen Kostenbegriff gearbeitet, wie die Abbildung 97 zeigt.

473 Zunächst wird getrennt zwischen den unmittelbar und den mittelbar von Krankheit, Invalidität und Tod betroffenen Personen.

474 Der Begriff „**direkte Kosten**" ist mit dem obigen betriebswirtschaftlichen Kostenbegriff identisch. Damit wird der Verbrauch von Ressourcen wie Materialkosten und Personalkosten z.B. bei der Behandlung im Krankenhaus bezeichnet.

475 „**Indirekte Kosten** sind der Verlust an Ressourcen infolge von vorübergehender Morbidität (Arbeitsunfähigkeit), dauerhafter Morbidität (Invalidität) und Mortalität (Todesfälle) bei Erwerbstätigen sowie im Rahmen der regulären Funktionserfüllung bei außerhalb der Erwerbstätigkeit stehenden Bevölkerungsgruppen." (*Henke* 1993, S. 98)

Ausgewählte Betriebswirtschaftliche Prozesse

Aufwand				
Neutraler Aufwand				
betriebsfremder Aufwand	periodenfremder Aufwand	außerordentlicher Aufwand	**Zweckaufwand** Aufwand zur Erfüllung der Betriebszwecke, z. B. Löhne, Gehälter	
Stehen nicht im Zusammenhang mit dem Betriebszweck; z. B. Spende an das Rote Kreuz	Aufwendungen betreffen eine frühere Periode	auf Grund ihrer Höhe oder des nicht regelmäßigen Anfalls; z. B. Aufwendungen nach Brand im Krankenhaus		
			Grundkosten, z. B. Personalkosten	Zusatzkosten. Ihnen stehen keine Aufwendungen gegenüber; z. B. kalkulatorische Abschreibungen
			Kosten zur Erfüllung des Betriebszwecks	
			Kosten	Kalkulatorische Kosten
			Grundleistung, z. B. Arbeitsleistungen	**Zusatzleistungen**
			Leistung zur Erfüllung des Betriebszwecks.	
			Leistungen	
Ertrag				
Neutraler Ertrag				
betriebsfremder Ertrag	periodenfremder Ertrag	außerordentlicher Ertrag	**Ertrag** bewerteter Wertzugang in einer Periode, z. B. Erträge aus der voll- und teilstationären Behandlung	
Z. B. Spenden	Z. B. Ertrag aus dem Verkauf eines Vermögensgutes, dessen Preis über dem Buchwert liegt	Z. B. Versicherungsleistungen nach Brand		

Abb. 96: Abgrenzung Kosten/Leistungen und Aufwand/Ertrag
(Quelle: eigene Zusammenstellung)

Als Folgen von Krankheit treten **psychosoziale Kosten** auf. Sie werden zum einen als nicht gemessene volkswirtschaftliche Kosten bezeichnet und sie sind zum anderen Kosten, die eigentlich einer ökonomischen Bewertung nicht zugänglich sind, wie z.B. Angst vor Krankheit.

A. Unmittelbar betroffene Personen	B. Mittelbar betroffene Personen
Direkte Kosten 1. Kernkosten – Prävention – Behandlung – Rehabilitation – Pflege	*Direkte Kosten* 1. Kernkosten fallen nicht an; soweit allerdings die psychosozialen Auswirkungen bei diesen vorerst nicht von Krankheit/Invalidität/Tod Betroffenen einen Krankheits-, Invaliditäts- oder Todesfall hervorrufen, erfolgt ein Wechsel in die Gruppe der unmittelbar Betroffenen
2. Zusätzliche Kosten – Diätkost, Kauf von Gesundheitsbüchern, Fahrten zum Arzt, Lebensmittelkontrolle etc.	2. Zusätzliche Kosten – s. auch unter A.
Indirekte Kosten 1. Indirekte Kosten infolge von Morbidität – Arbeitsunfähigkeit, verminderte Funktionserfüllung etc. – Berufswechsel, verpasste Aufstiegschancen etc.	*Indirekte Kosten* Indirekte Kosten infolge von Morbidität und Mortalität – Zeitaufwand zur Pflege Kranker und Sterbender etc.
2. Indirekte Kosten infolge von Mortalität – Ressourcenverlust durch vorzeitigen Tod	
Psychosoziale Kosten 1. Psychosoziale Kosten als nicht gemessene volkswirtschaftliche Kosten – z. B. Verminderung der Produktivität ohne Arbeitsunfähigkeit, Berufswechsel	*Psychosoziale Kosten* 1. Psychosoziale Kosten als nicht gemessene volkswirtschaftliche Kosten – z. B. Berufswechsel, ohne dass der Betreffende selbst krank ist
2. Psychosoziale Kosten i.e.S. – vermindertes Selbstwertgefühl, Angst vor Krankheit, Leid etc.	2. Psychosoziale Kosten i.e.S. – vermindertes Selbstwertgefühl, Angst vor Krankheit, Leid etc.

478 Abb. 97: Direkte, indirekte und psychosoziale Kosten von Krankheit, Invalidität und vorzeitigem Tod *(Quelle: Henke 1993, S. 100)*

479 Die Trennung zwischen direkten und indirekten Kosten und deren Ermittlung liefert zur Beantwortung von gesundheitspolitischen Fragestellungen wichtige Informationen. So können Prioritäten anders gesetzt werden, wenn **Krankheitskostenstudien** zeigen, dass es vordringlich darauf ankommt, in der Prävention tätig zu werden. Zum anderen kann die Forschungsförderung in bestimmte Richtungen gelenkt werden, wenn Kenntnisse über bestimmte Sachverhalte nicht bestehen oder veraltet sind.

4.4.1.4 Grundzüge und Bedeutung der Krankenhaus-Buchführungsverordnung

Die Verpflichtung zur Rechnungslegung und Buchführung sowie die dafür geltenden Vorschriften enthält die Krankenhaus-Buchführungsverordnung (KHBV). **480**

Der **§ 1 KHBV** lautet: „Die Rechnungs- und Buchführungspflichten von Krankenhäusern regeln sich nach den Vorschriften dieser Verordnung und deren Anlagen, unabhängig davon, ob das Krankenhaus Kaufmann im Sinne des Handelsgesetzbuchs ist, und unabhängig von der Rechtsform des Krankenhauses." **481**

Der **§ 3 KHBV** legt genau fest, wie die Krankenhäuser ihre Bücher (und das Inventar) zu führen haben: Das Krankenhaus führt seine Bücher nach den Regeln der kaufmännischen doppelten Buchführung; im übrigen gelten die §§ 238 und 239 des Handelsgesetzbuches. Die Konten sind nach dem Kontenrahmen der Anlage 4 einzurichten, es sei denn, dass durch ein ordnungsgemäßes Überleitungsverfahren die Umschlüsselung auf den Kontenrahmen sichergestellt wird. Für das Inventar gelten die §§ 240 und 241 des Handelsgesetzbuches. Im Folgenden gehen wir auf diese Bestimmung im Einzelnen näher ein: **482**

(1) „Das Krankenhaus führt seine Bücher [...]"

Das Krankenhaus hat neben der Hauptbuchhaltung noch Nebenbuchhaltungen zu führen. Die Hauptbuchhaltung enthält die entsprechenden Sachkonten. Zu den Nebenbuchhaltungen zählt **483**

- die **Anlagenbuchhaltung**, die den Bestand an Anlagevermögen ausweist; dazu zählen auch Tische und Stühle auf den Stationen;
- die **Debitorenbuchhaltung**, die Forderungen ausweist, die das Krankenhaus gegen andere noch hat;
- die **Kreditorenbuchhaltung**, die die Verbindlichkeiten des Krankenhauses gegenüber anderen ausweist.

(2) „[...] nach den Regeln der kaufmännischen doppelten Buchführung [...]"

Zunächst ist zwischen einfacher und doppelter Buchführung zu unterscheiden (Abbildung 98). Die Merkmale der doppelten Buchführung sind, dass die Geschäftsvorfälle zum einen in zeitlicher und zum anderen in sachlicher Ordnung verbucht werden. Dies geschieht auf den entsprechenden Konten der Bilanz oder der Gewinn- und Verlustrechnung. Am Jahresende ist bei der doppelten Buchführung ein Betriebsvermögensvergleich und eine Gewinn- und Verlust-Rechnung aufzustellen. Im Unterschied zur einfachen Buchführung verlangt die doppelte Buchführung mehrere Bücher. **484**

Unternehmen und Markt

Doppelte Buchführung	Einfache Buchführung
Merkmale	
1. zeitliche (im Grundbuch) **und** sachliche (im Hauptbuch) Ordnung der Geschäftsvorfälle 2. Buchung aller Geschäftsvorfälle in Soll **und** Haben der Konten 3. Bestands- **und** Erfolgskonten 4. Erfolgsermittlung durch Betriebsvermögensvergleich und Gewinn- und Verlustrechnung	1. **nur** zeitliche Ordnung der Geschäftsvorfälle 2. Buchung nur in Soll **oder** Haben 3. **nur** Bestandskonten 4. Erfolgsermittlung **nur** durch Betriebsvermögensvergleich
Bücher	
1. Inventar- und Bilanzbuch 2. **Grundbuch** 3. **Hauptbuch** 4. Kontokorrentbuch oder Geschäftsfreundebuch mit den Personenkonten 5. Neben- und Hilfsbücher	1. Inventar- und Bilanzbuch 2. Grundbücher: – Kassenbuch – Tagebuch 3. **kein** eigentliches Hauptbuch 4. Kontokorrentbuch (Personenkonten-Hauptbuch) 5. Neben- und Hilfsbücher

485 Abb. 98: Formen der Buchführung *(Quelle: Zdrowomyslaw/Waeselmann 1993, S. 116)*

(3) „[...] im übrigen gelten die §§ 238 und 239 des Handelsgesetzbuches":

486 Diese Bestimmungen des Handelsgesetzbuches (HGB) regeln den formalen Charakter der Buchführung näher, und zwar der § 238 HGB Vorgaben zur Buchführungspflicht und der § 239 HGB regelt die Führung der Handelsbücher. Die in diesen Bestimmungen festgehaltenen Kriterien muss jede Buchhaltung erfüllen.

(4) „Die Konten sind nach dem Kontenrahmen der Anlage 4 einzurichten":

487 „Als **Konto** bezeichnet man eine zweiseitig geführte Rechnung, die auf jeder Seite die sachlich zusammengehörigen Vorgänge der entsprechenden Position (Trennung von Zu- und Abgängen) erfasst. Die Bezeichnungen „Soll" (linke Kontoseite) und „Haben" (rechte Kontoseite) für die beiden Seiten des Kontos – unabhängig davon, um welche Kontenart es sich handelt – haben sich mit der Zeit eingebürgert." *(Zdrowomyslaw/Waeselmann 1993, S. 163)*

488 Den Kontenrahmen gibt die Anlage 4 der KHBV vor; er ist für die Krankenhäuser verbindlich. Der Kontenrahmen besteht aus den Kontenklassen 0 bis 8 (vgl. Abbildung 99):

489 Innerhalb dieser **Kontenklassen** gibt es die weiteren Unterteilungen in Kontengruppen, Kontenuntergruppen und schließlich das Konto. Die Kontenklassen bilden die Grundlage für die Bilanz und für die Gewinn- und Verlustrechnung. Während die

Ausgewählte Betriebswirtschaftliche Prozesse

Kontenklasse	Umschreibung
0	Ausstehende Einlagen und Anlagevermögen
1	Umlaufvermögen, Rechnungsabgrenzung
2	Eigenkapital, Sonderposten, Rückstellungen
3	Verbindlichkeiten, Rechnungsabgrenzung
4	Betriebliche Erträge
5	Andere Erträge
6	Aufwendungen
7	Aufwendungen
8	ohne Titel; Eröffnungs- und Abschlusskonten, Abgrenzung der Erträge und der Aufwendungen, Kalkulatorische Kosten

Abb. 99: Kontenklassen des Kontenrahmens nach Anlage 4 zur KHBV *(Quelle: KHBV)*   490

Kontenklassen 0 bis 3 Konten der Bilanz sind, bilden die Kontenklassen 4 bis 8 die Grundlage für die Gewinn- und Verlustrechnung. Die Finanzbuchhaltung, bestehend aus der Hauptbuchhaltung und den Nebenbuchhaltungen, umfasst alle geldlichen Vorgänge zwischen dem Krankenhaus und seiner Umwelt bzw. seinen Koalitionspartnern. Die Betriebsabrechnung oder Kosten- und Leistungsrechnung hat den Prozess der Leistungserstellung und -verwertung innerhalb des Krankenhauses zum Gegenstand (vgl. Abbildung 100).

(5) „Für das Inventar gelten die §§ 240 und 241 des Handelsgesetzbuchs":

Nach diesen Bestimmungen des Handelsgesetzbuchs hat jedes Krankenhaus seine   491
Vermögensgegenstände und Schulden am Ende eines Geschäftsjahres zusammenzustellen. So hat auch der Bereich „Pflege" auf jeder Station jährlich eine Inventur durchzuführen. Diese Bestände fließen in die Ermittlung des Jahresabschlusses (Bilanz und Gewinn- und Verlustrechnung) ein.

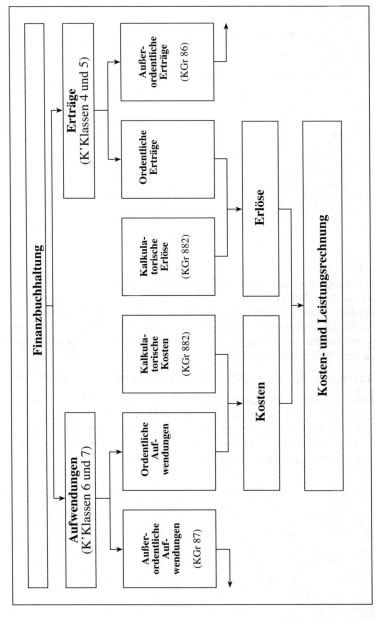

Abb. 100: Von der Finanzbuchhaltung zur Betriebsabrechnung (Quelle: Deutsche Krankenhausgesellschaft 1992, S. 137)

4.4.2 Internes Rechnungswesen im Krankenhaus

Im Zusammenhang mit den Gliederungsmöglichkeiten für das Rechnungswesen wurde die Trennung zwischen der internen und externen Informationsrichtung genannt. In den weiteren Ausführungen wird auf die interne Informationsrichtung (internes Rechnungswesen) eingegangen. Nach der Herausarbeitung einiger Grundlagen der Kosten- und Leistungsrechnung beziehen sich die Ausführungen im zweiten Teil auf die Prozesskostenrechnung.

4.4.2.1 Zur Kosten- und Leistungsrechnung

Ich verlasse die Finanzbuchhaltung und betrachte die Betriebsabrechnung (Abbildung 101). Die Grundlage für die Betriebsabrechnung bilden zum einen die Zahlen der Leistungsrechnung zum anderen aber auch bestimmte Daten der Buchführung. Welche Bedeutung den Kosten und Leistungen im Krankenhaus zukommt, ergibt sich aus § 8 KHBV.

---

§ 8
Kosten- und Leistungsrechnung

Das Krankenhaus hat eine Kosten- und Leistungsrechnung zu führen, die eine betriebsinterne Steuerung sowie eine Beurteilung der Wirtschaftlichkeit und Leistungsfähigkeit erlaubt; sie muss die Ermittlung der pflegesatzfähigen Kosten sowie die Erstellung der Leistungs- und Kalkulationsaufstellung nach den Vorschriften der Bundespflegesatzverordnung ermöglichen. Dazu gehören folgende Mindestanforderungen:
1. Das Krankenhaus hat die auf Grund seiner Aufgaben und Struktur erforderlichen Kostenstellen zu bilden. Es sollen, sofern hierfür Kosten und Leistungen anfallen, mindestens die Kostenstellen gebildet werden, die sich aus dem Kostenstellenrahmen der Anlage 5 ergeben. Bei abweichender Gliederung dieser Kostenstellen soll durch ein ordnungsmäßiges Überleitungsverfahren die Umschlüsselung auf den Kostenstellenrahmen sicher gestellt werden.
2. Die Kosten sind aus der Buchführung nachprüfbar herzuleiten.
3. Die Kosten und Leistungen sind verursachungsgerecht nach Kostenstellen zu erfassen; sie sind darüber hinaus den anfordernden Kostenstellen zuzuordnen, soweit dies für die in Satz 1 genannten Zwecke erforderlich ist.

Abb. 101: § 8 KHBV

Danach soll die Kosten- und Leistungsrechnung:

- *eine betriebsinterne Steuerung erlauben;* um dieses Ziel zu erfüllen, sind die dazu notwendigen Informationen zeitnah zu erfassen;

- *eine Beurteilung der* **Wirtschaftlichkeit** *und* **Leistungsfähigkeit** *erlauben;* die Erfassung der Leistungen nach Art und Anzahl bildet die Grundlage, um die genannte Beurteilung vornehmen zu können.

- *die Ermittlung der* **pflegesatzfähigen Kosten** *ermöglichen;* diese Vorgabe wird erreicht, wenn die Kosten nach dem **Nettoprinzip** der Leistungs- und Kalkulationsaufstellung ermittelt werden;
- *die Erstellung der* **Leistungs- und Kalkulationsaufstellung** *(LKA) ermöglichen;* aus der Ermittlung der pflegesatzfähigen Kosten erfolgt dann anschließend die Leistungs- und Kalkulationsaufstellung. Auf einzelne Aspekte dieser Aufgabenstellung wird jetzt eingegangen.

4.4.2.1.1 Krankenhausleistungen – Leistungsrechnung

497 Die Umschreibung des Bereichs „**Krankenhausleistungen**" ist im Zusammenhang mit dem Begriff „Krankenhaus" zu sehen. Nach § 2 Abs. 1 BPflV zählen zu diesen Leistungen insbesondere die ärztliche Behandlung, die Krankenpflege, die Versorgung mit Arznei-, Heil- und Hilfsmitteln sowie die Unterkunft und Verpflegung.

498 Hierbei handelt es sich nicht um eine abschließende Aufzählung; Krankenhausleistungen umfassen vielmehr sämtliche der stationären Versorgung dienende Leistungen. Zu unterscheiden sind:

499 **Allgemeine Krankenhausleistungen nach § 2 Abs. 2 BPflV:** Diese Leistungen sind im Zusammenhang mit § 10 Abs. 2 BPflV zu sehen, wonach das Krankenhaus im Rahmen seiner Aufgabenstellung alle für den Patienten notwendigen Leistungen als Gesamtleistung zu erbringen hat. Der Patient hat das Recht, diese Leistungen als Gesamtleistung gegen Zahlung des Entgeltes in Anspruch zu nehmen.

500 **Wahlleistungen:** Diese Leistungen kann der Patient gesondert mit dem Krankenhaus vereinbaren. Er hat die dadurch entstehenden Kosten aufzubringen. Die Wahlleistungen können sich z.B. beziehen auf wahlärztliche Leistungen (§ 7 Abs. 2 BPflV), Unterbringung in einem Ein- oder Zweibettzimmer, Unterbringung einer Begleitperson, soweit sie medizinisch nicht notwendig ist.

501 Im Rahmen der „Produktion" im Krankenhaus umfassen die **Leistungen**:
- die Leistungen der Diagnostik,
- die Leistungen der Pflege,
- die Leistungen der Therapie und der Versorgung,
- die Leistungen der Verwaltung.

Diese Krankenhausleistungen sind im Rahmen der **Leistungsrechnung** zu erfassen.

502 Die Leistungsrechnung soll folgende Fragen klären helfen: *Wer erbringt in einem Krankenhaus wo für wen wann welche Leistungen* (vgl. Abbildung 102)?

503 In der ersten Frage ist von „Dienstarten im Krankenhaus" die Rede (vgl. Abbildung 103). Die KHBV ordnet die beschäftigten Personen im Krankenhaus den einzelnen Dienstarten zu.

Ausgewählte Betriebswirtschaftliche Prozesse

Frage	Antwort
Wer erbringt	Frage nach der Dienstart (z. B. Pflege)
wo	Frage nach der Leistungsstelle (z. B. Labor)
für wen	Frage nach der Stelle, die die Leistung anfordert (z. B. Station A)
wann	Frage nach dem Zeitpunkt der Leistungserbringung
welche Leistungen	Frage nach der Art der Leistung (z. B. Blutuntersuchung)
	Frage, für wen die Leistung erbracht wird (z. B. Patient)

Abb. 102: Aufgaben der Leistungsrechnung *(Quelle: eigene Zusammenstellung)*   **504**

Zur Beantwortung der zweiten Frage müssen die Leistungen der Stelle zugeordnet **505** werden, wo sie erbracht worden sind. Damit ist die innerbetriebliche Leistungsverflechtung zwischen den einzelnen Bereichen im Krankenhaus angesprochen. Um diese Zuordnung vornehmen zu können, müssen die einzelnen Leistungen entsprechend den in der Abbildung 104. wiedergegebenen Grundtypen differenziert werden.

Dienstart	Dazu zählen z.B. folgende Berufe, folgende Bereiche
Ärztlicher Dienst	Ärzte, Ärzte im Praktikum
Pflegedienst	Pflegedienstleitung, Pflege- und Pflegehilfspersonal, Pflegekräfte in Intensivpflege- und -behandlungseinheiten sowie Dialysestationen, SchülerInnen,
Med.-technischer Dienst	Apothekenpersonal, Arzthelfer, Diätassistenten, Krankengymnasten, Masseure, Psychologen, Logopäden, Schreibkräfte im ärztlichen und medizinisch-technischen Bereich, Sozialarbeiter
Funktionsdienst	Pflegepersonal im OP, Pflegepersonal in der Anästhesie, Hebammen, Pflegepersonal in der Ambulanz, in der Funktionsdiagnostik, Beschäftigungstherapeuten
Klinisches Hauspersonal	Haus- und Reinigungspersonal
Wirtsch.-Versorgs.dienst	Handwerker, Hausmeister, Hol- und Bringedienst, Wäscherei und Nähstube, Zentrale Bettenaufbereitung, Küchen- und Diätküchenpersonal
Technischer Dienst	Betriebsingenieure, Personal in technischen Zentralen, (Personal in der Instandhaltung (z.B. Maler)
Verwaltungsdienst	Engere und weitere Verwaltung
Sonderdienste	Oberinnen, Hausschwestern, Schwestern in der Schwesternverwaltung, Seelsorge
Sonstiges Personal	Praktikanten

Abb. 103: Dienstarten nach der KHBV *(Quelle: eigene Zusammenstellung)*   **506**

507

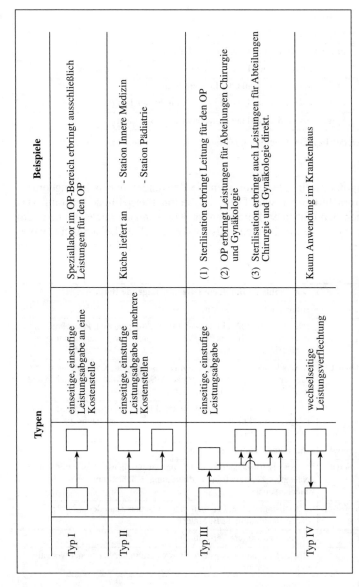

Abb. 104: Typen der innerbetrieblichen Leistungsverflechtungen *(Quelle: Hentze/Kehres 1996, S. 94)*

Die **Leistungsrechnung** hat *externe und interne Aufgaben* zu erfüllen: **508**

- **Extern** dient die Leistungsrechnung als Grundlage dazu, die erbrachten Leistungen mit den Kostenträgern abzurechnen.
- **Intern** bildet die Leistungsrechnung die Grundlage dafür, die Leistungen – wie gezeigt – verursachungsgerecht zu erfassen. Darauf aufbauend kann dann die Kostenrechnung entwickelt werden.

Welcher Zusammenhang zwischen der Leistungsrechnung und der Kostenrechnung **509** besteht, stellt Abbildung 105 graphisch dar. Beide Größen geben die rechnerische Abbildung des Realprozesses im Krankenhaus wieder.

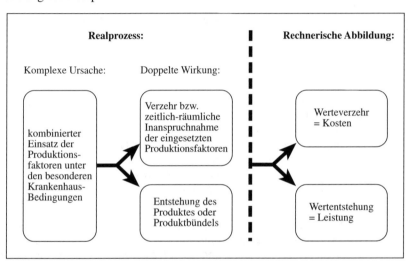

Abb. 105: Zusammenhang zwischen Leistungen und Kosten **510**
(Quelle: Eichhorn 1988, S. 374)

Eine kontinuierlich geführte Leistungsrechnung stellt für die Führung eines Kran- **511** kenhauses außerdem auch ein Kontroll- und Führungsinstrument dar. Mit ihr kann das Krankenhausmanagement die erbrachten Leistungsmengen beobachten und gegebenenfalls steuernd eingreifen.

Üblicherweise erfolgt die Leistungserfassung in Form einer manuellen Erfassung, **512** durch Belegleser oder durch Barcode. Welches Verfahren ein Krankenhaus bevorzugt, hat jedes Krankenhaus individuell für sich zu entscheiden.

4.4.2.1.2 Kostenrechnung im Krankenhaus

513 Nach § 8 Satz 1 KHBV hat das Krankenhaus eine Kosten- und Leistungsrechnung zu führen, die eine betriebsintere Steuerung sowie eine Beurteilung der Wirtschaftlichkeit und Leistungsfähigkeit erlaubt; sie muss die Ermittlung der pflegesatzfähigen Kosten sowie die Erstellung der Leistungs- und Kalkulationsaufstellung ermöglichen. „Pflegesatzfähige Kosten" sind nach § 2 Nr.5 KHG diejenigen Kosten des Krankenhauses, deren Berücksichtigung im Pflegesatz nicht nach den Vorgaben des KHG ausgeschlossen ist. Investitionskosten sind z.b. Kosten, die im Pflegesatz nicht berücksichtigt werden. „Da der Kostenbegriff des Krankenhausfinanzierungsrechts fast ausschließlich als pagatorisch definiert ist, d.h. auf erfolgswirksame Ausgaben abstellt, bleiben in der Kostenrechnung der Krankenhäuser kalkulatorische Kosten weitgehend unberücksichtigt." (*Keun* 1996, S. 29) Der Kostenbegriff umfasst nach den Regelungen des KHG nur den Bereich der Grundkosten.

4.4.2.1.2.1 Kostenartenrechnung

514 Mit der Kostenartenrechnung lassen sich die angefallenen Kosten erfassen. Dabei sind die erfassten (Verbrauchs-)Mengen zu messen und (Güter-)Preise zu bewerten. Diese Erfassung dient daneben der Kontrolle der Kosten im Zeitvergleich sowie der Weiterverwendung der Daten für die Kostenstellen- und Kostenträgerrechnung. Die Daten der Kostenartenrechnung ergeben sich aus der Buchführung, aus der Finanzbuchhaltung, der Materialbuchhaltung sowie der Lohn- und Gehaltsbuchhaltung. Einige grundlegende Angaben zur Kostenartenrechnung gibt die Abbildung 106 wieder.

515 Die Kosten „**Personalkosten**" und „**Sachkosten**" können nach verschiedenen Kriterien (vgl. Abbildung 107) unterschieden werden, wobei allgemein zwischen Einzel- und Gemeinkosten, variablen und fixen Kosten sowie Primär- und Sekundärkosten zu unterscheiden ist.

516 Die Unterscheidung der Kosten im Hinblick auf ihre Zurechenbarkeit auf die Produkte, z.B. Fallpauschalen, ermöglicht eine Differenzierung in **Einzelkosten** und **Gemeinkosten**. Einzelkosten können direkt dem Kostenträger zugerechnet werden; die Gemeinkosten dagegen erst über entsprechende Schlüssel. Mit Hilfe des Kriterium: „Veränderlichkeit bei Mengenschwankungen" lassen sich die Kosten in **fixe** und variable **Kosten** trennen. Im Krankenhaus sind die Kosten überwiegend fixe Kosten; kurzfristige Mengenschwankungen, z.B. wenn mehr Patienten behandelt werden, zeigen bei den meisten Kostenarten (z.B. bei den Personalkosten) keine Auswirkungen. **Variable Kosten** sind z.B. die Aufwendungen für Lebensmittel, für die sich bei Mengenänderungen die Aufwendungen ändern. **Primärkosten** werden in der Kostenartenrechnung ausgewiesen; sie entstehen durch Leistungen, die auf dem Beschaffungsmarkt (Personal- und Sachkosten) entstehen. Die **Sekundärkos-**

Ausgewählte Betriebswirtschaftliche Prozesse

Ausgangsfrage	Welche Kosten sind entstanden?		
Ziel der Kostenartenrechnung	Die Kosten, die in einem Geschäftsjahr durch den krankenhausbetrieblichen Leistungsprozess angefallen sind, sollen systematisch erfasst und gegliedert werden.		
Krankenhaus-Buchführungsverordnung	Auszug aus Anlage 4 Kontenklasse 6: Aufwendungen		
	Personalkosten		
	Kontengruppe	Konten	
	60		Löhne und Gehälter
	61		Gesetzliche Sozialabgaben
	62		Aufwendungen für Altersversorgung
	63		Aufwendungen für Beihilfen und Unterstützungen
	64		Sonstige Personalaufwendungen
		6000–6400	Ärztlicher Dienst
		6001–6401	Pflegedienst
		6002–6402	Medizinisch-technischer Dienst
		6003–6403	Funktionsdienst
		6004–6404	Klinisches Hauspersonal
		6005–6405	Wirtschafts- und Versorgungsdienst
		6006–6406	Technischer Dienst
		6007–6407	Verwaltungsdienst
		6008–6408	Sonderdienste
		6010–6410	Personal Ausbildungsstätten
		6011–6411	Sonstiges Personal
		6012–6412	Nicht zurechenbare Personalkosten
	Sachkosten		
	Kontengruppe	Konten	
	65		Lebensmittel und bezogene Leistungen
		650	Lebensmittel
		651	Bezogene Leistungen
	66		Medizinischer Bedarf
		6600	Arzneimittel (außer Implantate und Dialysebedarf)
		6601	Kosten der Lieferapotheke
		6602	Blut, Blutkonserven und Blutplasma
		6603	Verbandmittel, Heil- und Hilfsmittel
		6604	Ärztliches und pflegerisches Verbrauchsmaterial, Instrumente
		6606	Narkose- und sonstiger OP-Bedarf
		6607	Bedarf für Röntgen- und Nuklearmedizin
		6608	Laborbedarf
		6609	Untersuchungen in fremden Instituten
		6610	Bedarf für EKG, EEG, Sonographie
		6611	Bedarf der physikalischen Therapie
		6612	Apothekenbedarf, Desinfektionsmaterial
		6613	Implantate
		6614	Transplantate
		6615	Dialysebedarf
		6616	Kosten für Krankentransporte
		6617	Sonstiger medizinischer Bedarf
		6618	Honorare für nicht im Krankenhaus angestellte Ärzte
	67		Wasser, Energie, Brennstoffe
	68		Wirtschaftsbedarf
	69		Verwaltungsbedarf
	70		Aufwendungen für zentrale Dienstleistungen
	71		Wiederbeschaffte Gebrauchsgüter
	72		Instandhaltung
	73		Steuern, Abgaben, Versicherungen
	74		Zinsen und ähnliche Aufwendungen
	75		Auflösung von Ausgleichsposten und Zuführung der Fördermittel nach dem KHG zu Sonderposten oder Verbindlichkeiten
	76		Abschreibungen
	77		Aufwendungen für die Nutzung von Anlagegütern nach § 9 Abs. 2 Nr. 1 KHG
	78		Sonstige ordentliche Aufwendungen
	79		übrige Aufwendungen
Probleme	Das Krankenhausfinanzierungsrecht legt den pagatorischen Kostenbegriff zugrunde. Neutrale Aufwendungen und kalkulatorische Kosten bleiben in der Kostenrechnung weitgehend unberücksichtigt.		

Abb. 106: Kostenartenrechnung *(Quelle: eigene Zusammenstellung)* 517

Unterscheidungs-merkmal	Einzelne Merkmale, Umschreibung	Beispiele aus dem Krankenhausbereich
Verrechnungsbezogene Kosten	**Einzelkosten** Sie werden den Kostenträgern unmittelbar zugeordnet. **Gemeinkosten** Sie werden den Kostenträgern mittelbar zugeordnet.	Herzschrittmacher, Hüftprothesen Licht, Heizkosten
Beschäftigungsbezogene Kosten	**Fixe Kosten** Sie sind innerhalb bestimmter Beschäftigungsgrenzen und eines bestimmten Zeitraumes fest. **Variable Kosten** Sie unterliegen mengenabhängigen Beschäftigungsschwankungen	Personalkosten Lebensmittelkosten
Aufbau der Kostenrechnung	**Kostenartenrechnung** Welche Kosten sind entstanden? **Kostenstellenrechnung** Wo sind die Kosten entstanden? **Kostenträgerrechnung** Wer hat die Kosten verursacht?	Personalkosten, Sachkosten Station, Abteilung Patient
Systeme der Kostenrechnung zeitbezogene Systeme	**Istkostenrechnung** Am Ende der Rechnungsperiode werden die Kosten ermittelt. **Normalkostenrechnung** Durchschnittswerte der Vergangenheit bilden die Grundlage für die Ermittlung der „Normalkosten" **Plankostenrechnung** Basis für die Kostenermittlung sind zukünftige Planungsphasen. Ausgangspunkt ist die Leistungsplanung. Die Mengen (Leistungen) werden mit den voraussichtlichen Preisen bewertet.	Jahresergebnis für das abgelaufene Geschäftsjahr Kalkulation der Personalkosten 1998 auf der Basis der Ist-Werte für 1997 Wirtschaftsplan

518 Abb. 107: Bestimmte Begriffe der Kostenrechnung *(Quelle: eigene Zusammenstellung)*

ten umfassen hingegen die Kosten für den Verbrauch innerbetrieblicher und selbsterstellter Leistungen.

519 Die Erfassung der Kostenarten erfolgt entweder (a) nach der getrennten Ausweisung von Mengen und Preisen oder (b) in der undifferenzierten Werterfassung.

Zu (a): So werden die Personalkosten nach dem ersten Verfahren ermittelt, indem **520** in der Personalrechnung zum einen die Dimension „Vollkräfte" erfasst wird und zum anderen die Dimension „DM/€". Für die betriebsinterne Steuerung ist die getrennte Erfassung von Menge und Wert unverzichtbar.

Zu (b): Nach der undifferenzierten Werterfassung wird nur ein Kostenbetrag **521** ausgewiesen, also zwischen der Mengen- und der Preiskomponente nicht aufgeteilt. Diese Werterfassung ist bei den meisten Kostenarten im Krankenhaus der Fall.

Neben den Personal- und Sachkosten spielen als weitere Kostenart die Abschreibun- **522** gen eine besondere Rolle im Krankenhaus. Was Abschreibungen sind, soll mit dem folgenden Zitat verdeutlicht werden.

„Die Maschinen, die in einer Periode gekauft werden, werden im Laufe mehrerer **523** Jahre verbraucht. In die Produktion einer Periode geht aber nur der dafür notwendige Verbrauch an der Maschine ein. Der wertmäßige Ausdruck dieses Verbrauchs heißt **„Abschreibung"**. Die Abschreibung ist ein periodengerechter Anteil an der gesamten Ausgabe für die Maschine und ihr Nutzungspotenzial." (*Albach* 2000, S. 15)

Nach § 5 Abs.1 Krankenhaus-Buchführungsverordnung sind Vermögensgegenstän- **524** de des **Anlagevermögens**, deren Nutzung zeitlich begrenzt ist, zu den Anschaffungs- und Herstellungskosten, vermindert um Abschreibungen, anzusetzen. Mit dieser Bestimmung ist zum Ausdruck gebracht worden, dass sich die Abschreibungen auf das Anlagevermögen des Krankenhauses beziehen und hierbei im wesentlichen auf die Kontenuntergruppe 761, Abschreibungen auf Sachanlagen. Gemäß § 3 Abs. 3 Abgrenzungsverordnung ist die durchschnittliche Nutzungsdauer eines Anlageguts auf der Grundlage der Nutzungsdauer bei einschichtigem Betrieb zu ermitteln.

Nach welcher Methode die Abschreibungen zu errechnen sind, ist in der Kranken- **525** haus-Buchführungsverordnung nicht festgelegt worden. Allgemein werden aber die Abschreibungen nach der linearen Methode entsprechend der voraussichtlichen Nutzungsdauer der Anlagegüter vorgenommen. Dies „bedeutet, dass durch gleichbleibende Jahresbeträge eine gleichmäßige Verteilung der Anschaffungs- oder Herstellungskosten (AHK) über die gesamte vorgesehene Nutzungsdauer vorgenommen wird." (*Keun* 1999, S. 116) Das Bundesministerium für Finanzen hat z.B. 1997 die AfA-Tabelle für die allgemein verwendbaren Anlagegüter veröffentlicht. Ein Auszug aus dieser Tabelle zeigt, von welcher Nutzungsdauer und welchem linearen AfA-Satz die Krankenhäuser bei ihren Anlagegütern auszugehen haben (vgl. Abbildung 108).

Aus der Abbildung ist z.B. zu entnehmen, dass bei den sonstigen Anlagegütern unter **526** der Ziffer 7.4 die Kranken- und Pflegebetten zu finden sind. Für sie gilt eine Nutzungsdauer von 6 Jahren und ein linearer AfA-Satz von 17 %.

Unternehmen und Markt

Lfd. Nr. 1	Anlagegüter 2	Nutzungs- dauer (ND) i. J. 3	Linearer AfA-Satz v.H. 4
1	**Unbewegliches Anlagevermögen**		
1.1	Gebäude		
1.1.1	Hallen		
1.1.1.1	massiv	25	4
1.1.1.2	in Leichtbauweise	10	10
1.1.2	Datenhallen, mobil	15	7
1.1.3	Tennishallen, Squashhallen u. ä.	20	5
1.1.4	Traglufthallen	10	10
1.1.5	Kühlhallen	20	5
1.1.6	Baracken und Schuppen	10	10
1.1.7	Baubuden	8	12
1.1.8	Bierzelte	8	12
1.1.9	Parkhäuser	30	3,3
1.1.10	Tiefgaragen	30	3,3
6	**Betriebs- und Geschäftsausstattung**		
6.1	Wirtschaftsgüter der Werkstätten-, Labor- und Lagereinrichtungen	10	10
6.2	Wirtschaftsgüter der Ladeneinrichtungen	8	12
6.3	Kühleinrichtungen	5	20
6.4	Klimageräte (mobil)	8	12
6.5	Be- und Entlüftungsgeräte (mobil)	8	12
6.6	Fettabscheider	5	20
6.7	Magnetabscheider	6	17
6.8	Nassabscheider	5	20
6.9	Heiß-/Kaltluftgebläse (mobil)	8	12
6.10	Raumheizgeräte (mobil)	5	20
6.11	Arbeitszelte	6	17
6.12	Telekommunikationsanlagen	8	12
7	**Sonstige Anlagegüter**		
7.1	Betonkleinmischer	6	17
7.2	Reinigungsgeräte		
7.2.1	Bohnermaschinen	6	17
7.2.2	Desinfektionsgeräte	10	10
7.2.3	Geschirrspülmaschinen	5	20
7.2.4	Hochdruckreiniger (Dampf- und Wasser-)	5	20
7.2.5	Industriestaubsauger	4	25
7.2.6	Kehrmaschinen	6	17
7.2.7	Räumgeräte	6	17
7.2.8	Sterilisatoren	10	10
7.2.9	Teppichreinigungsgeräte (transportabel)	4	25
7.2.10	Waschmaschinen	8	12
7.2.11	Bautrocknungs- und Entfeuchtungsgeräte	5	20
7.3	Wäschetrockner	5	20
7.4	Kranken- und Pflegebetten	6	17
7.5	Waren- und Dienstleistungsautomaten		
7.5.1	Getränke- und Leergutautomaten	5	20

527 Abb. 108: Auszug aus der AfA-Tabelle *(Quelle: Bundessteuerblatt 1997, Teil I, S. 376–393)*

4.4.2.1.2.2 Kostenstellenrechnung

Die Kostenstellenrechnung hat zunächst die Aufgabe, die Einzel- und Gemeinkosten zutreffend und sachgemäß zu verteilen. Daneben stellt sie eine Grundlage dazu dar, bestimmte organisatorische – und Führungsaufgaben zu erfüllen.

Die KHBV schreibt vor, Kostenstellen zu bilden. Kostenstellen tragen mit dazu bei, dass im Krankenhaus Verantwortungsbereiche geschaffen werden, die dem Krankenhausmanagement eine bessere betriebsinterne Steuerung ermöglichen. Einzelheiten zur Kostenstellenrechnung sind der nachstehenden Abbildung zu entnehmen (vgl. Abbildung 109).

528

529

Ausgangsfrage	Wo sind die Kosten entstanden?
Ziel der Kostenstellenrechnung	Budgetplanung der Kostenstellen (interne Budgetierung). Für die Bereiche im Krankenhaus Kosten- und Wirtschaftlichkeitskontrolle. Schaffung der Grundlagen für die Kostenträgerrechnung.
Krankenhaus-Buchführungsverordnung	§ 8 Nr. 1 „Das Krankenhaus hat die auf Grund seiner Aufgabe und Struktur erforderlichen Kostenstellen zu bilden. Es sollen, sofern hierfür Kosten und Leistungen anfallen, mindestens die Kostenstellen gebildet werden, die sich aus dem Kostenstellenrahmen der Anlage 5 ergeben . . ." § 8 Nr. 2 „Die Kosten sind aus der Buchführung nachprüfbar herzuleiten." § 8 Nr. 3 „Die Kosten und Leistungen sind verursachungsgerecht nach Kostenstellen zu erfassen, sie sind darüber hinaus den anfordernden Kostenstellen zuzuordnen, soweit dies für die in Satz 1 genannten Zwecke erforderlich ist."
	Anlage 5 Kostenstellenrahmen für die Kosten- und Leistungsrechnung
	Kontengruppe / Konten
	Vorkostenstellen (Erbringen innerbetrieblicher Leistungen für andere Stellen) Allgemeine Kostenstellen (Allgemeine Leistungen für alle betrieblichen Stellen)
	90 — Gemeinsame Kostenstellen 900 Gebäude einschl. Grundstück und Außenanlagen 901 Leitung und Verwaltung des Krankenhauses 902 Werkstätten 903 Nebenbetriebe 904 Personaleinrichtungen 905 Aus-, Fort- und Weiterbildung 906 Sozialdienst, Patientenbetreuung
	Hilfskostenstellen (Sie sind indirekt an der betrieblichen Leistungserstellung beteiligt)
	91 910 Versorgungseinrichtungen 911 Speisenversorgung 912 Wäscheversorgung 913 Zentrale Reinigungsdienste 914 Versorgung mit Energie, Wasser, Brennstoffen 917 Innerbetriebliche Transporte 918 Apotheke/Arzneimittelausgabestelle Zentrale Sterilisation
	92 920 Medizinische Institutionen 921 Röntgendiagnostik und -therapie 922 Nukleardiagnostik und -therapie 923 Laboratorien 924 Funktionsdiagnostik 925 Sonstige diagnostische Einrichtungen 926 Anästhesie, OP-Einrichtungen und Kreißzimmer 927 Physikalische Therapie 928 Sonstige therapeutische Einrichtungen 929 Pathologie Ambulanzen
(Quelle: eigene Zusammenstellung)	

Abb. 109: **Kostenstellenrechnung** (Fortsetzung auf nächster Seite)
(Quelle: eigene Zusammenstellung)

530

Unternehmen und Markt

Ausgangsfrage	Wo sind die Kosten entstanden?
Ziel der Kostenstellenrechnung	Budgetplanung der Kostenstellen (interne Budgetierung). Für die Bereiche im Krankenhaus Kosten- und Wirtschaftlichkeitskontrolle. Schaffung der Grundlagen für die Kostenträgerrechnung.
Krankenhaus-Buchführungsverordnung	§ 8 Nr. 1 „Das Krankenhaus hat die auf Grund seiner Aufgaben und Struktur erforderlichen Kostenstellen zu bilden. Es sollen, sofern hierfür Kosten und Leistungen anfallen, mindestens die Kostenstellen gebildet werden, die sich aus dem Kostenstellenrahmen der Anlage 5 ergeben . . ." § 8 Nr. 2 „Die Kosten sind aus der Buchführung nachprüfbar herzuleiten." § 8 Nr. 3 „Die Kosten und Leistungen sind verursachungsgerecht nach Kostenstellen zu erfassen, sie sind darüber hinaus den anfordernden Kostenstellen zuzuordnen, soweit dies für die in Satz 1 genannten Zwecke erforderlich ist."
	Anlage 5 Kostenstellenrahmen für die Kosten- und Leistungsrechnung

Kontengruppe	Konten	
	Endkostenstellen (Bei ihnen findet keine weitere Verrechnung mehr statt) Hauptkostenstellen (Sie sind die Orte der eigentlichen Leistungserbringung)	
93–95		Pflegefachbereiche – Normalpflege
	930	Allgemeine Kostenstelle
	931	Allgemeine Innere Medizin
	932	Geriatrie
	933	Kardiologie
	934	Allgemeine Nephrologie
	935	Hämodialyse/künstliche Niere
	936	Gastroentrologie
	937	Pädiatrie
	938	Kinderkardiologie
	939	Infektion
	940	Lungen- und Bronchialheilkunde
	941	Allgemeine Chirurgie
	942	Unfallchirurgie
	943	Kinderchirurgie
	944	Endoprothetik
	945	Gefäßchirurgie
	946	Handchirurgie
	947	Plastische Chirurgie
	948	Thoraxchirurgie
	949	Herzchirurgie
	950	Urologie
	951	Orthopädie
	952	Neurochirurgie
	953	Gynäkologie
	954	HNO und Augen
	955	Neurologie
	956	Psychiatrie
	957	Radiologie
	958	Dermatologie und Venerologie
	959	Zahn- und Kieferheilkunde, Mund- und Kieferchirurgie
96		Pflegefachbereiche – abweichende Pflegeintensität
	960	Allgemeine Kostenstelle
	961	Intensivüberwachung
	962	Intensivbehandlung
	963	frei
	964	Intensivmedizin
	965	Minimalpflege
	966	Nachsorge
	967	Halbstationäre Leistungen – Tageskliniken
	968	Halbstationäre Leistungen – Nachtkliniken
	969	Chronisch- und Langzeitkranke
	Nebenkostenstellen (Dort werden Nebenleistungen erbracht)	
97		Sonstige Einrichtungen
	970	Personaleinrichtungen
	971	Ausbildung
	972	Forschung und Lehre
98		Ausgliederungen
	980	Ambulanzen
	981	Hilfs- und Nebenbetriebe

(Quelle: eigene Zusammenstellung)

Abb. 109: Fortsetzung

Die Ausgangsfrage für die Kostenstellenrechnung lautet: *Wo sind die Kosten entstanden?*

Der **Kostenstellenrahmen** der Anlage 5 zur KHBV bildet die Grundlage, um die genannte Frage nach dem Ort der Kostenentstehung im Krankenhaus zu beantworten, wobei zwischen Vor- und Endkostenstellen zu trennen ist.

Bei der Bildung von Kostenstellen ist zu beachten, dass die Kostenstellen eindeutig voneinander abgegrenzt werden und dabei der Grundsatz der Wirtschaftlichkeit und Übersichtlichkeit beachtet wird, d.h. der Kostenstellenplan darf nicht zuviele Kostenstellen ausweisen. Die durch die Kostenstellen gewonnenen Informationen müssen in einem angemessenen Verhältnis zu dem verwaltungstechnischem Aufwand stehen, der durch die Erfassung entsteht. Daneben sollten die Kostenstellen eine Abgrenzung der verschiedenen Verantwortungsbereiche ermöglichen. Anknüpfend an die genannten vier Typen der innerbetrieblichen Leistungsverflechtung erfolgt die Verteilung der Kosten in der Kostenstellenrechnung nach unterschiedlichen Verfahren, wobei im Folgenden als Beispiel das Stufenleiterverfahren im Rahmen der mehrstufigen Verrechnung einseitiger Leistungsströme vorgestellt wird.

Kostenstellen Primär- und Sekundär-kosten	Vorkostenstellen		Endkostenstellen		
	Sterilisation	OP	Innere Medizin	Chirurgie	Gynäkologie
Primärkosten	150.000 ⤳	1.500.000 100.000	5.000.000 20.000	4.000.000 18.000	2.500.000 12.000
Zwischensumme	–	1.600.000 ⤳	5.020.000 –	4.018.000 1.200.000	2.512.000 400.000
Primär- und Sekundär-kosten nach Leistungs-verrechnung	–	–	5.020.000	5.218.000	2.912 000

Abb. 110: Stufenleiterverfahren *(Quelle: Hentze/Kehres 1996, S. 103)*

Es empfiehlt sich, dieses Verfahren dort anzuwenden, wo **Leistungsströme** über mehrere Stufen in eine Richtung fließen. Die rechentechnische Abwicklung ist der Abbildung 110 zu entnehmen. Von den Vorkostenstellen „Sterilisation" und „OP" werden die Primärkosten anteilig (entsprechend einem Umlageschlüssel nach der Inanspruchnahme der Leistungen) auf die Endkostenstellen verteilt.

4.4.2.1.2.3 Kostenträgerrechnung

536 Nachdem die Kostenarten den jeweiligen Kostenstellen zugeordnet sind, steht in der Kostenträgerrechnung (vgl. Abbildung 111) die Frage im Mittelpunkt, für wen die Kosten entstanden sind. Für den Krankenhausbereich ist dies der Patient. Neben der Ermittlung dieser Kosten dient die Kostenträgerrechnung der Wirtschaftlichkeitskontrolle sowie der Planung, Steuerung und Analyse der Leistungsprozesse im Krankenhaus. Da die Kosten im Krankenhaus meist nicht direkt dem Verursacher zugeordnet werden können, da es wenige Einzelkosten gibt, sind die Gemeinkosten „umzulegen". Dies geschieht nach dem **Durchschnittsprinzip**, d.h. die Kosten für die Heizung werden nach dem Verteilungsschlüssel qm verteilt. Dabei wird unterstellt, dass für alle Räume eine gleiche Inanspruchnahme der Heizung erfolgte. Die eher willkürliche Verteilung der Kosten auf die Kostenträger geschieht nach dem **Kostenträgerfähigkeitsprinzip**.

537 Es wird getrennt zwischen der **Kostenträgerstück-** und **Kostenträgerzeitrechnung**. Dabei weist die Kostenträgerstückrechnung aus, wie die einzelnen Engelte im Krankenhaus zu kalkulieren sind, und die Kostenträgerzeitrechnung, welche Erlöse mit diesen Entgelten erzielt worden sind. Im Rahmen der Kostenträgerstückrechnung wird zwischen der **Vor-** und der **Nachkalkulation** unterschieden. Am Beispiel der Fallpauschale wird vor Erbringung der Fallpauschale kalkuliert, was diese Fallpauschale an Kosten verursachen wird. Im Rahmen der Nachkalkulation, nachdem die Fallpauschale für den Patienten erbracht worden ist, werden dann die tatsächlichen Kosten ermittelt und in einem Soll-Ist-Vergleich gegenübergestellt.

538 Im Zusammenhang mit möglichen Verfahren zur Ermittlung der Stückkosten, orientiert an den Vergütungsformen im Krankenhaus, wird nur auf die **Kalkulationsverfahren**, die für den Krankenhausbereich zur Anwendung kommen (vgl. dazu *Hentze/Kehres* 1996, 108 ff.). Die Errechnung der einzelnen Vergütungsformen im Krankenhaus kann im Rahmen der **Divisions-** bzw. **Verrechnungssatzkalkulation** erfolgen. Bei der (einfachen) Divisionskalkulation werden am Beispiel der **Fallpauschalen** die Gesamtkosten durch die Pflegetage bzw. Berechnungstage (Mengenkomponente) dividiert. Dieses sehr einfache Verfahren der Kalkulation wird bei der Verrechnungssatzkalkulation dadurch verfeinert, dass nur die eigentlichen Kosteneinflussgrößen in die Kalkulation der Produkte eingehen. Im Hinblick auf die erbrachten Leistungen ist die Divisionskalkulation bei homogenen Leistungen anzuwenden, d.h. bei der Massenproduktion (z.B. Strom), die Verrechnungssatzkalkulation bei heterogenen Leistungen. Diese aus der allgemeinen Betriebswirtschaft übertragenen Kalkulationsverfahren zeigen, wie problematisch es ist, diese Erkenntnisse auch im Krankenhausbereich anzuwenden. Eine genauere Zuordnung der (Gemein-)Kosten auf die erbrachten Leistungen ermöglicht die **Prozesskostenrechnung**.

Ausgewählte Betriebswirtschaftliche Prozesse

Ausgangsfrage:	Wofür sind die Kosten entstanden?			
Ziel:	1. Ermittlung des Preises für z.B. Fallpauschalen; Ermittlung von Preisuntergrenzen. 2. Wirtschaftlichkeitskontrolle. Mit Hilfe der Kostenträgerrechnung ist der zwischenbetriebliche Vergleich möglich. Die Frage der Eigenherstellung oder des Fremdbezugs kann damit auch geklärt werden. 3. Planung, Steuerung und Analyse des Leistungsprozesses. Mit Hilfe der ersten beiden Aufgaben kann diese Aufgabe erfüllt werden.			
Prinzipien der Zuordnung der Kosten	1. Kostenverursachung. Die Kosten werden auf die Kostenträger verteilt, die die Kosten verursacht haben. 2. Durchschnittsprinzip. Die Kosten werden möglichst genau verteilt; die Gemeinkostenverteilung möglichst richtig. 3. Kostentragfähigkeitsprinzip. Die Kosten werden, auch willkürlich, nach der Belastbarkeit des Kostenträgers verteilt.			
Kostenträgerstückrechnung:	Mit Hilfe der Kostenträgerstückrechnung werden die Selbstkosten z. B. der Fallpauschalen ermittelt.			
	Arten der Kostenträgerstückrechnung	Vorkalkulation	Vor Erbringung der Fallpauschale wird kalkuliert.	
		Nachkalkulation	Nach Erbringung der Fallpauschale wird kalkuliert.	
	Kalkulationsverfahren	Divisionskalkulation (Basispflegesatz, Abteilungspflegesatz)	Basispflegesatz:	Kosten Versorgung, Kosten Verwaltung, Kosten Unterbringung, dividiert durch Berechnungstage
			Abteilungspflegesatz:	Kosten Diagnose, Kosten Therapie, Kosten Pflege, dividiert durch Berechnungstage
		Verrechnungskalkulation (Sonderentgelte, Fallpauschalen)		Die eigentlichen Kosteneinflussgrößen werden berücksichtigt. „Bei Anwendung der Verrechnungssatzkalkulation werden die Kosten der verschiedenen Kostenstellen zu deren Leistungsvolumen verrechnet. Der Verrechnungssatz je Kostenstelle ergibt sich allgemein aus der Relation Kostenstellenkosten zu Leistungen der Kostenstelle".
		Unterschiede der Kalkulationsverfahren	Trennung in Kostenträgergemeinkosten	Leistungen
		Divisionskalkulation	Nein	homogen
		Verrechnungssatzkalkulation	Üblich	heterogen
Kostenträgerzeitrechnung bzw. kurzfristige Erfolgsrechnung	Im Rahmen der Kostenträgerzeitrechnung werden die in einem bestimmten Zeitraum (Geschäftsjahr) angefallenen Leistungen erfasst. Im Hinblick auf die für ein Krankenhaus anfallenden Erlöse kann getrennt werden zwischen: **budgetorientierten Erlösen:** Basispflegesatz Abteilungspflegesätze Sonderentgelte Fallpauschalen **sonstige Erlöse:** Erlöse aus Wahlleistungen nach § 7 BPflV Erlöse für vor- und nachstationäre Behandlung Erlöse aus der ambulanten Behandlung			
	Betriebliche Erträge Umschreibung			
	Kontenklasse 4 40 Erlöse aus Krankenhausleistungen 41 Erlöse aus Wahlleistungen 42 Erlöse aus ambulanten Leistungen des Krankenhauses 43 Nutzungsentgelte (Kostenerstattung und Vorteilsausgleich) und sonstige Abgaben der Ärzte			
	Verfahren der kurzfristigen Erfolgsrechnung:			
	Umsatzkostenverfahren		Gesamtkostenverfahren	
	Kostenträgerorientiert Betriebserfolg = Erlöse (nach Leistungsarten) – Selbstkosten (nach Kost.trägern)		Kostenartenorientiert Betriebserfolg = Erlöse (nach Leist.arten) – Kosten (nach Kost.arten)	

Abb. 111: Kostenträgerrechnung *(Quelle: eigene Zusammenstellung)*   **539**

540 Die **Kostenträgerzeitrechnung** bzw. **kurzfristige Erfolgsrechnung** bezieht die wertmäßigen Leistungen (Erlöse) in ihre Analyse mit ein, um so den kurzfristigen Betriebserfolg zu ermitteln. Nach dem Gesamtkostenverfahren wird dieser Erfolg durch Gegenüberstellung sämtlicher Aufwendungen und sämtlicher Erlöse während einer Rechnungsperiode ermittelt. Das Umsatzkostenverfahren bezieht sich dagegen lediglich auf die in dieser Periode erzielten Umsatzerlöse und Umsatzaufwendungen.

541 Im Krankenhaus kommt das Gesamtkostenverfahren zur Anwendung (vgl. *Gronemann* 1988, S. 230 f.), d.h. die Kosten (differenziert nach Kostenarten) werden den Erlösen (differenziert nach Erlösarten) gegenübergestellt.

Wie die Kostenarten-, Kostenstellen- und Kostenträgerrechnung miteinander zusammenhängen, verdeutlicht Abbildung 112.

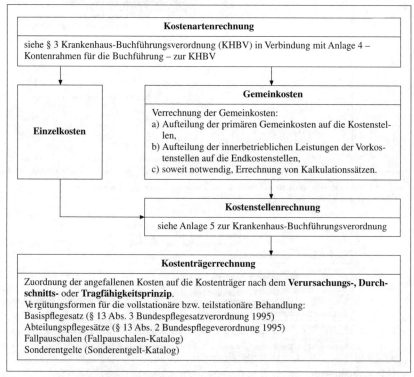

542 Abb. 112 : Kostenerfassung und Kostenverteilung *(Quelle: eigene Zusammenstellung)*

Im Zusammenhang mit der Kalkulation der Leistungen im Krankenhaus ist auch die 543
Frage zu klären, ob alle oder nur Teile der Kosten auf den/die Kostenträger zu
verteilen sind. Werden nur Teile der Kosten -(und zwar nur die, die direkt mit der
Leistungserstellung im Zusammenhang stehen)- in der Kalkulation berücksichtigt,
so spricht man von einer „**Teilkostenrechnung**". Im Gegensatz dazu berücksichtigt
die „**Vollkostenrechnung**" alle angefallenen Kosten anteilig bei den einzelnen
Kostenträgern. Im Krankenhaus wird generell die Vollkostenrechnung angewandt.

Bei der Kalkulation der Sonderentgelte und Fallpauschalen spielt die Teilkosten- 544
rechnung eine besondere Rolle, um Preisuntergrenzen zu ermitteln, d.h., durch diese
Kalkulation wird dem Krankenhaus bekannt, bis zu welcher Grenze ein positives
Ergebnis erzielt wird und es noch wirtschaftlich ist, die Leistungen anzubieten.

Sowohl bei der Vollkosten- als auch bei der Teilkostenrechnung kann zwischen der 545
Istkosten-, *Normalkosten-* und *Plankostenrechnung* getrennt werden. Die Abbildung 113 fasst die grundlegenden „Informationen zu den umfangbezogenen Systemen" zusammen.

4.4.2.2 Zur Prozesskostenrechnung

Dienstleistungsunternehmen sind u.a. dadurch gekennzeichnet, dass bei ihnen 546
überwiegend Gemeinkosten anfallen und Einzelkosten eher die Ausnahme sind.
Auch das Krankenhaus ist dadurch charakterisiert. Die Prozesskostenrechnung
knüpft an diesem Problem an und verteilt die Gemeinkosten nicht nach einem
Umlageschlüssel, sondern nimmt eine verursachungsgerechtere Verteilung der
Kosten vor, indem ermittelt wird, in welchem Umfang einzelne Leistungen und
Bereiche in Anspruch genommen werden. Dabei knüpft sie auch an die Daten der
Kostenarten- und Kostenstellenrechnung an, wobei aber zunächst eine
Tätigkeitsanalyse vorgenommen wird und so Teilprozesse bezogen auf die Kostenstelle ermittelt werden. Mengengerüste z.B. auf der Grundlage von Minutenwerten,
Anzahl der Untersuchungen oder Pflegetagen werden aufgebaut. Diese werden auch
als Bezugsgröße definiert. Die einzelne Bezugsgröße ist mit einem Kostensatz zu
bewerten. Sie sollte so ausgewählt werden, dass die Menge möglichst schnell und
genau erfasst wird und dabei der Grundsatz der Wirtschaftlichkeit beachtet wird,
also der Erfassungsaufwand in einem angemessenen Verhältnis zum erzielten
Ergebnis, der ursächlichen Kostenverursachung, steht. Mehrere Teilprozesse (die
sich über mehrere Kostenstellen erstrecken) werden zu dem Hauptprozess (z.B.
Personaleinstellungen, Stellenplanangelegenheiten, Material beschaffen) zusammengefasst. Ein Grundmodell der Prozesskostenrechnung ist der Abbildung 114 zu
entnehmen.

Ausgangsfrage	Sollen alle Kosten (Vollkosten) oder nur Teile der Kosten (Teilkosten) auf den Kostenträger verteilt werden?
Kriterien für die Wahl eines der Verfahren	– Rechnungszweck – techn.-organisatorische Betriebsgegebenheiten – rechtliche Rahmenbedingungen
Vollkostenrechnung	Alle Kosten (fixe und variable) werden erfasst und auf die Kostenträger verteilt. Istkostenrechnung mit Vollkosten Verrechnung der Istkosten auf die Kostenstellen und Kostenträger nach der Formel: Ist-Menge x Ist-Preis = Istkosten Normalkostenrechnung mit Vollkosten Auf der Grundlage von Durchschnittswerten (für die Preise und/oder die Menge) werden die Normalkosten ermittelt. Starre Normalkostenrechnung: Die Kosten für die geplante Beschäftigung werden ausgewiesen. Diese Kosten werden nicht in fixe und variable Kosten getrennt. Flexible Normalkostenrechnung: Sie berücksichtigt bei der Kostenkalkulation Beschäftigungsschwankungen. Plankostenrechnung mit Vollkosten Auf der Grundlage von zukunftsorientierten Planzahlen (Preise, Mengen) wird die Plankostenrechnung aufgestellt. Starre Plankostenrechnung: Von einer konstanten Planbeschäftigung wird ausgegangen. Flexible Plankostenrechnung: Veränderungen in der Beschäftigung werden berücksichtigt bei der Kostenkalkulation.
Teilkostenrechnung	Nur die variablen Kostenbestandteile werden den Kostenträgern zugerechnet. Das Verursachungsprinzip wird damit berücksichtigt. Kostenrechnung auf Basis von Istkosten: **Einstufige** Deckungsbeitragsrechnung — Deckungsbeitrag = Erlös minus variable Kosten **Mehrstufige** Deckungsbeitragsrechnung — Deckungsbeitrag = Erlös minus variable Kosten plus verschiedene Fixkosten **Deckungsbeitragsrechnung mit relativen Einzelkosten** — Deckungsbeitrag = Erlös minus relative Einzelkosten Kostenrechnung auf der Basis von Plankosten: **Grenzplankostenrechnung** — Die Gesamtkosten werden in beschäftigungsfixe und beschäftigungsvariable Plankosten aufgeteilt. Den Leistungen werden nur die variablen Plankosten zugerechnet.

547 Abb. 113: Umfangbezug der Kalkulationssysteme *(Quelle: eigene Zusammenstellung)*

4.4.3 Externes Rechnungswesen im Krankenhaus

548 Die bisherigen Ausführungen hatten das interne Rechnungswesen zum Gegenstand. Jetzt steht die Seite des Rechnungswesens im Vordergrund, die für die Vertreter des Krankenhausträgers von entscheidender Bedeutung ist: das externe Rechnungswe-

Ausgewählte Betriebswirtschaftliche Prozesse

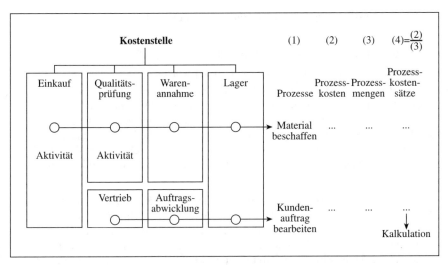

Abb. 114: Grundmodell der Prozesskostenrechnung *(Quelle: Jacobi 1996, S. 502)*   **549**

sen bzw. der Jahresabschluss. Mit Hilfe des Jahresabschlusses kann der Träger eines Krankenhauses feststellen, wie das Krankenhaus im betreffenden Geschäftsjahr gewirtschaftet hat. § 4 Krankenhaus-Buchführungsverordnung trifft grundlegende Aussagen zum Jahresabschluss (Abbildung 115).

---

§ 4
Jahresabschluss

(1) Der Jahresabschluss des Krankenhauses besteht aus der Bilanz, der Gewinn- und Verlustrechnung und dem Anhang einschließlich des Anlagennachweises. Die Bilanz ist nach der Anlage 1, die Gewinn- und Verlustrechnung nach der Anlage 2, der Anlagennachweis nach der Anlage 3 zu gliedern; im übrigen richten sich Inhalt und Umfang des Jahresabschlusses nach Absatz 3.
(2) Der Jahresabschluss soll innerhalb von vier Monaten nach Ablauf des Geschäftsjahres aufgestellt werden.
(3) Für die Aufstellung und den Inhalt des Jahresabschlusses gelten die §§ 242 bis 256 sowie § 264 Abs. 2, § 265 Abs. 2, 5 und 8, § 268 Abs. 1 und 3, § 270 Abs. 2, § 271, § 275 Abs. 4, § 277 Abs. 2, Abs. 3 Satz 1 und Abs. 4 Satz 1, § 279 und § 284 Abs. 2 Nr. 1 und 3 des Handelsgesetzbuchs sowie Artikel 24 Abs. 5 Satz 2 und Artikel 28 des Einführungsgesetzes zum Handelsgesetzbuch, soweit diese Verordnung nichts anderes bestimmt.

Abb. 115: § 4 Krankenhaus-Buchführungsverordnung   **550**
(Quelle: Krankenhaus-Buchführungsverordnung)

551 Nach dieser Bestimmung besteht der Jahresabschluss aus
- der **Bilanz**,
- der **Gewinn- und Verlustrechnung** und
- dem Anhang einschließlich des **Anlagennachweises**.

552 Bei der Bilanz erfolgt eine Gegenüberstellung von Vermögen (Aktiv-Seite) und Kapital (Passiv-Seite) zu einem bestimmten Zeitpunkt; meist ist dies der 31. Dezember eines Jahres. Die Gliederung der Bilanz ist der Anlage 1 zur Krankenhaus-Buchführungsverordnung zu entnehmen. Diese Gliederungsvorschrift ist für alle Krankenhäuser zwingend: sie haben ihre Bilanz nach dieser Vorschrift zu gestalten. Das nachfolgende **Beispiel** zeigt, wie eine Krankenhausbilanz aussehen kann (vgl. Abbildung 116).

553 Die Bilanz lässt sich von der rechten Seite, der Passiv-Seite, zur linken Seite, der Aktiv-Seite „lesen". Die rechte Seite trifft Aussagen zur Mittelherkunft, die linke Seite zur Mittelverwendung. Auf der rechten Seite wird getrennt zwischen dem Eigenkapital und dem Fremdkapital. Im angeführten Beispiel hat danach das Musterkrankenhaus ein Eigenkapital von 59.888.177,01 DM, der Rest wäre Fremdkapital. Eine Sonderbehandlung in der Krankenhausbilanz erfahren die finanziellen Mittel, die das Krankenhaus vom Staat erhält, seien dies Fördermittel nach dem KHG oder Zuweisungen und Zuschüsse. Sie werden bilanztechnisch so behandelt, als seien sie Fremdkapital. Bei der Mittelverwendung wird getrennt zwischen dem Anlagevermögen und dem Umlaufvermögen.

554 Die Gewinn- und Verlustrechnung (vgl. Abbildung 117) ist eine Zeitraumrechnung (1. Januar bis 31. Dezember eines Geschäftsjahres). Die Gliederung der Gewinn- und Verlustrechnung ist der Anlage 2 der Krankenhaus-Buchführungsverordnung zu entnehmen. Auch diese Bestimmung haben die Krankenhäuser zwingend einzuhalten.

555 In der Gewinn- und Verlustrechnung erfolgt die Gegenüberstellung der Aufwendungen und Erträge. Diese Gegenüberstellung zeigt zum Abschluss des Geschäftsjahres, ob das Krankenhaus einen Jahresüberschuss oder einen Jahresfehlbetrag erwirtschaftet hat. In unserem Beispiel erwirtschaftete das Krankenhaus einen Jahresüberschuss in Höhe von 2.872.558,15 DM.

556 Diese Summe ist in der Bilanz des Musterkrankenhauses beim Eigenkapital wiederzufinden. Der Jahresüberschuss hat hier zu einer Erhöhung des Eigenkapitals beigetragen. Beide Rechnungen sind vergangenheitsorientiert und ergeben sich aus den Daten der Finanzbuchhaltung.

557 Zum dritten Bestandteil des Jahresabschlusses wird der Anhang einschließlich des Anlagennachweises gezählt. Der Aufbau und Inhalt dieser Anlagennachweise ist der nachstehenden Abbildung 118 zu entnehmen.

Ausgewählte Betriebswirtschaftliche Prozesse

Anlage 1
KHBV

Aktivseite Bilanz Musterkrankenhaus Irgendwo zum 31. Dezember 1994

	Stand 31. 12. 94 DM	Stand 31. 12. 93 TDM
A. Anlagenvermögen		
I. Immaterielle Vermögensgegenstände		
1. EDV-Nutzungsrecht	18 443,39	52
II. Sachanlagen		
1. Grundstücke mit Betriebsbauten	43 558 820,35	37 890
2. Grundstücke mit Wohnbauten	3 536 436,71	3 719
3. Technische Anlagen	1 286 925,89	823
4. Einrichtungen und Ausstattungen	24 029479,57	24 445
5. Geleistete Anzahlungen und Anlagen im Bau	44 835 423,95	45 277
	117 247 086,47	112 154
B. Umlaufvermögen		
I. Vorräte		
1. Roh-, Hilfs- und Betriebsstoffe	2 387 016,37	2 501
II. Forderungen und sonstige Vermögensgegenstände		
1. Forderungen aus Lieferungen und Leistungen	16 280 884,70	13 966
(davon mit einer Restlaufzeit von mehr als einem Jahr 0,00 DM)		(0)
2. Forderungen an den Krankenhausträger	0,00	1 337
(davon mit einer Restlaufzeit von mehr als einem Jahr 0,00 DM)		(0)
3. Forderungen nach dem Krankenhausfinanzierungsrecht	5 408 345,40	6 763
(davon nach der BPflV 5 196 727,00 DM;		(3 072)
davon mit einer Restlaufzeit von mehr als einem Jahr 0,00 DM)		(98)
4. Sonstige Vermögensgegenstände	283 635,85	479
(davon mit einer Restlaufzeit von mehr als einem Jahr 0,00 DM)		(0)
	21 972 865,95	22 545
III. Kassenbestand	25 390,91	24
C. Ausgleichsposten für Eigenmittelförderung nach dem KHG	13 787 230,82	13 511
D. Rechnungsabgrenzungsposten	5 980 369,00	0
	161 418 402,91	150 787

Abb. 116: Bilanz Musterkrankenhaus Irgendwo zum 31. Dezember 1994   **558**
(Quelle: Bofinger 1999, S. 50 f.) (Teil 2 siehe nächste Seite)

Anlage 1
KHBV

Passivseite

Stand	Stand 31. 12. 94 DM	Stand 31. 12. 93 TDM
A. Eigenkapital		
1. Festgesetztes Kapital	18 134 977,10	18 135
2. Kapitalrücklagen	37 532 303,12	33 242
3. Gewinnrücklagen	1 348 338,64	433
4. Verlustvortrag aus dem Vorjahr	0,00	1 715
5. Jahresüberschuss	2 872 558,15	2 630
	59 888 177.01	52 725
B. Sonderposten aus Zuwendungen zur Finanzierung der immateriellen Vermögensgegenstände und der Sachanlagen		
1. Sonderposten aus Fördermitteln nach dem KHG	70 311 559,80	68 974
2. Sonderposten aus Zuweisungen und Zuschüssen der öffentlichen Hand	3 051 218,23	3 224
	73 362 778,03	72 198
C. Rückstellungen		
1. Sonstige Rückstellungen	4 075 001,00	2 008
D. Verbindlichkeiten		
1. Verbindlichkeiten gegenüber Kreditinstituten	5 077 404,99	311
(davon gefördert nach KHG 4 895,80 DM)		(26)
davon mit einer Restlaufzeit bis zu einem Jahr 296 103,60 DM)		(22)
2. Verbindlichkeiten aus Lieferungen und Leistungen	3 331 370,54	5 764
(davon mit einer Restlaufzeit bis zu einem Jahr 3 331 370,54 DM)		(5 764)
3. Verbindlichkeiten gegenüber dem Krankenhausträger	4 802 078,40	10 506
(davon mit einer Restlaufzeit bis zu einem Jahr 4 802 078,40 DM)		(10 506)
4. Verbindlichkeiten nach dem Krankenhausfinanzierungsrecht	2 490 583,84	2 498
(davon nach der BPflV 58 765,00 DM;		(0)
davon mit einer Restlaufzeit bis zu einem Jahr 58 765,00 DM)		(0)
5. Sonstige Verbindlichkeiten	6 342 166,89	3 672
(davon mit einer Restlaufzeit bis zu einem Jahr 6 342 166,89 DM)		(3 650)
	22 043 604,66	22 751
E. Ausgleichsposten aus Darlehensförderung nach dem KHG	**1 048 842,21**	**1 105**
F. Rechnungsabgrenzungsposten	**1 000 000,00**	**0**
	161 418 402,91	150 787

Irgendwo, den 28. 4. 1995
N. N.
Verwaltungsdirektor

Abb. 116: Fortsetzung

Ausgewählte Betriebswirtschaftliche Prozesse

Anlage 2
KHBV

Gewinn- und Verlustrechnung Musterkrankenhaus Irgendwo für das Geschäftsjahr 1994
(1. 1. bis 31. 12.)

	1994 DM	1993 DM
1. **Erlöse** aus allgemeinen Krankenhausleistungen		
a. Erlöse aus stationärer Behandlung	137 819 467,83	118 169
b. Ausgleichsbeträge nach § 4 Abs. 1 bis 8 BPflV		
für Vorjahre	– 3 238 621,00	– 2 509
für das Geschäftsjahr	3 427 677,00	3 072
	138 008 523,83	118 732
2. Erlöse aus Wahlleistungen	2 220 440,21	1 613
3. Erlöse aus ambulanten Leistungen des Krankenhauses	399 431,21	386
4. Nutzungsentgelte der Ärzte		
a. im stationären Bereich	1 399 003,58	1 009
b. im ambulanten Bereich	4 959 250,09	4 762
	6 358 253,67	5 771
5. Andere aktivierte Eigenleistungen	29 231,76	16
6. Zuweisungen und Zuschüsse der öffentlichen Hand		
a. für Akademische Lehrtätigkeit	716 917,07	735
b. für sonstige Zuweisungen	74 928,70	87
	791 845,77	822
7. Sonstige betriebliche Erträge		
a. Rückvergütungen, Vergütungen und Sachbezüge	1 416 491,03	1 394
b. Sonstige ordentliche Erträge	1 873 611,11	1 651
c. Andere sonstige betrieblichen Erträge	148 282,72	452
	3 438 384,86	3 497
	151 246 111,31	130 837
8. Personalaufwand		
a. Löhne und Gehälter	84 492 729,06	73 119
b. soziale Abgaben und Aufwendungen für Altersversorgung und für Unterstützung	18 584 273,81	15 622
(davon für Altersversorgung 4 016 299,81 DM)		(3 329)
	103 077 002,87	88 741
9. Materialaufwand		
a. Roh-, Hilfs- und Betriebsstoffe	23 895 272,81	22 203
b. Aufwendungen für bezogene Leistungen	5 972 022,10	5 491
	29 867 294,91	27 694
	132 944 297,78	116 435
Zwischenergebnis/Übertrag	18 301 813,53	14 402

Abb. 117: Gewinn- und Verlustrechnung Musterkrankenhaus Irgendwo für das Geschäftsjahr1994 – 1.1. bis 31.12. (Teil 2 siehe nächste Seite) *(Quelle: Bofinger 1999, S. 54b und S. 55)*

	1994 DM	1993 DM
		Anlage 2 KHBV
Übertrag	18 301 813,53	14 402
10. Erträge aus Zuwendungen zur Finanzierung von Investitionen (davon Fördermittel nach dem KHG	5 028 758,34 5 028 758,34 DM)	7 800 (7 800)
11. Erträge aus der Einstellung von Ausgleichsposten für Eigenmittelförderung	276 899,94	277
12. Erträge aus der Auflösung von Sonderposten nach dem KHG und auf Grund sonstiger Zuwendungen zur Finanzierung der immateriellen Vermögensgegenstände und der Sachanlagen	12 052 939,72	5 457
13. Erträge aus der Auflösung des Ausgleichspostens aus Darlehensförderung	56 574,86	48
14. Aufwendungen aus der Zuführung zu Sonderposten/ Verbindlichkeiten nach dem KHG und auf Grund sonstiger Zuwendungen zur Finanzierung der immateriellen Vermögensgegenstände und der Sachanlagen	5 011 797,02	7 544
15. Aufwendungen aus der Auflösung des Ausgleichspostens für Eigenmittelförderung	292,00	0
16. Aufwendungen für nach dem KHG geförderte, nicht aktivierungsfähige Maßnahmen	6 449 558,53	250
	5 953 525,31	5 788
17. Abschreibungen auf Vermögensgegenstände des Anlagevermögens und Sachanlagen a. geförderte Einrichtungen b. nicht geförderte Einrichtungen c. Wohnbauten	5 954 091,14 962 210,26 200 535,38	5 048 875 207
	7 116 836,78	6 130
18. Sonstige betriebliche Aufwendungen (davon nach § 4 Abs. 7 BPflV: 576 703,01 DM)	14 123 345,54	11 421
	21 240 182,32	17 551
Zwischenergebnis	3 015 156,52	2 639
19. Zinsen und ähnliche Aufwendungen (davon für Betriebsmittelkredite 0,00 DM)	132 956,58	5 (0)
20. Ergebnis der gewöhnlichen Geschäftsfähigkeit	2 882 199,94	2 634
21. Steuern	– 9 641,79	4
22. Jahresüberschuss	2 872 558,15	2 630

Abb. 117: Fortsetzung

Ausgewählte Betriebswirtschaftliche Prozesse

Anlage 3

Musterkrankenhaus Irgendwo
Anlagennachweis für das Geschäftsjahr 1994

Bilanzposten: A. II. Sachanlagen	Entwicklung der Anschaffungswerte				
	Anfangsstand (1. 1. 1994) DM	Zugang DM	Umgebungen DM	Abgang DM	Endstand (31. 12. 1994) DM
1. Grundstücke mit Betriebsbauten	57 464 146,75	7 019 316,67	200 277,50	3 383,05	64 680 357,87
2. Grundstücke mit Wohnbauten	7 991 345,32	0,00	0,00	0,00	7 991 345,32
3. Technische Anlagen	6 557 118,28	695 623,00	0,00	0,00	7 252 741,28
4. Einrichtungen und Ausstattungen	64 218 141,35	4 738 172,68	0,00	238 757,43	68 717 556,60
5. Geleistete Anzahlungen und Anlagen im Bau	45 277 033,31	6 551 754,66	– 200 277,50	6 793 086,52	44 835 423,95
	181 507 785,01	19 004 867,01	0,00	7 035 228,00	193 477 425,02

Entwicklung der Abschreibungen					Restbuchwerte (31. 12. 1994) DM
Anfangsstand (1. 1. 1994) DM	Zuführungen DM	Umbuchungen DM	Entnahmen für Abgänge DM	Endstand (31. 12. 1994) DM	
19 574 177,61	1 547 427,57	0,00	67,66	21 121 537,52	43 558 820,35
4 272 837,55	182 071,06	0,00	0,00	4 454 908,61	3 536 436,71
5 734 410,75	231 404,64	0,00	0,00	5 965 815,39	1 286 925,89
39 772 677,68	5 122 802,09	0,00	207 402,74	44 688 077,03	24 029 479,57
0,00	0,00	0,00	0,00	0,00	44 835 423,95
69 354 103,59	7 083 705,36	0,00	207 470,40	76 230 338,55	117 247 086,15

Abb. 118: Musterkrankenhaus Irgendwo – Anlagennachweis für das Geschäftsjahr 1994
(Quelle: Bofinger 1999, S. 58 f.)

Die beiden Anlagennachweise treffen Aussagen über die Entwicklung der Sachanlagen -Entwicklung der Anschaffungswerte- im Geschäftsjahr 1994 sowie über die Abschreibungen. Die geforderten Anlagennachweise nach der Krankenhaus-Buchführungsverordnung sind gegenüber den Bestimmungen im Handelsgesetzbuch wesentlich geringer. Es wird der Nachweis der angewandten Bilanzierungs- und Bewertungsmethoden verlangt.

4.4.4 Zusammenfassung

562 Der vorangegangene Abschnitt behandelte die für das Krankenhaus-Management zentralen Aspekte des Rechnungswesens und der Finanzierung. Es hat im Vergleich zur privaten Wirtschaft lange gedauert, bis im Krankenhaussektor das kaufmännische Rechnungswesen zwingend eingeführt wurde.

563 Die Kostenrechnung als Betriebssteuerungsinstrument hat in den letzten Jahren eine enorme Bedeutung erlangt. Heute sind die Krankenhäuser durch die Umgestaltung und die Weiterentwicklung des Finanzierungssystems gezwungen, eine Kostenträgerrechnung aufzubauen. Daneben sind die Krankenhäuser wiederum gezwungen durch die veränderte Finanzierung ihre Leistungen, ihre Arbeitsabläufe zu analysieren und möglicherweise anders zu gestalten, um entsprechend ihre Leistungen nach der Erlössituation zu gestalten. Das Instrument der Prozesskostenrechnung im Rahmen des Prozessmanagements steht für diese Veränderung.

564 Betrachtet man all diese Veränderungen aus der betriebswirtschaftlichen Perspektive, so kann man zu dem Schluss kommen, dass die Krankenhäuser erst jetzt eine Kostenrechnung aufbauen, die ihren Namen verdient. Eine vollständige Erfassung der erbrachten Leistungen ermöglicht erst eine genaue Kostenrechnung.

565 Initiiert wurde diese Weiterentwicklung des Rechnungswesens der Krankenhäuser durch die veränderte Finanzierung der Betriebskosten: **Vom Selbstkostendeckungsprinzip zu ergebnisorientierten Entgelten.** Derzeit geht es darum, eher *Entgelte mit Marktelementen* zu etablieren. Dies stellt dann die erwähnten höheren Anforderungen an das Rechnungswesen.

4.5 Krankenhausfinanzierung

566 Im Rahmen des Kapitels über die Krankenhausfinanzierung wird nach den Grundlagen auf die Finanzierungsströme im Gesundheitswesen eingegangen. Die grundlegenden Möglichkeiten zur Mittelaufbringung und zur Mittelweitergabe werden anschließend erörtert. Danach werden die Kriterien zur Bewertung und Auswahl eines Krankenhaus-Vergütungssystems genannt. Den Abschluss bilden einige grundlegende Ausführungen zum derzeitigen Krankenhaus-Vergütungssystem.

4.5.1 Grundlagen der Krankenhausfinanzierung

567 In der Betriebswirtschaftslehre wird zwischen den Begriffen **„Finanzierung"** und **„Investition"** getrennt. Während es bei der Finanzierung um die Frage der Beschaffung von finanziellen Mitteln geht, steht im Mittelpunkt der Investitionen die Frage der Verwendung von finanziellen Mitteln für die Beschaffung bzw. den Kauf von z.B. Maschinen, Grundstücken, Wertpapieren. Die Beschaffung von finanziellen Mitteln kann dabei allgemein im Wege der **„äußeren Finanzierung"**

und/oder der „**inneren Finanzierung**" erfolgen. Diese Trennung wird nach der Herkunft des Kapitals, der finanziellen Mittel, vorgenommen. Im Rahmen der Außenfinanzierung fließen die Mittel dem Betrieb von außen zu; bei der Innenfinanzierung kommen die Mittel aus dem Umsatzprozess (als ein positives Ergebnis) des Betriebes.

Im Rahmen des externen Rechnungswesens wurde gezeigt, wie die Bilanz nach dem Kriterium **Mittelherkunft/Mittelverwendung** aufgebaut ist. Die Mittel-/Kapitalbeschaffung ist auf der Passivseite der Bilanz, die Mittelverwendung in Form von z.b. Grundstücken, Wertpapieren ist auf der Aktivseite der Bilanz zu finden. **568**

Im Vergleich zu dieser Sichtweise geht die Krankenhaus-"Finanzierung" einen besonderen Weg, der Ergebnis der bereits erwähnten Besonderheiten ist. „Im Gegensatz zu anderen, marktwirtschaftlich organisierten Wirtschaftssektoren ist im Krankenhauswesen der Bundesrepublik Deutschland der unmittelbare Zusammenhang von **Leistungsveranlassung**, **Leistungsverbrauch** und **Leistungsfinanzierung** nicht gegeben" (*Robert Bosch Stiftung* 1987, S. 48). Da dieser „unmittelbare Zusammenhang" nicht besteht, ist der Leistungsveranlasser für den Aufenthalt im Krankenhaus der Arzt bzw. der Arzt in seiner Rolle als Sachwalter für die Interessen des Patienten. Leistungsverbraucher ist das Krankenhaus im Prozess der Leistungserstellung für den Patienten. Leistungsfinanzierer ist in letzter Konsequenz der Patient, der z.B. Steuern an den Staat bzw. Sozialversicherungsbeiträge an die Träger der Sozialversicherung/Krankenversicherung zu zahlen hat. Dies von ihm gezahlte Geld wird aber von den genannten Institutionen für den Patienten bzw. Bürger „treuhänderisch" verwaltet. Der Staat bzw. die Krankenkassen leiten dieses Geld an die Krankenhäuser weiter. Wie dies geschehen kann, dazu gibt es unterschiedliche Gestaltungsmöglichkeiten. **569**

4.5.2 Finanzierungsströme im Gesundheitswesen

In der Bundesrepublik Deutschland beliefen sich 1997 die **Gesundheitsausgaben** auf 517 Mrd. DM (vgl. Abbildung 119). Dies entspricht einem Anteil am Bruttoinlandsprodukt von ca. 11,3 %. Mit den Leistungsarten „vorbeugende und betreuende Maßnahmen", „Behandlung", „Krankheitsfolgeleistungen", „Ausbildung und Forschung" sowie „nicht aufteilbare Ausgaben" entfielen dabei 62 % der Gesundheitsausgaben auf den Behandlungsbereich. Auf den Krankenhausbereich einschließlich der Hochschulkliniken entfielen von den Gesamtausgaben 129,3 Mrd. DM oder 40,3 % (*Statistisches Bundesamt* 2000, S. 6). Von den sieben Ausgabenträgern „Öffentliche Haushalte", „Gesetzliche Krankenversicherung", „Rentenversicherung", „Gesetzliche Unfallversicherung", „Private Krankenversicherung", „Arbeitgeber" und „Private Haushalte" ist die Gesetzliche Krankenversicherung (Krankenkasse) mit 240 Mrd. DM der weitaus größte Ausgabenträger im Gesundheitsbereich. **570**

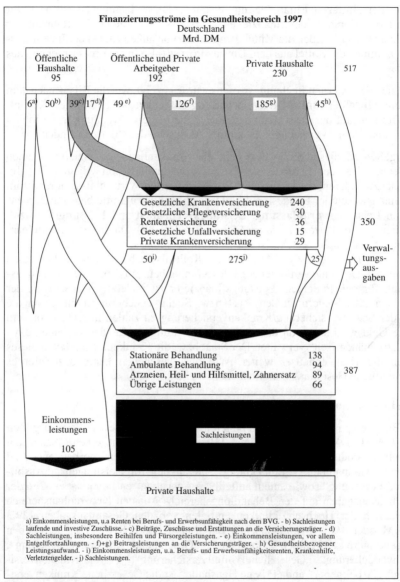

571 Abb. 119: Finanzierungsströme im Gesundheitswesen
(Quelle: Statistisches Bundesamt 2000, S. 10)

Diese Finanzierungsströme betreffen – außer den Verwaltungsausgaben – zum 572
einen Einkommens-(Geld-) Leistungen und zum anderen Sachleistungen. „Zu den
Sachleistungen zählen die Krankenpflege (ärztliche und zahnärztliche Behandlung,
Arzneien, Heil- und Hilfsmittel, Zahnersatz) und die Krankenhauspflege. Die
Geldleistungen bestehen aus Kranken-, Mutterschafts- und Sterbegeld." (*Petersen*
1989, S. 207). Die Sachleistungsausgaben im Krankenhausbereich haben sich in den
vergangenen Jahren erhöht: von 314 Mrd. im Jahr 1993 auf 387 Mrd. DM im Jahr
1997. Mit Hilfe zahlreicher Gesetzesänderungen hat der Gesetzgeber versucht,
diesen Anstieg zu bremsen.

Die Ursachen für den Ausgabenanstieg im Gesundheitswesen werden allgemein in 573
nachfrage- und angebotsseitigen Einflüssen sowie in der Tätigkeit und den Folgen
des Gesetzgebers bzw. der Rechtsprechung gesehen (vgl. *Adam/Henke* 1994,
S. 131). Zu den nachfrageseitigen Einflüssen werden z.B. die demographische
Entwicklung, das steigende Anspruchsniveau der Bevölkerung, das unterentwickel-
te Kostenbewusstsein der Patienten sowie der Krankenstand und die Krankheits-
spektren gezählt. Zu den angebotsseitigen Einflüssen die steigende Zahl der Ärzte,
die zunehmende Spezialisierung, der höhere medizinische Wissensstand sowie der
mangelnde Wettbewerb zwischen den Leistungsanbietern. Die Sozialrechtsprech-
ung, die Ausweitung des Leistungskatalogs der Gesetzlichen Krankenversicherung
und arbeits- und versicherungsrechtliche Bestimmungen (z.B. geschützter Personenkreis) sind Beispiele für Aktivitäten des Gesetzgebers und der Rechtsprechung,
die mit zum Anstieg der Ausgaben beigetragen haben.

Hauptfinanzierungsträger für die in Krankenhäusern anfallenden Kosten sind die 574
Gesetzlichen Krankenkassen mit ca. 99,6 Mrd. DM (1997). Die Ursachen für den
Ausgabenanstieg in diesem Bereich sind ähnlich den Ursachen im Gesundheitswe-
sen. Hinzu kommen bei den gesamtwirtschaftlichen Ursachen z.B. die Einkom-
mensverbesserungen im Gesundheitsbereich sowie bei den systemspezifischen
Ursachen z.B. Zahl, Alter und Geschlecht der Versicherten und die fachliche
Qualifikation der Beschäftigten in diesem Bereich.

Die steigenden Ausgaben im Gesundheitsbereich haben in den vergangenen Jahren 575
auch zu Diskussionen geführt, wieviel Gesundheitsgüter durch die Soziale Sicherung gewährleistet werden können und sollen. Aus ökonomischer Sicht wird dabei
davon ausgegangen, dass die Beiträge der Versicherten nicht mehr steigen sollten.
Eine Strategie, um dieses Ziel zu erreichen, wird in der Eigenvorsorge, direkt
finanziert durch die Privaten Haushalte, gesehen.

4.5.3 Mittelaufbringung im Krankenhaus

Grundsätzlich sind für die Mittelaufbringung (vgl. Abbildung 121) bzw. Finanzie- 576
rung der Leistungen im Gesundheitsbereich, hier: im Krankenhausbereich, vier
verschiedene Formen (Träger) möglich: (a) zweckgebundene **Sozialversicherungs-**

Ausgabenträger	Öffent. HH	GKV	GRV	GUV	PKV	AG	Priv.Haush.	Insgesamt
Jahre/Gesetze/Verordnungen	in Mrd.DM	in Mrd.DM	in Mrd.DM	in Mrd.DM	in Mrd.DM	in Mrd.DM	in Mrd.DM	in Mrd.DM
1993 Gesundheitsstrukturgesetz								
Stationäre Behandlung	12.191	72.896	0	2.017	7.028	4.496	984	99.612
Insgesamt	62.706	208.323	33.383	13.341	23.131	69.248	35.665	445.797
in v.H.	19,4%	35,0%	0,0%	15,1%	30,4%	6,5%	2,8%	22,3%
1994								
Stationäre Behandlung	10.815	79.684	0	2.120	7.521	4.753	1.016	105.909
Insgesamt	62.578	224.972	35.900	13.969	24.754	69.127	37.887	469.187
in v.H.	17,3%	35,4%	0,0%	15,2%	30,4%	6,9%	2,7%	22,6%
1995								
Stationäre Behandlung	11.557	83.602	0	2.186	7.954	5.257	980	111.536
Insgesamt	63.677	248.204	38.730	14.446	26.086	76.399	39.087	506.629
in v.H.	18,1%	33,7%	0,0%	15,1%	30,5%	6,9%	2,5%	22,0%
1996 Gesetz zur Stabilisierung der Krankenhausausgaben; Beitragsentlastungsgesetz								
Stationäre Behandlung	13.735	90.198	0	2.083	7.706	5.046	1.465	120.233
Insgesamt	63.762	266.202	38.162	14.659	26.858	69.706	41.931	521.280
in v.H.	21,5%	33,9%	0,0%	14,2%	28,7%	7,2%	3,5%	23,1%
1997 Zweites GKV-Neuordnungsgesetz								
Stationäre Behandlung	12.293	99.594	0	2.224	8.255	5.287	1.604	129.257
Insgesamt	55.669	270.178	35.696	14.962	28.863	65.760	45.451	516.579
in v.H.	22,1%	36,9%	0,0%	14,9%	28,6%	8,0%	3,5%	25,0%

Abb. 120: Gesundheitsausgabenentwicklung 1993 bis 1997 in Deutschland für die stationäre Behandlung
(Quelle: eigene Zusammenstellung nach den Angaben des Statistischen Bundesamtes 2000)

beiträge, die Arbeitgeber und Arbeitnehmer hälftig zu entrichten haben, die in die Gesetzliche Krankenversicherung (Fonds) eingezahlt werden. (b) Die Private Krankenversicherung finanziert sich über **Prämien**, deren Höhe risikoabhängig ist. (c) Als allgemeines Finanzierungsmittel des Staates gelten **Steuern**. (d) Die individuelle Versicherung finanziert sich über Marktpreise für die empfangenen Leistungen. Daneben gibt es noch die Spendenfinanzierung von Stiftungen oder Privatpersonen.

Die Hauptlast der Ausgaben für die stationäre Behandlung tragen die Gesetzliche Krankenversicherung und die öffentlichen Haushalte, speziell die Länderhaushalte. Die Betriebskosten der Krankenhäuser, d.h. die laufenden Kosten für dieses Unternehmen, werden im wesentlichen aus Beiträgen (**Sozialabgaben**) und **Prämien** finanziert; die **Investitionskosten** (nach § 2 Nr.2 KHG) aus allgemeinen Steuermitteln des jeweiligen Bundeslandes. Auf Grund dieser zwei Finanzierungsquellen wird auch von der **dualistischen Finanzierung** des Krankenhauses gesprochen. Diese „**Mischfinanzierung**" ist schon seit längerer Zeit umstritten. Während eine Seite für die Beibehaltung dieser Form plädiert und in der Aufgabenteilung Vorteile sieht, setzt die andere Seite auf die Finanzierung „aus einer Hand", auf eine monistische Finanzierung. Als Argument wird vor allem angeführt, dass mit den Investitionen Folgekosten für den Betrieb, also Betriebskosten entstehen, denn diese Investitionen präferieren bestimmte Betriebsabläufe und die dadurch entstehenden Kosten.

Aus der Sicht der Betriebswirtschaftslehre ist anzuführen, dass die Trennung in Investitions- und Betriebskosten und deren Finanzierung künstlich ist und die Anwendung von betriebswirtschaftlichen Überlegungen (z.B. Kalkulation von Kosten) zumindest erschwert.

Es ist bereits darauf hingewiesen worden, dass bestimmte Gebrauchsgüter und alle Anlagegüter eines Krankenhauses über Fördermittel finanziert werden müssen. Dort haben wir auch erläutert, was Investitionskosten im Sinne des Krankenhausfinanzierungsgesetzes sind. Im Folgenden geht es im Rahmen der dualen Finanzierung um die Finanzierung dieser Investitionskosten.

Nach § 8 KHG (vgl. Abbildung 122) haben die Krankenhäuser einen Rechtsanspruch auf eine Investitionsförderung, wenn sie in dem entsprechenden Bundesland als Plankrankenhaus geführt werden. Im Hinblick auf die einzelnen Fördertatbestände ist generell zu trennen zwischen (a) der **Einzelförderung** und (b) der **Pauschalförderung**. Die Förderung durch das Bundesland erfolgt auf Grund landesrechtlicher Bestimmungen auf der Ermächtigungsgrundlage des § 11 KHG für das einzelne Krankenhaus jährlich über pauschale Fördermittel sowie – auf Antrag und entsprechender Aufnahme – in das Investitionsprogramm des Bundeslandes über Einzelförderung.

Unternehmen und Markt

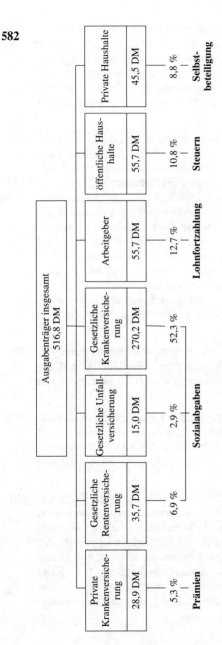

Abb. 121: Finanzierung von Gesundheitsleistungen 1997
(Quelle: zusammengestellt nach Angaben des Statistischen Bundesamtes 2000, S. 68 und Henke 1992, S. 143)

Zur Pauschalförderung: Nach § 9 Abs. 3 KHG fördern die Länder die Wiederbe- 583
schaffung kurzfristiger Anlagegüter (z.B. Betten) sowie kleine bauliche Maßnahmen. Das Krankenhaus kann mit diesen jährlich gewährten Fördermitteln frei wirtschaften, d.h., im Rahmen der rechtlichen Bestimmungen selbst entscheiden, für welche Anschaffungen die Pauschalmittel verwandt werden. Die Höhe der Pauschalförderung bestimmt das jeweilige Bundesland nach dem Versorgungsauftrag des einzelnen Krankenhauses. Für das Bundesland Baden-Württemberg bemisst sich die Jahrespauschale nach § 3 Krankenhaus-Pauschalförderungsverordnung nach einer Grundpauschale, einer Fallmengenpauschale und gegebenenfalls aus Großgeräte- und Sonderpauschalen.

Zur Einzelförderung: Eine Einzelförderung setzt einen entsprechenden Antrag an 584
das zuständige Ministerium des Bundeslandes voraus. Die Fördertatbestände sind in § 9 Abs.1 und Abs. 2 KHG aufgeführt. Nach der Antragstellung entscheidet das Ministerium über die Aufnahme des betreffenden Krankenhauses in das Investitionsprogramm des Landes. Erst nach der Aufnahme hat das Krankenhaus einen Rechtsanspruch auf eine Gewährung von Fördermitteln (§ 8 Abs. 1 KHG). Die Abbildung 123 vermittelt einen Überblick, welche Fördermittel die Bundesländer 1994 den Krankenhäusern gewährt haben.

**§ 8
Voraussetzung der Förderung**

(1) ¹Die Krankenhäuser haben nach Maßgabe dieses Gesetzes Anspruch auf Förderung, soweit und solange sie in den Krankenhausplan eines Landes und bei Investitionen nach § 9 Abs. 1 Nr. 1 in das Investitionsprogramm aufgenommen sind. ²Die zuständige Landesbehörde und der Krankenhausträger können für ein Investitionsvorhaben nach § 9 Abs. 1 eine nur teilweise Förderung mit Restfinanzierung durch den Krankenhausträger vereinbaren; Einvernehmen mit den Landesverbänden der Krankenkassen, den Verbänden der Ersatzkassen und den Vertragsparteien nach § 18 Abs. 2 ist anzustreben. ³Die Aufnahme oder Nichtaufnahme in den Krankenhausplan wird durch Bescheid festgestellt. ⁴Gegen den Bescheid ist der Verwaltungsrechtsweg gegeben.
(2) ¹Ein Anspruch auf Feststellung der Aufnahme in den Krankenhausplan und in das Investitionsprogramm besteht nicht. ²Bei notwendiger Auswahl zwischen mehreren Krankenhäusern entscheidet die zuständige Landesbehörde unter Berücksichtigung der öffentlichen Interessen und der Vielfalt der Krankenhausträger nach pflichtgemäßem Ermessen, welches Krankenhaus den Zielen der Krankenhausplanung des Landes am Besten gerecht wird.
(3) Für die in § 2 Nr. 1 a genannten Ausbildungsstätten gelten die Vorschriften dieses Abschnitts entsprechend.

Abb. 122: § 8 Voraussetzungen der Förderung *(Quelle: Krankenhausfinanzierungsgesetz)* 585

Die Pauschalförderung pro Planbett variiert von Bundesland zu Bundesland 586
erheblich und zeigt eine Spannweite von 3.215 DM (Rheinland-Pfalz) bis 13.327 DM (Brandenburg) auf. Diese Unterschiede erklären sich damit, dass der Bauzu-

Pauschalförderung nach Ländern 1994

Länder	KHG-Mittel insgesamt 1994 in Mio. DM	davon: Pauschalförderung in Mio. DM	Anteil der Pauschalförderung in Prozent	Pauschalförderung pro Planbett
Brandenburg	396,8	240,0	60,5	13.327
Thüringen	381,8	161,8	42,4	9.091
Sachsen-Anhalt	421,1	101,1	24,0	5.178
Schleswig-Holstein	117,0	66,0	56,4	4.830
Bremen	65,9	33,8	51,3	4.726
Bayern	1.300,0	355,0	27,3	4.609
Hamburg	119,2	55,5	46,6	4.405
Baden-Württemberg	691,1	258,5	37,4	4.353
Hessen	381,0	165,0	43,3	4.352
Berlin	558,8	128,2	22,9	4.271
Mecklenburg-Vorpommern	233,2	45,1	19,3	4.144
Niedersachsen	441,1	210,7	47,8	4.134
Nordrhein-Westfalen	1.190,1	510,7	42,9	3.555
Sachsen	550,0	100,0	18,2	3.471
Saarland	61,8	24,6	39,8	3.236
Rheinland-Pfalz	268,4	85,0	31,7	3.215
Deutschland	7.177,3	2.541,0	35,4	4.526

KHG-Mittel 1994 für die Einzelförderung

Länder	KHG-Mittel insgesamt 1994 in Mio. DM	KHG-Mittel ohne Pauschalförderung 1994 in Mio. DM	KHG geförderte Planbetten 1994 31. 12. 1993	KHG-Mittel insgesamt 1994 pro Planbett	KHG-Mittel ohne Pauschalförderung in Mio. DM
Mecklenburg-Vorpommern	233,2	188,1	10.883	21.428	17.284
Sachsen-Anhalt	421,1	320,0	19.524	21.568	19.390
Sachsen	550,0	450,0	28.806	19.093	15.622
Berlin	558,8	430,6	30.015	18.617	14.345
Thüringen	381,8	220,0	17.798	21.452	12.351
Bayern	1.300,0	945,0	77.024	16.878	12.269
Brandenburg	396,8	156,8	18.008	22.035	8.707
Baden-Württemberg	691,1	432.6	59.386	11.637	7.285
Rheinland-Pfalz	268,4	183,4	26.441	10.151	6.936
Hessen	381,0	216,0	37.917	10.048	5.697
Hamburg	119,2	63,7	12.600	9.460	5.056
Saarland	61,8	37,2	7.601	8.131	4.894
Nordrhein-Westfalen	1.190,1	679,4	143.659	8.284	4.729
Niedersachsen	441,1	230,4	50.971	8.654	4.520
Bremen	65,9	32,1	7.152	9.214	4.488
Schleswig-Holstein	117,0	51,0	13.657	8.567	3.737
Deutschland	7.177,3	4.636,3	561.452	12.783	8.258

Abb. 123: Pauschal- und Einzelförderung 1994 *(Quelle: Bruckenberger 1994, S. 845 f.)*

stand und die Ausstattung der Krankenhäuser in den neuen Bundesländern eine entscheidende Ursache sind. Bei der Einzelförderung verhält es sich ähnlich. Im Allgemeinen entscheidet die Finanz- und Haushaltssituation eines Bundeslandes darüber, welches Volumen das Investitionsprogramm (Pauschal- und Einzelförderung) des Bundeslandes hat.

4.5.4 Mittelweitergabe im Krankenhaus

Unter dem Begriff „Mittelweitergabe" versteht man die Modalitäten der Vergütung der Leistungserbringer. Im Mittelpunkt stehen Fragen wie etwa die folgenden: *Welches ist die jeweilige Abrechnungseinheit? Wie wird die Vergütungshöhe pro Abrechnungseinheit gefunden?* Für den Leistungserbringer „Krankenhäuser" handelt es sich dabei um die bereits angesprochene Vergütung der Betriebskosten. 588

Die Personalkosten und der überwiegende Teil der Sachkosten – die laufenden Kosten eines Krankenhauses werden als – die Betriebskosten zusammengefasst. 589

4.5.4.1 Zur Bestimmung der Abrechnungseinheiten

Der eigentliche Output des Krankenhauses besteht in der Veränderung des Zustandes des Patienten. Wie bereits angesprochen, lässt sich dieser Output nur sehr schwer quantifizieren. Deshalb muss zur näheren Bestimmung dieser Leistungen auf Hilfsgrößen zurückgegriffen werden. Je nachdem, für welche Form der Bestimmung der Abrechnungseinheit man sich entscheidet, verbinden sich damit unterschiedliche Methoden zur Messung der Leistungsmenge. Damit lässt sich mehr oder weniger genau – in entsprechenden Einheiten – angeben, welche Leistungen für den einzelnen Patienten erbracht worden sind. Die Abbildung 124 stellt einige der Abrechnungseinheiten vor. Als Abrechnungseinheit kann die „**Einzelleistung**", der „**Patiententag**" oder der „**Krankheitsfall**" gewählt werden. Diese Abrechnungseinheiten können in Form eines periodenbezogenen Budgets oder in Form eines populationsbezogenen Budgets gegeben werden. 590

Auf diesen verschiedenen Abrechnungseinheiten basieren die heutigen (leistungsorientierten) Entgeltsysteme für das Krankenhaus. Beim ambulanten Operieren (§ 115 b SGB V)- der Patient wird am gleichen Tag aufgenommen, operiert und wieder entlassen – wird die erbrachte Einzelleistung pro Patient nach einem bestimmten Verzeichnis vergütet. Beim Abteilungs- sowie beim Basispflegesatz handelt es sich um tagesgleiche Pflegesätze. Der Abteilungspflegesatz beinhaltet vor allem die Aufwendungen für die ärztlichen und pflegerischen Leistungen; der Basispflegesatz hat die sogenannten Hotelleistungen des Krankenhauses zum Inhalt, also die Kosten für die Unterkunft und Verpflegung. Die vorstationäre Behandlung (§ 115 a SGB V) dient dazu, abzuklären, ob eine vollstationäre Behandlung notwendig ist bzw. soll die stationäre Behandlung vorbereiten. Die nachstationäre Behandlung (§ 115 a 591

Abrechnungseinheiten	Umschreibung	Umsetzung bei folgenden Vergütungsformen
Einzelleistung	Erfassung der einzelnen Leistungen bei der Versorgung des Patienten.	Ambulantes Operieren
Patiententag (Pflegetag)	Mit einer Pauschale pro Tag werden alle erbrachten Leistungen für den Patienten abgegolten.	Abteilungspflegesatz Basispflegesatz Nachstationäre Behandlung
Krankheitsfall: 1. Patientengleiche Pauschale	Behandlungsfälle werden als Abrechnungseinheit angesehen. Als im Durchschnitt homogen werden die für die Patienten erbrachten Leistungskomplexe angesehen.	Vorstationäre Behandlung
2. Differenzierte Behandlungsfälle a) Indirekte Methoden	Der unterschiedliche Aufwand pro Patient wird mit Hilfe von Faktoren gemessen, die im unmittelbaren Zusammenhang zu den einzelnen Krankenhäusern stehen.	
b) Direkte Methoden	Den vorher definierten homogenen Fallgruppen werden die Patienten direkt zugeordnet.	Fallpauschalen Sonderentgelte
Periodenbezogene Gesamtleistung 1. Starres Budget 2. Flexibles Budget	Das Krankenhaus erhält für eine bestimmte Periode – meist ein Jahr – das Krankenhausbudget. Das Krankenhausbudget wird für die Periode als fixes Budget gegeben. Die unterschiedliche Auslastung der Kapazitäten des Krankenhauses in einer Periode wird bei der Budgethöhe berücksichtigt.	Abteilungspflegesatz Basispflegesatz
Populationsbezogenes Budget	Die Struktur und die Bevölkerungsgröße wird bei der Budgethöhe beachtet.	

592 Abb. 124: Zur Festlegung der Vergütungshöhe pro Abrechnungseinheit
(Quelle: eigene Zusammenstellung in Anlehnung an Robert Bosch Stiftung, 1987, S. 65ff.)

SGB V) soll das Ergebnis der abgeschlossenen vollstationären Behandlung sichern oder festigen.

593 Bei der vorstationären Behandlung wird eine fachabteilungsbezogene Vergütungspauschale pro Fall berechnet, bei der nachstationären Behandlung eine fachabteilungsbezogene Vergütungspauschale pro Behandlungstag. Mit der Fallpauschale werden alle Leistungen vergütet, die für den Patienten erbracht worden sind. Das Sonderentgelt umfasst dagegen nur die Leistungen für die Diagnose oder Therapie während des stationären Aufenthaltes.

4.5.4.2 Zur Festlegung der Vergütungshöhe pro Abrechnungseinheit

Bei der Festlegung der Vergütungshöhen geht es darum, zu klären, wie die jeweiligen Leistungen – gemessen in Abrechnungseinheiten – monetär bewertet werden (können). 594

Wie die Abbildung zeigt, wird die Höhe der Vergütungsformen im Krankenhaus durch Verhandlungen, durch „Verhandlungspreise", festgelegt. Die Verhandlungspartner für diese Festlegungen sind auf der Krankenhaus-Individuellen Ebene: zwischen dem jeweiligen Krankenhaus und den Krankenkassen; auf der Länderebene: zwischen den Vertretern der jeweiligen Krankenhausgesellschaft und den Landesverbänden der Krankenkassen sowie auf der Bundesebene: zwischen den jeweiligen Vertretern den genannten Vertretungen der sozialen Selbstverwaltung. Vergleiche hierzu auch Abbildung 70 auf S. 111. 595

4.5.5 Kriterien zur Bewertung und Auswahl eines Krankenhaus-Vergütungssystems

Aus der ökonomischen Perspektive hat ein Krankenhaus-Vergütungssystem drei Hauptaufgaben zu erfüllen (*Neubauer* 1998, S. 578): 596

- Mit der **Finanzierungsfunktion** soll gewährleistet werden, dass ein durchschnittliches Krankenhaus seine Kosten vergütet bekommt.

- Die **Steuerungsfunktion** zielt darauf ab, dass „die knappen Mittel entsprechend der Wertschöpfung der einzelnen Leistungsersteller" zugeteilt werden.

- Die **Wettbewerbsfunktion** soll schließlich dafür sorgen, dass die wirtschaftliche Leistungserbringung von der unwirtschaftlichen Leistungserbringung getrennt wird.

Diese drei Hauptaufgaben sind zu ergänzen um die Nebenbedingungen. Diese Nebenbedingungen bestehen in der bedarfsadäquaten Gleichbehandlung der Patienten, in der angemessenen Höhe der Umstellungskosten auf ein mögliches neues Vergütungssystem, in der Art und Höhe der Folgekosten, die ein neues Vergütungssystem verursachen kann. Von diesen Kriterien ausgehend kann ein Vergütungssystem im Hinblick auf die möglichen Abrechnungseinheiten auf seine Effekte untersucht werden. 597

Als typische Effekte sind in der Abbildung 126 die Fragen nach den Auswirkungen auf die Leistungsmenge, auf die Behandlungsqualität, die Fallkosten und die Entwicklung auf die Gesundheitsausgaben genannt worden. 598

So wird die Abrechnungseinheit „Einzelleistungen" voraussichtlich zu einer Ausweitung der Leistungsmenge, zur Erhöhung der Fallkosten und zum Anstieg der Ausgaben führen. Es besteht eher ein mäßiger Anreiz zur Verbesserung der Behandlungsqualität. 599

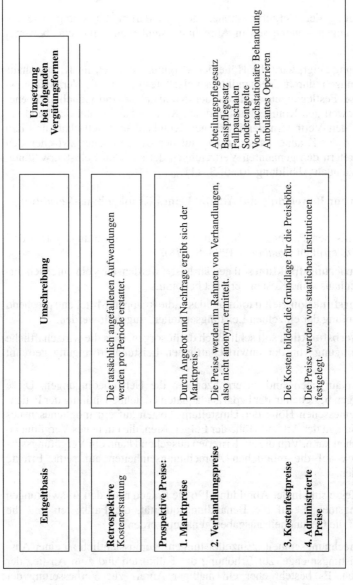

Abb. 125: Vergütung der Leistungserbringer
(*Quelle: eigene Zusammenstellung in Anlehnung an Robert Bosch Stiftung 1987, S. 67 ff.*)

Ausgewählte Betriebswirtschaftliche Prozesse

Abrechnungseinheiten \ Effekte	Leistungsmenge	Behandlungsqualität (med. Fortschritt)	Fallkosten	Ausgaben
Einzelleistungen	++	—/—	++	++
Behandlungstage	++	O	++	++
Leistungskomplexe	++	+	—	++
Behandlungsfälle	+	—/+	—	+/—
Leistungsvorhaltung (Budget)	—	—	+	O
Eingeschriebene Versicherte (HMOs)	—	—	—	—

+ mäßiger Expansionsanreiz   — mäßiger Reduktionsanreiz   O keine eindeutigen Anreize
++ starker Expansionsanreiz   —— starker Reduktionsanreiz

Abb. 126: Verwendete Abrechnungseinheiten und deren Effekte **601**
(Quelle: Neubauer 1998, S. 579)

Im Hinblick auf die Entgeltbasis können diese Effekte für die einzelnen Formen der **602** Vergütung noch einmal abgeschätzt werden (vgl. Abbildung 127).

Vergütung \ Effekte		Abrechnungseinheiten, Leistungsmenge	Behandlungsqualität (med. Fortschritt)	Fallkosten	Ausgaben
Individuelle Kosten	Retrospektiv	+	+	++	++
Kostendurchschnitt		—	O	+	+
Staatliche Festpreise	Prospektiv	—	—	—	—
Verhandlungspreise gemeinsam und einheitlich		—	O	—	—
Verhandlungspreise selektiv		—	+	—	—
Marktpreise		++	++	——	++

+ mäßiger Expansionsanreiz   — mäßiger Reduktionsanreiz   O keine eindeutigen Anreize
++ starker Expansionsanreiz   —— starker Reduktionsanreiz

Abb. 127: Bewertungserfahrungen und deren Effekte *(Quelle: Neubauer 1998, S. 580)* **603**

4.5.6 Derzeitiges Krankenhaus-Vergütungssystem

604 § 17 BPflV verlangt von den Krankenhäusern für die Festlegung des Budgets, die Leistungs- und Kalkulationsaufstellung (LKA) zu erstellen und im Rahmen des Verfahrens zur Budgetfestlegung diese LKA den Verhandlungspartnern vorzulegen. Neben dieser Funktion einer Verhandlungsunterlage dient die LKA als Kalkulationsvorgabe für die pflegesatzfähigen Kosten. Schließlich dienen die Angaben in der LKA dazu, die medizinisch leistungsgerechten Pflegesätze unter Beachtung der wirtschaftlichen Betriebsführung eines Krankenhauses zu ermitteln. Bei der Bemessung der Pflegesätze sind weiterhin die Leistungen anderer Krankenhäuser angemessen zu berücksichtigen (Krankenhausvergleich).

4.5.6.1 Festlegung der Vergütungen in Pflegesatzverhandlungen

605 In der Konzeption der LKA (vgl. *Tuschen/Philippi* 1995, S. 38 ff.) wird von folgenden Aspekten ausgegangen: Für die Pflegesatzverhandlungen gelten die vereinbarten Daten des letzten Pflegesatzzeitraums als Basisdaten. Für den neuen Pflegesatzzeitraum gelten die vorgelegten Forderungen des jeweiligen Krankenhauses als Verhandlungsbasis. Das erzielte Ergebnis bei den Pflegesatzverhandlungen (Vergütungsverhandlungen) wird in Vereinbarungen festgehalten. Bei der Kalkulation der Daten wird das Nettoprinzip angewandt, d.h., in der LKA werden nur die „pflegesatzfähigen Kosten" berücksichtigt und damit bleiben z.B. die Kosten für Forschung und Lehre als nicht-pflegesatzfähige Kosten außerhalb der Betrachtung. Um den tagesgleichen Pflegesatz zu ermitteln, wird ein einfaches Kalkulationsschema angewandt. Ferner wird zur Kalkulation der Abteilungspflegesätze und des Basispflegesatzes ein **Teilkostenrechnungs-Ansatz** angewandt.

606 Die LKA besteht aus folgenden *Bestandteilen*:

- Vereinbarte Vergütungen (V1 bis V4)
- Leistungsdaten (L1 bis L5)
- Kalkulationsdaten (K1 bis K8)
- Anhänge: bettenführende Fachabteilungen und Fußnoten
- Gesonderter Ausweis für ausländische Patienten nach § 3 Abs. 4
- Ergänzende Kalkulationsaufstellung für nicht oder teilweise geförderte Krankenhäuser (Z1 bis Z5)

607 *Drei Schritte* sind erforderlich, um die LKA zu erstellen (vgl. Abbildung 128).

1. Schritt: Ausgangspunkt für die Erstellung der LKA sind die Leistungsdaten.
2. Schritt: Darauf baut die Kalkulation der **Pflegesätze** und des Budgets auf.
3. Schritt: Das erzielte Verhandlungsergebnis wird in den Formblättern zur vereinbarten Vergütung festgehalten; im Streitfall das Ergebnis der Schiedsstelle.

Ausgewählte Betriebswirtschaftliche Prozesse

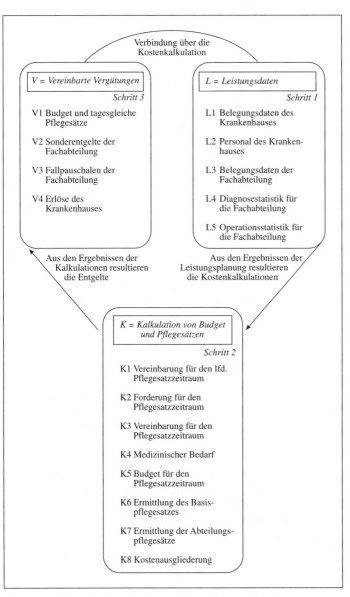

Abb. 128: Aufbau der LKA *(Quelle: Greulich 1997, S. 49)*

4.5.6.2 Bundespflegesatzverordnung: Vergütungsformen für allgemeine Krankenhausleistungen

609 Nach § 10 Abs.1 BPflV werden die allgemeinen Krankenhausleistungen vergütet durch (a) Pflegesätze nach § 11 BPflV (Fallpauschalen und Sonderentgelte) und (b) einen Gesamtbetrag nach § 12 BPflV (Flexibles Budget) sowie durch tagesgleiche Pflegesätze nach § 13 BPflV (Abteilungspflegesätze und einen Basispflegesatz).

Bei diesen Vergütungsformen werden die folgenden Kostenarten berücksichtigt (vgl. Abbildung 129).

610 Im Gegensatz zu den tagesgleichen Pflegesätzen, die krankenhausindividuell ermittelt werden, werden die Fallpauschalen und Sonderentgelte als pauschalierte Entgelte festgelegt. Die Höhe der Fallpauschalen und Sonderentgelte wird durch die Multiplikation der Punktzahlen (bundeseinheitlich) mit den Punktwerten (landeseinheitlich) errechnet.

611 In den Ausführungen dieses Kapitels wurde *das bisher (noch) geltende System der Krankenhausfinanzierung* beschrieben. Ausgehend von den Finanzierungsströmen im Gesundheitswesen wurde am Beispiel des Krankenhaussektors die Frage der Mittelaufbringung und die Frage der Gestaltung der Mittelweitergabe erörtert. Kriterien wurden genannt, wie ein Krankenhausvergütungssystem bewertet werden kann.

4.6 Controlling

612 In Verbindung mit dem Ziel der Unternehmenssteuerung wird das Konzept des Controllings gebracht. Das Controlling hat in jedem Krankenhaus in den letzten Jahren vor dem Hintergrund der vielen rechtlichen Änderungen und der Änderungen im Finanzierungsmodus eine immer größere Bedeutung erlangt. Heute kann davon ausgegangen werden, das jedes Krankenhaus bestimmte Instrumente des Controllings anwendet, um das Unternehmen Krankenhaus wirkungsvoller steuern zu können.

613 Nach den Grundlagen zum Controlling wird auf das strategische und das operative Controlling eingegangen. Der spezifische Blick erfolgt dann auf das Pflegecontrolling.

4.6.1 Grundlagen des Controllings im Krankenhaus

614 In den Krankenhäusern in Deutschland wurden verstärkt in den letzten zwei Jahrzehnten in der Verwaltung die organisatorischen Voraussetzungen geschaffen, um Personen zu beschäftigen, die sich mit Fragen des Controllings auseinandersetzen. Auf Grund der finanziellen Situation im Krankenhaus sah man sich im Rahmen der wirtschaftlichen Betriebsführung veranlasst, diesen Bereich mit Hilfe des Controllings konsequent zu steuern.

Ausgewählte Betriebswirtschaftliche Prozesse

lfd. Nr.	Kostenarten	Basispflegesatz	Medizinische Institutionen	Abteilungspflegesätze	Fallpauschalen				Sonderentgelte
					N/I[1])	OP/An[2])	MI[3])	BP[4])	
	1	2	3	4	5				6
1	Ärztlicher Dienst		1	1	1	1	1		1
2	Pflegedienst		2	2	2				
3	Medizinisch-technischer Dienst		3	**)		3	3	3	3
4	Funktionsdienst		4	**)		4	4		4
5	Klinisches Hauspersonal	5						5	
6	Wirtschafts- u. Versorgungsdienst	6						6	
7	Technischer Dienst	7	7*)	7*)		7*)	7*)	7	
8	Verwaltungsdienst	8						8	
9	Sonderdienste	9						9	
10	Sonstiges Personal	10						10	
11	Nicht zurechenbare Pers. Kosten	11						11	
12	Personalkosten insgesamt								
13	Lebensmittel	13						13	
14	Medizinischer Bedarf		14	14	14	14	14		14
15	Wasser, Energie, Brennstoffe	15						15	
16	Wirtschaftsbedarf	16						16	
17	Verwaltungsbedarf	17						17	
18	Zentrale Verwaltungsdienste	18						18	
19	Zentrale Gemeinschaftsdienste	19						19	
20	Steuern, Abgaben, Versicherung	20						20	
21	Instandhaltung	21	21*)	21*)	21*)	21*)	21*)	21	
22	Gebrauchsgüter	22	22*)	22*)	22*)	22*)	22*)	22	
23	Sonstiges	23						23	
24	Sachkosten insgesamt								
25	Zinsen für Betriebsmittelkredite	25							
26	Krankenhaus insgesamt								
27	Innerbetriebl. Leistungsverrechn. – OP und Anästhesie		./.	÷					
28	– Intensivabteilung		./.	÷					
29	– Untersuchungs- u. Behandlungsbereich (KStGr. 92)		./.	÷					
29a	– Sonstiges		./.	÷					
30	Kosten der Ausbildungsstätten			30					
31	Gesamtkosten								
32	– Abzüge …								

1) Normal- und Intensivpflegeabteilung
2) OP- und Anästhesiebereich
3) medizinische Institutionen
4) Basispflegesatz

*) anteilige Zurechnung für medizin.-techn. Geräte sowie für Gebrauchsgüter für den medizinischen Bedarf
**) auch dezentrale Untersuchungs- und Behandlungsbereiche werden unter der innerbetriebl. Leistungsverrechnung (Spalte 3) ausgewiesen

Abb. 129: Zuordnung der Kostenarten zu den Entgeltformen
(Quelle: Tuschen/Quaas 2001, S. 89)

616 Eine einheitliche Auffassung, was unter Controlling zu verstehen ist, besteht nicht; diese Aussage gilt auch für den Krankenhausbereich. In den weiteren Ausführungen wird die Definition von *Horak* (1995, S.109 f.) zum Controlling zugrunde gelegt. „Controlling im weiteren Sinn ist eine ziel-, zukunfts- und serviceorientierte Denkhaltung für alle Entscheidungsträger im Rahmen einer Organisation. Controlling im engeren Sinn bezeichnet ein Subsystem der strategischen und operativen Unternehmensführung mit Servicecharakter, dessen Hauptaufgabe in der Koordination von Planungs- und Kontrollprozessen, Steuerungs- und Regelungsprozessen und Informationsversorgungsprozessen mit dem Zweck, die Organisationsziele bestmöglich zu erreichen, besteht […]"

617 Wie in dieser Definition zum Ausdruck kommt, kann davon ausgegangen werden, dass es sich beim Controlling um einen mehrdimensionalen Begriff handelt. Die nachfolgende Abbildung 130 zeigt die möglichen Dimensionen nach Horak:

Metacontrolling (Controllingbewusstsein)	
strategisches Controlling	operatives Controlling
funktionales Controlling	institutionales Controlling
verschiedene Ausprägungsformen	verschiedene Ausprägungsformen
z. B.: • Controlling = Unternehmensführung • Controlling als Koordinationsfunktion der Unternehmensführung • Controlling als Servicefunktion der Unternehmensführung • Controlling = Soll/Ist-Vergleich	z. B.: • Controlling als Erweiterung des traditionellen Rechnungswesen • Controlling als problembewusstes Rechnungswesen • Controlling als Informationsmanagement

618 Abb. 130: Dimensionen des Controllings *(Quelle: Horak 1995, S. 104)*

619 Mit „Controlling im weiteren Sinne", dem „Metacontrolling" (vgl. *Horak* 1995, S. 104 f.) wird eine Denkhaltung der Entscheidungsträger in der Unternehmung umschrieben. Dieses „controllerische Denken" übt Einfluss auf die weiteren Dimensionen des Begriffs aus. Zum „Controlling im engeren Sinn" wird das strategische und operative Controlling sowie das Controlling als funktionaler und institutionaler Teil der Unternehmensführung gezählt. Auf die Anforderungen des Managements an das strategische und operative Controlling wird im Anschluss an diese Ausführungen eingegangen.

620 Beim Controlling als funktionalen Teil des Managements wird davon ausgegangen, dass dies ein Aufgabengebiet des Managements ist. Unterschiedliche Auffassungen bestehen darüber, ob Controlling als eine weitere Funktion des Managements neben

z.B. Personalwirtschaft, Finanzierung anzusehen ist oder ob das Management aus der Controlling-Perspektive zu sehen ist.

621 Controlling als institutionaler Teil des Managements stellt auf die Organisationseinheit und damit verbunden auf den Aufgabenträger, den Stelleninhaber, ab. Es ist aus dieser Sicht nicht zwingend notwendig, dass zur Wahrnehmung der Aufgabe des Controllings eine eigene Stelle vorhanden ist.

622 Vom Controlling ist die **Interne Revision** oder Innenrevision zu trennen. Die Aufgabe des Controlling nimmt das Management zur Steuerung des Unternehmens Krankenhaus kontinuierlich wahr, während die Innenrevision unregelmäßig, fallweise wahrgenommen wird. Es ist „Aufgabe der Innenrevision, die Korrektheit von Prozessen und die Einhaltung von Zielen zu überwachen." (*Tanski* 2001, S. 16). Während im Rahmen der Internen Revision vergangene, abgeschlossene Prozesse und Vorgänge beurteilt und überwacht werden, ist das Controlling eher als eine zukunftsorientierte Aufgabe anzusehen.

623 Besondere Anforderungen an das Controlling im Krankenhaus ergeben sich z.B. aus der rechtlichen und finanziellen Stellung des Krankenhauses in unserem Gesundheitsversorgungssystem. Soweit die Voraussetzungen gegeben sind, haben die jeweiligen Krankenhäuser einen bestimmten Versorgungsauftrag zu erfüllen. Für dieses Aufgabenspektrum erhalten die Einrichtungen im Rahmen von Budgetverhandlungen eine bestimmte finanzielle Ausstattung. Diese mittel- bis langfristigen Festlegungen hat das Controlling zu berücksichtigen und eigene Überlegungen daran auszurichten. Ziele des Krankenhauses, des Krankenhausträgers und/oder des Krankenhausmanagements sind realistisch unter Beachtung der obengenannten Rahmendaten zu formulieren.

624 Wie in der obigen Definition zum Controlling bereits ausgeführt wurde, zählt die Serviceleistung *Informationsversorgung* mit zu den Aufgaben des Controllings. An diese Serviceleistung sind aber im Krankenhaus besondere Anforderungen gestellt. Diese besonderen Anforderungen ergeben sich aus der bereits erwähnten Nicht-Markt-Struktur (sowie aus der besonderen Finanzierung der Krankenhäuser). Diese Besonderheiten haben Auswirkungen auf das Informationsmanagement und den Informationsbedarf. In den Krankenhäusern hat das Informationsmanagement die Aufgabe zu erfüllen, Informationen zielgerichtet und wirtschaftlich einzusetzen. Bei der Wahrnehmung dieser Aufgabe hat sich das Krankenhausmanagement mit dem Problem auseinanderzusetzen, welcher Informationsbedarf besteht. Beim **Informationsbedarf** ist grundsätzlich zu trennen zwischen einem *objektiven* und einem *subjektiven* Bedarf. „Der objektive Informationsbedarf leitet sich aus den zu erfüllenden Aufgaben ab und gibt an, welche Informationen ein Entscheidungsträger verwenden sollte. Der subjektive Informationsbedarf geht von der Sichtweite des Bedarfsträgers aus und umfasst jene Informationen, die diesem zur Erfassung und Handhabung von Problemen relevant erscheinen." (*Picot* 1991, S.275)

625 Übertragen auf den Krankenhausbereich bedeutet dies für den objektiven Informationsbedarf, dass es neben den betriebszentrierten Informationen notwendig ist, dass die Einrichtungen auch eine sozio-ökonomische Betrachtung vornehmen. Zu den betriebszentrierten Informationen zählen z.B. Daten aus der Kostenrechnung. Daneben aber auch Daten zur Leistungsentwicklung wie Fallzahlen, Berechnungstage und Verweildauer. Daten zur regionalen Arbeitsmarktentwicklung, zur demographischen Entwicklung, zur wirtschaftlichen Entwicklung der Krankenkassen in der Region zählen zu der sozioökonomischen Betrachtung. Im Rahmen des subjektiven Informationsbedarfs hat der Controller mit dem Informationsempfänger abzuklären, welche Daten in welcher Form und zu welchem Zeitpunkt ihm zur Verfügung gestellt werden. Die erwähnte serviceorientierte Denkhaltung des Controllers kommt hier zum Ausdruck.

4.6.2 Strategisches und operatives Controlling im Krankenhaus

626 In den weiteren Ausführungen wird auf das Controlling im engeren Sinne, auf das strategische und das operative Controlling eingegangen. Während sich das strategische Controlling eher auf die mittel- bis langfristige Perspektive des Unternehmens Krankenhaus konzentriert, steht für das operative Controlling die kurzfristige Sicht im Vordergrund, meist der 1-Jahres-Zeitraum.

627 Wie der Abbildung 131 zu entnehmen ist, steht beim strategischen Controlling das Ziel der Ermittlung der Erfolgspotenziale, das Ziel der langfristigen Existenzsicherung des Unternehmens Krankenhaus im Vordergrund. Im Rahmen des operativen Controllings geht es um die Wirtschaftlichkeit und Kostendeckung im Unternehmen. Für das strategische Controlling steht die Krankenhausumwelt im Vordergrund. Die strategische Planung ist danach auszurichten. Auf die Innenwelt des Krankenhauses richtet das operative Controlling überwiegend den Blick und formuliert dementsprechend operative Pläne.

628 Der steigende Controllingbedarf im Krankenhaus ergibt sich zum einen aus den beschleunigten Veränderungen des Gesundheitsmarktes mit seinen zahlreichen rechtlichen und tatsächlichen Neuerungen und zum anderen aus den vermuteten und zum Teil vorhandenen Ineffizienzen bei der Leistungserstellung. So kann als ein Dauerproblem im Krankenhaus die OP-Organisation angesehen werden. Nicht ausreichend organisierte Abläufe und Zeitverluste können zu einer Verschwendung von Ressourcen führen.

629 Die Ausführungen zum *strategischen Controlling* konzentrieren sich auf den Prozess der strategischen Planung sowie einige Methoden zur Unterstützung der strategischen Planung. Im Rahmen des *operativen Controllings* im Krankenhaus wird eingegangen auf die Kosten- und Leistungsrechnung, die Entwicklung von Kennzahlen und das Berichtswesen. Als ein sehr bekanntes Instrument des Controllings im Krankenhaus gilt die Interne Budgetierung. Die *Deutsche Kranken-*

Ausgewählte Betriebswirtschaftliche Prozesse

	Strategisches Controlling	Operatives Controlling
	Tun wir die richtigen Dinge?	Tun wir die Dinge richtig?
Zentral verfolgte Zielgröße	Erfolgspotenzial und langfristige Existenzsicherung der Unternehmung Krankenhaus	Wirtschaftlichkeit, Kostendeckung und Gewinnerzielung
Vorherrschende Orientierung	Primär Unternehmungsumwelt des Krankenhauses: Adaption der Umwelt und der Institution	Primär Innenwelt des Krankenhauses: Wirtschaftlichkeit betrieblicher Prozesse
Planungsstufe	Strategische Planung	Taktische und operative Planung
Berücksichtigte und/oder ausgewertete Informationen	Zur Untersuchung von Chancen/Risiken bzw. Stärken/Schwächen: Sehr heterogene relevante Informationen (z.B. relevante Marktpositionen, Wettbewerbsvorteile). Quantitative und qualitative Informationen.	Aufwand/Ertrag; Kosten/Erlöse; daneben Leistungsgrößen
Freiheitsgrad	Bewusste Veränderbarkeit aller Planungs- und Kontrollparameter (Ziele, Handlungsalternativen)	Weitgehende Konstanz der grundsätzlichen Ziele und Handlungsalternativen
Strukturiertheits- und Formalisierungsgrad	Auf die Vorgabe eines Vorgehensrasters beschränkt	Stark strukturiertes und formaliertes Vorgehen („Fahrpläne")
Koordination	Systembildend	Systemkoppelnd
Autonomiegrad der Controller	Notwendigkeit einer sehr engen Zusammenarbeit mit anderen Stellen in allen Phasen des strategischen Controlling	Nebeneinander autonomer Aufgabenfelder des Controlling und kooperativ mit anderen Stellen zu bearbeitender Aufgabenbereiche
Aufgaben	• Unterstützung der strategischen Planung • Umsetzung der strategischen Planung in die operative Planung • Aufbau und Durchführung der strategischen Kontrolle	• Aufbau und Durchführung der erfolgszielbezogenen operativen Planung • Vorbereitung der Budgetierung • Aufbau und Durchführung der operativen Kontrolle • Führungsunterstützung der Fachabteilungen
Art der Entscheidungen	• Unstrukturiert (was könnten wir, abhängig vom Markt, was können wir, abhängig vom Know-how, was wollen wir und was erwarten andere?)	• Strukturiert

Abb. 131: Strategisches und operatives Controlling *(Quelle: Straub 1997, S. 82)*   **630**

hausgesellschaft hat hierzu einen Vorschlag erarbeitet, wie die Interne Budgetierung aufgebaut werden kann. Dieser Vorschlag wird in seinen Grundzügen vorgestellt.

4.6.2.1 Aspekte des strategischen Controllings

631 Wie bereits erwähnt, steht im Mittelpunkt des strategischen Controllings die mittel- bis langfristige Zeitperspektive. Der Begriff der „**Strategie**" lässt sich mit folgenden Aspekten charakterisieren:

- Strategien richten sich auf die Oberziele/Verhaltensgrundsätze (d.h. die Unternehmenspolitik gibt den „Rahmen" vor).
- Strategien betreffen stets das Ganze.
- Strategien können nur vom obersten Management erarbeitet werden, d.h. sind nicht delegierbar.
- Strategien sind typische Beispiele schlecht strukturierter Entscheidungsprobleme.
- Strategien sind eingebettet in die Wertvorstellungen, Grundeinstellungen, subjektiven Annahmen der beteiligten
- Führungskräfte bzw. in die gegebene Unternehmenskultur. (*Hopfenbeck* 2000, S. 586)

4.6.2.1.1 Analyse des Krankenhausmarktes

632 Ausgangspunkt der strategischen Überlegungen im Krankenhaus ist die **strategische Planung**. Sie hat die Aufgabe, Ziele für das Krankenhaus zu formulieren und festzulegen und im nächsten Schritt auch festzulegen, wie diese Ziele erreicht werden können. Damit überhaupt erst einmal die Auswahl einer Strategie erfolgen kann und strategische Ziele formuliert werden können, ist es notwendig, dass zunächst Informationen zusammengetragen werden, um mit Hilfe dieser Informationen eine Standortbestimmung des Krankenhauses vorzunehmen. Die Positionierung des Krankenhauses erfolgt mit Hilfe der Umwelt- und der Krankenhausanalyse. Abbildung 132 zeigt die beiden Möglichkeiten.

633 Die externe Analyse kann sich dabei stützen auf das bereits erwähnte sozioökonomische Umfeld des Krankenhauses, auf die Analyse des Krankenhausmarktes und auf die Konkurrenzanalyse.

634 Die ökonomische -, die demographische -, die technologische sowie die rechtliche – und politische Umwelt bilden die relevante Umwelt für das Krankenhaus. Im Rahmen der Branchenanalyse des Krankenhausmarktes sind die **Wettbewerbskräfte** zu identifizieren und in ihrer Entwicklung einzuschätzen. Abbildung 133 zeigt die *fünf Wettbewerbskräfte*.

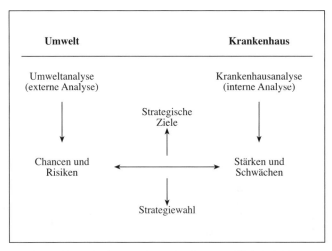

Abb. 132: Umwelt- und Krankenhausanalyse *(Quelle: Patt 1996, S. 130)*

Zu einigen Aspekten der einzelnen Wettbewerbskräfte lässt sich Folgendes festhalten: Krankenhäuser bzw. Krankenhausketten in privater Trägerschaft sind gegenwärtig bestrebt, vorhandene Krankenhäuser in z.b. öffentlicher Trägerschaft zu übernehmen. Daneben kann beobachtet werden, dass je nach Bedarf Krankenhäuser mit einer bestimmten Spezialisierung neu errichtet werden.

Durch die z.T. geringe Nachfragemacht beim Kauf von EDV-Anlagen sind Krankenhäuser gezwungen, die Bedingungen der Lieferanten zu akzeptieren. Ähnliches gilt für den Kauf von medizinischen Großgeräten.

Zunehmend machen die Krankenkassen als Einkäufer von Krankenhausleistungen von der Möglichkeit Gebrauch, einseitig den Versorgungsauftrag zu kündigen.

Neu errichtete Praxiskliniken, die von niedergelassenen Ärzte betrieben werden, in der Nähe von Krankenhäusern bieten ihre Leistungen an und treten damit in Konkurrenz zu der chirurgischen Fachabteilung des Krankenhauses.

Die Anzahl der Leistungsanbieter sowie die Veränderungen in der Gesetzgebung des sozialen Bereichs haben mit dazu geführt, dass sich der Wettbewerb innerhalb der Krankenhausbranche intensiviert hat.

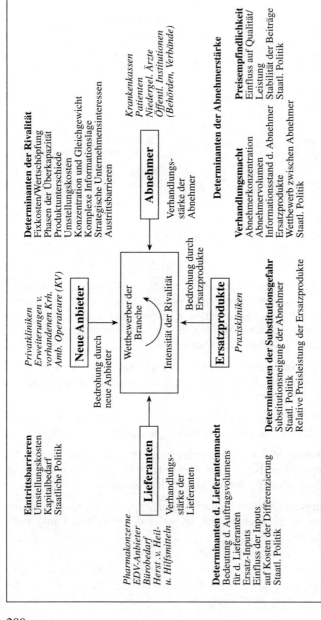

Abb. 133: Wettbewerbskräfte für das Krankenhaus (*Quelle: eigene Zusammenstellung nach Porter 1995*)

4.6.2.1.2 Analyse der Krankenhauskonkurrenz

Neben der eben erwähnten Analyse des **Krankenhausmarktes** ist für ein Krankenhaus in der gegenwärtigen gesundheitspolitischen Situation entscheidend zu ermitteln, wie sich die Situation des Nachbarkrankenhauses und/oder der Nachbarkrankenhäuser darstellt. Im Rahmen einer solchen Analyse der Krankenhauskonkurrenz werden *vier Elemente* diagnostiziert, die helfen, diese Analyse durchzuführen. Diese vier Elemente sind die folgenden:

- Ziele für die Zukunft
- Annahmen
- gegenwärtige Strategie
- Fähigkeiten

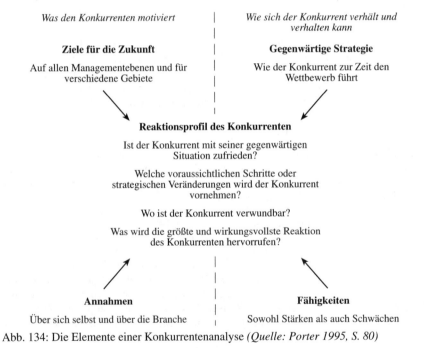

Abb. 134: Die Elemente einer Konkurrentenanalyse *(Quelle: Porter 1995, S. 80)*

Wie der Abbildung 134 zu entnehmen ist, erfolgt die **Konkurrentenanalyse** in *zwei Schritten*. (1) Zunächst wird gefragt, was den Konkurrenten motiviert. Seine Ziele sowie die Annahmen über sich selbst und über die Branche stehen im Vordergrund. Im weiteren Schritt wird betrachtet, wie sich der Konkurrent verhält bzw. verhalten kann. Seine gegenwärtige Strategie sowie seine Fähigkeiten stehen im Mittelpunkt. Diese vier Komponenten ermöglichen in ihrer praktischen Umsetzung eine Einschätzung der Reaktion des Konkurrenzkrankenhauses auf die eigene Strategie. Ist diese externe Analyse mit seinen verschiedenen Aspekten durchgeführt worden, so wird es für das Krankenhausmanagement möglich sein, die eigenen Chancen und Risiken zu benennen. (2) Im nächsten Schritt erfolgt dann die interne Analyse, die Krankenhausanalyse, um die eigenen Stärken und Schwächen zu identifizieren. Der Controller bzw. das Controlling kann in dieser Situation auf Daten aus der Leistungs- und Kostenentwicklung des Krankenhauses zurückgreifen. Neben diesen vergangenheitsorientierten Daten wird z.b. interessieren, welche Entwicklung für die Zukunft für das eigene Haus zu erwarten sein wird. Auch wird sich die Frage stellen, welche Entwicklungspotenziale die eigenen Mitarbeiter oder bestimmte Mitarbeiter oder Mitarbeitergruppen haben.

645 Nach der Erarbeitung der externen und internen Analyse und der Herausarbeitung der Chancen und Risiken sowie der Stärken und Schwächen erfolgt im nächsten Schritt die Auswahl einer Strategie. Als mögliche **strategische Optionen** (nur eine Auswahl der Möglichkeiten wird erwähnt) ergeben sich für das Krankenhaus die **Spezialisierung**, die **Diversifikation** oder die **Kooperation**.

4.6.2.1.2.1 Zur Spezialisierung

646 Im Rahmen einer Spezialisierungsstrategie wird ein Krankenhaus versuchen, sich auf bestimmte Aufgaben zu konzentrieren. Dies kann bedeuten, dass es bestimmte Leistungen nicht mehr anbietet, um die Spezialisierung mit der „Umschichtung von Ressourcen" auch tatsächlich zu erreichen.

4.6.2.1.2.2 Zur Diversifikation

647 Diversifikationsstrategien zielen darauf ab, dass bisherige Leistungsprogramm eines Krankenhauses auszuweiten und im Idealfall mit neuen Angeboten in neuen Märkten präsent zu sein. Von horizontaler Diversifikation ist auszugehen, wenn auf der gleichen Wirtschaftsstufe Leistungsneuentwicklungen erfolgen. Bei Ausweitungen auf vor- und nachgelagerte Wirtschaftsstufen wird von einer vertikalen Diversifikation gesprochen. Besteht bei den Veränderungen zu den bisherigen Märkten keine oder nur eine lockere Verbindung, so ist von einer lateralen Diversifikation auszugehen.

4.6.2.1.2.3 Zur Kooperation

648 Die Zusammenarbeit mit anderen Krankenhäusern, mit Einrichtungen der Pflegeversicherung oder anderen Einrichtungen steht im Mittelpunkt der Kooperations-

strategie. Diese Strategien sind für das einzelne Krankenhaus so umzusetzen, dass sie sich nicht gegenseitig ausschließen, sondern ergänzen.

Zur Unterstützung der strategischen Planung sollen in den folgenden Ausführungen **drei Methoden** kurz vorgestellt werden:

- das **Frühwarnsystem**,
- die **Portfolio-Technik** und
- die **Szenario-Technik**.

Diese Methoden können mit dazu beitragen, dass die im Rahmen der strategischen Planung vorhandenen Unsicherheiten und Unwägbarkeiten reduziert werden.

Das Krankenhausmanagement hat bei der Erarbeitung und der Umsetzung einer Strategie auch ein Informationsproblem. Es benötigt rechtzeitig und umfassend die entsprechenden Informationen, um abschätzen zu können, ob bestimmte Entwicklungen in die „richtige" Richtung laufen oder nicht.

Frühwarnsysteme „sind spezielle Informationssysteme, die die Aufgabe haben, mit zeitlichem Vorlauf auf Ereignisse aufmerksam zu machen, die mit hoher Wahrscheinlichkeit die Entwicklung des Krankenhauses nachhaltig beeinflussen werden" (*Patt* 1996, S. 156). Um ein Frühwarnsystem aufbauen zu können, ist es zunächst erforderlich, dass die Bereiche (extern und/oder intern) benannt werden, die ständig beobachtet werden sollen. Im zweiten Schritt sind dann für diese einzelnen Bereiche Indikatoren zu bilden. Diese Indikatoren müssen die Entwicklungen in den Bereichen auch tatsächlich widerspiegeln. Ein **Beispiel** für externe und interne Frühindikatoren ist der nachstehenden Abbildung zu entnehmen (vgl. Abbildung 135).

Die Frühwarnindikatoren sind laufend auszuwerten und zu beurteilen. Das Krankenhausmanagement hat einzuschätzen, wie sich z.B. eine bestimmte Entwicklung eines Indikators auf das Krankenhaus auswirken wird. Je nach Situation sind Maßnahmen zu ergreifen, um rechtzeitig gegenzusteuern.

Im Rahmen der strategischen Planung kann ein Krankenhaus strategische Geschäftseinheiten bilden. Fachabteilungen eines Krankenhauses können als solche Einheiten bezeichnet werden, da sie eine spezifische Marktaufgabe wahrnehmen, relativ eigenständig im Krankenhaus sind und mit zum Erfolg eines Krankenhauses beitragen. Die strategische Betrachtung der Geschäftseinheiten kann mit Hilfe des Instruments der Portfolioanalyse geschehen. Die Dimensionen „**Marktwachstum**" und „**Marktanteil**" sollen dabei als langfristige Erfolgsdeterminanten angesehen werden (vgl. Abbildung 136).

Question Mark: Neben starkem Marktwachstum zeichnet sich diese Geschäftseinheit durch einen relativ geringen Marktanteil aus. Für das Krankenhaus

> **1 Externe Frühwarnindikatoren**
> **1.1 Politische und soziale Umweltfaktoren**
> **1.1.1 Demographische Faktoren**
> – Bevölkerungswachstum
> – Bevölkerungsdichte
> – Altersstruktur
> – Krankenhaushäufigkeit
> – Vermögensverhältnisse
> – Einkommensverhältnisse
> – Änderungen in der Struktur der privaten Haushalte
> **1.1.2 Politische Faktoren**
> – Sozialgesetzgebung
>   (spezifische Gesetzgebung für Krankenhäuser)
> – Entwicklung der finanziellen Mittel zur Förderung von Investitionen
> – Gesundheitspolitische Programme der Parteien
> – Wahltermine
> – Entwicklung der Vorstellung von Gesundheit in der Gesellschaft
> – Gewerkschaftliche Forderungen zur Gesundheitspolitik
> – Möglichkeiten der Einflussnahme durch Krankenhausverbände
> **1.1.3 Wirtschaftliche Faktoren**
> – Entwicklung des Bruttosozialprodukts
> – Ausgabenentwicklung der Krankenkassen (Beitragssätze)
> – Ernährungsgewohnheiten
> – Lebensgewohnheiten (Konsum von Suchtmitteln)
> – Umweltbelastungen
> – Entwicklung der Arztdichte
> **1.1.4. Technologische Faktoren**
> – Forschungsvorhaben im Gesundheitssektor
> – Kommunikationswesen
> – Technologiestand
> – Technologische Entwicklungen
> – Altersstruktur der Geräte
> – neue Aktivitäten der Konkurrenzkrankenhäuser
> – Öffentliche Meinung zu den verschiedenen Technologien
> **1.2 Krankenhausleistungsangebot**
> Einzelne Fachabteilungen (Aktivitätenstruktur)
> – Kapazitätsauslastung im Verhältnis zu den anderen Kliniken im Einzugsbereich
> – Substitutionsmöglichkeiten (ambulante Behandlung, Spezialkliniken)
> – Spezialisierungsgrad
> – Technologische Entwicklung
> – Qualitätsstandards
> **1.3 Arbeitsmarkt**
> – Arbeitslosenzahl und -quote
> – Sozialprestige der Berufe
> – Ausbildungsmöglichkeiten
> – Lohnniveau
> – Verhalten der Konkurrenzkrankenhäuser

656 Abb. 135: Externe und interne Frühwarnindikatoren (Teil 2 siehe nächste Seite)
(Quelle: Patt 1996, S. 164 ff.)

Ausgewählte Betriebswirtschaftliche Prozesse

2 Interne Frühwarnindikatoren
2.1 Entwicklung des Gesamtklinikums
  – Aufgabenstellung (Grund-, Regel-, Maximalversorgung)
  – Entwicklungstendenzen (Akademisches Lehrkrankenhaus, neue Fachrichtungen)
2.2 Bauliche Faktoren
  – Altersstruktur der Gebäude
  – Flächenverteilung
  – Baustruktur
  – Bausubstanz
  – Investitionsplanung
  – Instandhaltungsmaßnahmen
2.3 Leistungsdaten der Fachabteilungen
  – Zahl der Betten
  – Pflegetage
  – Verweildauer
  – Wahlleistungen
2.4 Personalbereich
  – Arbeitsstunden, Fehlzeiten, Fluktuation
  – Betriebsklima, Betriebstrend
  – Fort- und Weiterbildungsmaßnahmen
  – Entwicklung und Zusammensetzung des Personals
  – Belastungsziffer
2.5 Finanzen
  – Pflegesätze
  – Entwicklung der Bilanzen
  – Ergebnisanalysen
  – Öffentliche Förderungsprogramme und -mittel
2.6 Material
  – Substitutionsmöglichkeiten (Einwegartikel)
  – Sortimentsgestaltung (Standardlisten)
  – Verbrauchsmengen, Preise, Lagerkosten, Bestellkosten
  – Logistik
  – Umweltschutzbestimmungen
  – Hilfs- und Nebenbetriebe
  – Produkte
  – Möglichkeiten des Fremdbezugs
2.7 Organisation
  – Führungsprozess (Delegation von Verantwortung, Mitarbeiterbesprechung, Personalbeurteilung)
  – Aufbauorganisation
  – Ablauforganisation (Einhaltung von Arbeitsanweisung und Dienstzeiten)
2.8 Informationswesen
  – Archivierung, Dokumentation
  – Entscheidungsorientiertheit des Rechnungswesens
  – Automatisierungsgrad

Abb. 135: Teil 2

Unternehmen und Markt

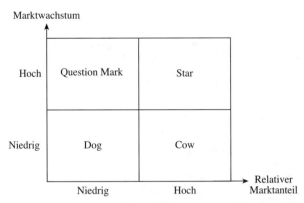

657 Abb. 136: Marktwachstums-Marktanteils-Portfolio *(Quelle: Meffert/Bruhn 2000, S.141)*

besteht die Chance, den Marktanteil auszuweiten oder die Gefahr, wenn dies nicht gelingen sollte, Fehlinvestitionen geleistet zu haben.

658 **Dog:** Bei dieser Geschäftseinheit ist sowohl ein geringes Marktwachstum als auch ein geringer Marktanteil vorhanden.

659 **Star:** Die Geschäftseinheit „Star" ist gekennzeichnet durch starkes Marktwachstum und relativ hohen Marktanteil. In der Wachstumsphase werden relativ hohe finanzielle Mittel gebunden und es werden kaum Überschüsse erwirtschaftet.

660 **Cow:** Bei dieser Geschäftseinheit besteht eine gute Marktposition, allerdings bei geringem bis keinem Marktwachstum. Mit dieser Geschäftseinheit werden Überschüsse erzielt. Diese können mit dazu verwandt werden, um die Geschäftseinheiten „Star" und „Question Mark" weiter auszubauen.

661 Im Rahmen der strategischen Planung kann ein Krankenhaus seine Fachabteilungen in dieses Portfolio einordnen und im nächsten Schritt festlegen, wie sich die Fachabteilungen, die Geschäftseinheiten, zukünftig im Rahmen dieser Matrix entwickeln sollen.

662 Krankenhäuser haben auch in längerfristiger Perspektive ihre Entwicklungen abzuschätzen. „Mit Szenarien werden mögliche Zukunftsbilder gezeichnet, d.h. Aussagen zu den denkbaren langfristigen Entwicklungen Strategie bestimmender Ereignisse getroffen. Szenarien dienen zwei Zwecken:

- **absichernd:** zur Prognose und Interpretation von Risiken;
- **unternehmerisch:** zur Entdeckung von bisher unbekannten strategischen Optionen"; (Hopfenbeck 2000, S. 564)

Um diese Zukunftsbilder zu zeichnen, bedient sich die Szenario-Technik eines **663** „Trichters". Dieser Trichter zeigt den Möglichkeitsraum in der Spanne vom schlechtesten zum bestmöglichen Szenario auf. In der Mitte des Trichters befindet sich das Trendszenario. Die nachstehende Abbildung 137 zeigt die mögliche Darstellungsform von Szenarien.

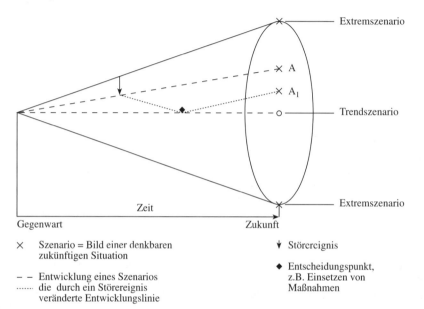

Abb. 137: Denkmodell zur Darstellung von Szenarien *(Quelle: Hopfenbeck 2000, S. 565)* **664**

Das Bild zeigt das Szenario A als trendmäßige Entwicklung, das Szenario A 1 unter **665** Beachtung eines Störereignisses. Der Einsatz der Szenario-Technik ermöglicht es der Krankenhausleitung in Alternativen zu Denken und sich mit diesem Instrument schon frühzeitig mit der Zukunft auseinanderzusetzen, unter Beachtung der verschiedensten Bedingungen wie z.b. der Bevölkerungsentwicklung, der Entwicklung der Medizin, der Pflege, der möglichen Entwicklung der Sozialversicherung. Gleichzeitig wird durch die Anwendung dieses Instruments Tranparenz bei Entscheidungen hergestellt, in dem offen gelegt wird, unter welchen Bedingungen man zu welchen Entscheidungen gekommen ist. Auch unter Zurhilfenahme von Frühwarnindikatoren kann das Unternehmen Krankenhaus mit der Szenario-Technik seine Chancen und Risiken fundierter abwägen.

4.6.2.2 Aspekte des operativen Controllings

666 In der gegenwärtigen Zeit wird im Krankenhaus das operative Controlling meistens angewandt. Die kurzfristige Betrachtung, der 1-Jahres-Zeitraum oder das Geschäftsjahr wird mit dem Begriff des operativen Controllings in Verbindung gebracht.

667 Ausgewählte Instrumente werden im Folgenden vorgestellt:
- Kosten- und Leistungsrechnung
- **Kennzahlen** und **Berichtswesen**
- **Interne Budgetierung**

4.6.2.2.1 Kosten- und Leistungsrechnung

668 Es wurde bereits die Grundstruktur der Kosten- und Leistungsrechnung vorgestellt. Beide Instrumente des internen Rechnungswesens haben die Krankenhäuser nach § 8 KHBV im Betriebsalltag einzusetzen. Im Rahmen der Leistungsrechnung wird danach gefragt, wer wo für wen wann welche Leistungen erbringt. Die Kostenrechnung im Krankenhaus besteht aus den Grundelementen: Kostenartenrechnung, Kostenstellenrechnung und Kostenträgerrechnung. Nach § 8 KHBV haben die Krankenhäuser die Kostenartenrechnung sowie die Kostenstellenrechnung einzurichten. Mit bedingt durch bestimmte Elemente der Krankenhausfinanzierung (Fallpauschalen und Sonderentgelte) sind die Krankenhäuser gegenwärtig dabei, ihre Kostenträgerrechnung auf- und auszubauen.

669 Für das operative Controlling sind die Komponenten der Leistungsrechnung im Rahmen der Leistungserbringung zu erfassen und vom Controller auszuwerten. Bei den Elementen der Kostenrechnung kann sich der Controller weitestgehend auf die „Zahlen der Buchhaltung" als Ausgangsbasis stützen.

4.6.2.2.2 Kennzahlen und Berichtswesen

670 „Kennzahlen können generell charakterisiert werden als Zahlen, die sich auf wichtige betriebswirtschaftliche Tatbestände beziehen, diese in konzentrierter Form wiederspiegeln und dadurch die Lage und Entwicklung von Betrieben (Unternehmungen) erkennen lassen. Kennzahlen sollen also die für bestimmte Zwecke wichtigen, messbaren Sachverhalte von Betrieben und ihrer Umwelt wiedergeben. Man bezeichnet sie als betriebswirtschaftliche Kennzahlen, wenn sie ausschließlich oder überwiegend betriebswirtschaftlichen Zwecken dienen." (zit. nach *Lenzen* 1986, S. 167) Überträgt man diese Definition und Aufgabenstellung von Kennzahlen auf den Krankenhausbereich, so heißt dies, dass mit Hilfe von Krankenhaus-Kennzahlen eine Beurteilung des Betriebes aus betriebswirtschaftlicher Sicht möglich wird.

Ausgewählte Betriebswirtschaftliche Prozesse

Kennzahlen können nach unterschiedlichen Kriterien gebildet werden: 671
- absoluten Größen
- relativen Größen
- in zeitlicher Dimension
- nach der Art

Nach der Bildung von Kennzahlen können diese zu einem Kennzahlensystem 672
zusammengefasst werden. Der Auf- und Ausbau eines solchen Kennzahlensystems kann mit dazu beitragen, dass mit ihm die wirtschaftliche Situation des Krankenhauses beurteilt werden kann. In einem nächsten Schritt könnte man durch die Beobachtung der Entwicklung von Kennzahlen über einen längeren Zeitraum feststellen, wie sich das Krankenhaus entwickelt hat.

Ein **Beispiel** für einige Kennzahlen im Krankenhaus zeigt die nachstehende 673
Abbildung 138: Kennzahlen für Krankenhausfunktionen. Für den Funktionsbereich Pflege werden als Kennzahlen z.b. der Pflegeaufwand/Einheit oder die durchschnittliche Verweildauer in der Abteilung erwähnt.

Gliederung	Elementare Kennzahlen (nur Beispiele):
Krankenhausfunktionen	
Pflege	Bettenbestand, Bettenbelegung, Verweildauer, Pflegeaufwand/Einheit, Pflegekosten/Fachabteilung, entlassene Patienten im Berichtszeitraum, Pflegetage, durchschnittliche Verweildauer in der Abteilung
Medizinischer Bereich	Anzahl behandelter Patienten
Verwaltung	Zeitdauer der Rechnungsbearbeitung, Einhaltung Skontofristen
Versorgung	Leistungen/Leistungsstelle, Leistungsintensität, Kosten/Patient für Lebensmittel, medizinischen Bedarf oder Energie etc.

Abb. 138: Kennzahlen für Krankenhausfunktionen *(Quelle: Straub 1997, S. 299)* 674

Eingangs wurde erwähnt, dass der Controller die Serviceleistung Informationsver- 675
sorgung zu erfüllen hat. Diese Aufgabe kann er mit Hilfe des Berichtswesens wahrnehmen. Ein ausgebautes Berichtswesen hat die Aufgabe, dass die richtigen Informationen zur richtigen Zeit zu den richtigen Adressaten gelangen. Der Adressat soll mit Hilfe der Informationen durch den Bericht die augenblickliche wirtschaftliche Situation erkennen. Bei der Gestaltung des Berichts kommt es darauf an, dass die wesentlichen Informationen kurz und informativ für die Adressaten aufgebaut werden. Die Kennzahlen können dabei eine wichtige Grundlage für den Bericht bilden. Ein **Beispiel** für Krankenhaus-bereichsbezogene Berichte oder für Control-

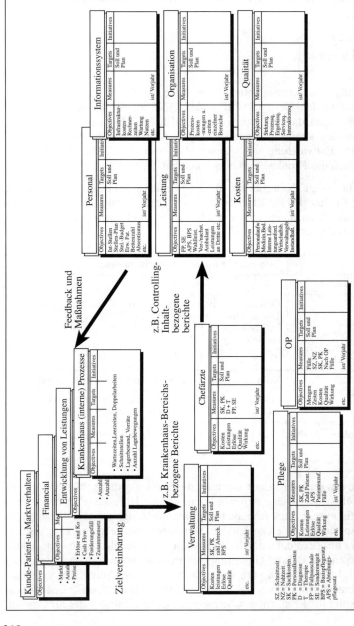

Abb. 139: Ein Beispiel für Berichte *(Quelle: Straub 1997, S. 295)*

ling-inhaltsbezogene Berichte mit den verschiedenen Komponenten sind der Abbildung 139 zu entnehmen.

Nach der Phase der Zielvereinbarung durch die Geschäftsführung z.B. zu Beginn eines Geschäftsjahres dienen die verschiedenen Berichte dazu, den Soll-Ist-Abgleich zu dokumentieren. Im nächsten Schritt können die Daten des Berichts die Grundlage für ein „Gegensteuern" bei bestimmten Abweichungen sein.

4.6.2.2.3 Interne Budgetierung

Im Zusammenhang mit den bereits vorgestellten Instrumenten des operativen Controllings ist das Instrument der Internen Budgetierung zu sehen. „Aus betriebswirtschaftlicher Sicht stellt die Budgetierung eine periodische, auf betriebliche Einheiten bezogene Planung und Kontrolle von an den Unternehmenszielen ausgerichteten Sollgrößen mit einem bestimmten Verbindlichkeitsgrad dar. [...] Die **externe Budgetierung** umfasst die politisch induzierte Festlegung einer Ausgabensumme für bestimmte Teilbereiche des Gesundheitswesens (sektorale Globalbudgets) sowie bilaterale Budgetvereinbarungen zwischen den Finanzierungsträgern und der einzelnen Einrichtung (einrichtungsbezogene Budgets). Der **internen Budgetierung** als betriebswirtschaftliches Planungs- und Kontrollinstrument kommt die Aufgabe zu, das Einrichtungsbudget als Summe der pflegesatzfähigen Kosten auf organisatorische Teileinheiten herunterzubrechen." (*Wendel* 2001, S. 195 f.) Für den Krankenhausbereich wird das externe Budget im Rahmen der alljährlich zu führenden Budgetverhandlungen mit den Krankenkassen ausgehandelt. Dieses Einrichtungsbudget wird dann auf mehrere organisatorische Teileinheiten, z.B. **Fachabteilungen**, aufgeteilt. Zu diesem internen Budget sind aber noch weitere **Interne Teilbudgets** wie z.B. Budgets für das ambulante Operieren, Budgets für sonstige ambulante Leistungen zu zählen. In dem jetzt vorgestellten Beispiel zur Internen Budgetierung der *Deutschen Krankenhausgesellschaft* (1995) wird dies deutlich. Vorab ist zu erwähnen, dass es keine rechtliche Bestimmungen zum Aufbau der Internen Budgetierung gibt.

Nach dem Konzept der *Deutschen Krankenhausgesellschaft* (DKG) besteht das Interne Gesamtbudget aus dem externen Budget sowie den internen Teilbudgets. Mit diesem Konzept wird das Ziel der wirtschaftlichen Betriebsführung sowie das Ziel der Identifikation des Mitarbeiters mit dem Betrieb angestrebt. In langfristiger Perspektive soll dieses Instrument auch dazu dienen, den Bestand des Krankenhauses zu sichern. Die Chance des Krankenhauses mit der Einführung dieses Instruments wird u.a. darin gesehen, dass mit Zielvorgaben gearbeitet wird, Transparenz geschaffen wird sowie eine verbesserte Steuerung der Betriebsabläufe möglich wird. Weitere Einzelheiten zu diesem Konzept sind der Abbildung 140 zu entnehmen.

Definitionen	Budgetierung: „Mit dem Begriff Budgetierung bezeichnet man die zahlenmäßige Darstellung geplanter Kosten auf der Basis geplanter Leistungen". S. 5 Externes Budget: „Das Externe Budget beinhaltet extern vereinbarte Erlöse, die sich aus dem zwischen den Vertragsparteien nach § 18 Abs. 2 KHG prospektiv vereinbarten Budget (pflegesatzfähige Leistungen und Kosten) ergeben . S. 5 Internes Budget: „Das Interne Gesamtbudget umfasst neben dem Externen Budget weitere Interne Teilbudgets …". S. 5 Zu den internen Teilbudgets werden gerechnet: Budgets für ambulantes Operieren Budgets für sonstige ambulante Leistungen (Institutsleistungen) Budgets für ambulante Leistungen der ermächtigten Krankenhausärzte Budgets für Forschung und Lehre Budgets für sonstige Leistungen Investive Maßnahmen
Praktische Umsetzung	
Anforderung an das Rechnungswesen	Die Leistungsrechnung ist mit eine wichtige Grundlage für die Kostenrechnung. Leistungsbereiche: Bettenführende Abteilungen. OP/Anästhesiebereich. Medizinische Institutionen. Wirtschafts- und Versorgungseinrichtungen. im Rahmen der Kostenrechnung werden die Bereiche nach den Kriterien der Verantwortung und Beeinflussbarkeit abgegrenzt. Die Nebenbuchhaltungen sind im Zusammenhang mit der Finanzbuchhaltung auszubauen.
Organisatorische Einbindung	Die (leitenden) Mitarbeiter des Krankenhauses haben mit Budgetverantwortung zu übernehmen. Der Organisationsplan (Verteilung der Verantwortung) und der Kostenstellenplan sind parallel zu entwickeln.
Benennung der Budgetverantwortlichen	Budgetverantwortliche kommen aus folgenden Bereichen in Betracht: Ärztlicher Bereich, Pflegedienst, Technischer Dienst, Medizinische Institutionen (z.B. Labor, Physikalische Therapie), Wirtschafts- und Versorgungseinrichtungen, Verwaltungsbereich.
Planung, Durchführung und Überwachung	Der Budgetierungsprozess sollte sowohl von „oben nach unten" als auch von „unten nach oben" laufen. Ausgangspunkt für diesen Prozess bildet: die Leistungsplanung, die Kostenplanung, die Planung der Erlöse sowie schließlich die Budgetüberwachung. Im Rahmen von Budgetkonferenzen sollten auftretende Probleme bei der Umsetzung der Internen Budgetierung mit den Verantwortlichen erörtert werden. Mit der Entscheidung über Budgetanpassungsmechanismen im Krankenhaus soll dem „Etat-Denken" vorgebeugt werden.
Motivation der Budgetverantwortlichen	Durch ein Anreizsystem sind die Budgetverantwortlichen zu motivieren. Dieses Anreizsystem kann sich beziehen auf: wirtschaftliche Anreize, sachleistungsbezogene Anreize, arbeitsplatzbezogene Anreize sowie arbeitsbedingungs- und arbeitsgestaltungsbezogene Anreize.
Einführung und Weiterentwicklung der Internen Budgetierung	„Vor Einführung eines Internen Budgetierungssystems im Krankenhaus sollte eine Dienstanweisung erarbeitet werden." S. 13 „Die Interne Budgetierung sollte weiterentwickelt werden in Richtung einer Einbeziehung aller Leistungsbereiche sowie aller Kostenarten in den Budgetierungsprozess" S. 14

680 Abb. 140: Interne Budgetierung – Konzept der DKG
(Quelle: zusammengestellt nach DKG 1995)

4.6.2.3 Pflege-Controlling

681 In den bisherigen Ausführungen wurde überwiegend das **einrichtungsbezogene Controlling** vorgestellt. Diese Sicht des Controllings ist in der wissenschaftlichen Literatur etabliert und in der Praxis wird dieses Controlling angewendet. Das Pflege-

wie das Medizin-Controlling befindet sich dagegen im Aufbau. Die leistungsorientierten Entgelte wie die Fallpauschalen und Sonderentgelte und die angestrebten DRGs tragen mit dazu bei, dass das Controlling in den Einrichtungen immer stärker und differenzierter ausgebaut wird. Der Name „Pflege-Controlling", „Medizin-Controlling" ergibt sich aus dem Zusammenhang der beruflichen Tätigkeit (die Zuordnung der Berufe zu den Dienstarten: Pflegedienst und Funktionsdienst für das Pflege-Controlling und der Ärztliche Dienst für das Medizin-Controlling) der Arbeitskräfte in den Einrichtungen des Gesundheitswesens. Ein Vorschlag, wie ein solches Pflege-Controlling aussehen kann, wird in Grundzügen in den weiteren Ausführungen vorgestellt (vgl. *Kalbitzer* 1998). „Die Aufgaben des Pflege-Controllings leiten sich aus den Leistungen und Kosten des Pflege- und Funktionsdienstes ab. Kernaufgaben sind insbesondere:

- Aufbau einer aussagekräftigen Leistungserfassung,
- Abbau unnötiger bzw. fehlerhafter Leistungserfassungen,
- Personalbedarfsermittlungen,
- Analysen und Berechnungen,
- Erstellen von Kennzahlen und Frühwarnsystemen,
- Empfängerorientierte Berichterstattung,
- Beratung der Führungskräfte,
- Beratung des kaufmännischen Controllings in pflegerischen Fragen." (*Kalbitzer* 1998, S. 6 f.)

Mit diesem Controlling-Ansatz orientiert sich der Autor an den allgemeinen Aufgaben des Controlling. In seinen weiteren Ausführungen trennt er dann weiter nach dem strategischen und dem operativen Controlling. „**Operatives Pflege-Controlling** unterstützt den Pflegedienst über alle Aufgabenbereiche und Hierarchieebenen bei Zielbildung, Zielsteuerung und Zielerreichung bezogen auf einen Zeitraum von bis zu einem Jahr. Kern bildet das Berichtswesen, das die Pflegedienstleitungen regelmäßig über die Ist-Situationen informiert." (S. 9) Ein Pflege-**Controlling-Bericht** sollte nach den Vorstellungen des Autors „kurz und spannend" aufgebaut werden und im wesentlichen die folgenden Punkte umfassen:

- „Personalkosten nach Kostenstelle und Kostenart als Plan-Ist-Vergleich und im Vorperiodenvergleich (Ist-Ist-Vergleich),
- **Personalbesetzungsstatistik** (Plan-Ist-Vergleich),
- **Personalausfallstatistik**,
- **Überstundenstatistik**,
- Kosten für Inner- und Außerbetriebliche Fortbildung,
- Kosten der Fachweiterbildung,
- Kosten der Ausbildung,

- Sachkosten nach Kostenstelle und Kostenart als Plan-Ist-Vergleich und im Vorperiodenvergleich (Ist-Ist-Vergleich),
- Kosten für Leiharbeitskräfte,
- Kosten für Spezialbetteneinsatz,
- Kosten für Personalwerbung,
- Pflegeintensität und Personalbedarf (entsprechend Pflegepersonalregelung von 1993),
- Kennzahlen:
- Kosten Pflege- und Funktiondienst je Tag und Fall,
- Kosten medizinischer und pflegerischer Sachbedarf je Tag und Fall,
- Vollkräfte je Fall [...]" (S. 10)

683 Je nach Größe des Krankenhauses und damit nach Aufgabenumfang kann das Controlling zentral in der Geschäftsführung als **Stabsstelle** angesiedelt werden. In dieser Stabsstelle wäre dann auch das Pflege-Controlling als Aufgabe wahrzunehmen. Eine andere Form der organisatorischen Einbindung könnte so gestaltet werden, dass den einzelnen Bereichen im Krankenhaus (der Verwaltung, dem Ärztlichen Dienst, dem Pflegedienst) das entsprechende Controlling zugeordnet wird. Der Vorteil dieser Zuordnung ist darin zu sehen, dass die spezifischen Belange der einzelnen Bereiche im jeweiligen Controlling Berücksichtigung finden können.

4.6.3 Zusammenfassung

684 Das **Controlling** gilt auch in Sozialen Dienstleistungsunternehmen als Instrument der Unternehmenssteuerung. Im Rahmen des Metacontrollings wird es verstanden als Denkhaltung. Das Controlling im engeren Sinne trennt zwischen dem strategischen und dem operativen Controlling. Das strategische Controlling ist auf einen mittel- bis langfristigen Zeitraum ausgerichtet und beginnt mit der strategischen Planung. Die Umwelt- und Krankenhausanalyse führt zur Herausarbeitung der Chancen und Risiken sowie der eigenen Stärken und Schwächen. Mit der Auswahl einer für geeignet angesehenen Strategie sollen die Ziele des strategischen Controllings erreicht werden. Die strategische Planung kann z.B. durch Früherkennungssysteme, durch die Portfolio-Technik und die Szenario-Technik unterstützt werden. Das operative Controlling ist meist auf den 1-Jahres-Zeitraum ausgerichtet. Instrumente für das operative Controlling sind z.B. die Kosten- und Leistungsrechnung, Kennzahlensysteme und die Interne Budgetierung. Das Pflege-Controlling mit seiner spezifischen Aufgabenstellung für den Pflegebereich ist noch weiterzuentwickeln. Mit ihm kann auch die **strategische** und die operative Ausrichtung verfolgt werden.

4.7 Marketing

In der gegenwärtigen Situation sind die Krankenhäuser gezwungen, sich an ihrem Umfeld und an ihren unmittelbaren Mitkonkurrenten zu orientieren, wenn sie zukünftig weiter bestehen wollen. Diese verstärkt geforderte Marktorientierung zwingt sie, zu entscheiden, was sie in welchem Umfang zu welcher Zeit und zu welchen Bedingungen anbieten wollen. Darüberhinaus haben sie in ihr Kalkül mit einzubeziehen, wer ihre Leistungen zu welchen Bedingungen in Anspruch nimmt. Neben dem erwähnten Konkurrenzdruck werden als weitere Gründe für den Einsatz von Marketing im Krankenhaus das veränderte Selbstverständnis des Patienten angeführt. Die Patienten erwarten eine umfangreiche Aufklärung über ihre Situation sowie die Unterrichtung über ihre Möglichkeiten. Um dies zu leisten, hat das Management die kommunikativen Fähigkeiten seines Personals zu fördern. Schließlich haben sich die Krankenhäuser nach außen, gegenüber der Öffentlichkeit so zu präsentieren, dass sie in einem positiven Licht erscheinen. Die Diskussionen über Reformbemühungen, Kostensteigerungen und Skandale im Krankenhaus haben in der Vergangenheit den Gesundheitsbereich in einem eher negativen Licht erscheinen lassen. Auch hier kann mit Hilfe des Marketing ein verändertes Image aufgebaut werden. Diese Faktoren: **Konkurrenzdruck**, verändertes Selbstverständnis der Patienten, Imageprobleme des Gesundheitsbereichs, tragen mit dazu bei, dass das Marketing im Dienstleistungsbereich Krankenhaus angewendet wird.

685

Nach der Erläuterung einiger Grundlagen zum Marketing wird in den weiteren Abschnitten auf das **strategische** und das **operative Marketing** eingegangen.

686

4.7.1 Grundlagen des Marketings im Krankenhaus

In einem Standardlehrbuch wird **Marketing** wie folgt definiert: „In der klassischen Interpretation bedeutet Marketing die Planung, Koordination und Kontrolle aller auf die aktuellen und potenziellen Märkte ausgerichteten Unternehmensaktivitäten. Durch eine dauerhafte Befriedigung der Kundenbedürfnisse sollen die Unternehmensziele verwirklicht werden." (*Meffert* 2000, S. 8)

687

Nach dieser Auffassung ist das Marketing ein Instrument, um die Unternehmensziele zu erreichen. Damit diese Ziele erreicht werden können, sind alle Unternehmensaktivitäten auf die Bedürfnisse des Kunden, des Marktes auszurichten mit der gewünschten Konsequenz, den Kunden möglichst dauerhaft an die Produkte des Unternehmens zu binden. Für das Dienstleistungsunternehmen Krankenhaus gelten im Hinblick auf das Marketing die Überlegungen zum Dienstleistungsmarketing. „Ausgehend von der klassischen Auffassung des Begriffes Marketing [...] kann auch das Dienstleistungsmarketing als marktorientiertes, duales Führungskonzept verstanden werden. So kann **Dienstleistungsmarketing** zum einen als Leitkonzept des Managements im Sinne eines gelebten **Unternehmenswertes** („**Shared Values**") und zum anderen als gleichberechtigte Unternehmensfunktion interpretiert werden." (*Meffert/Bruhn* 2000,

688

S. 17) Nach dieser Definition gilt beim Marketing für den Dienstleistungsbereich auch die Marktorientierung. Die marktorientierte Unternehmensführung kann dabei erfolgen, in dem das Marketing als weitere Unternehmensfunktion vom Management wahrgenommen wird oder aber das Management das Marketing zum Leitbild seines gesamten Handelns ausgewählt hat. Für den Krankenhausbereich kann wohl eher davon ausgegangen werden, dass das Marketing als weitere Unternehmensfunktion wahrgenommen wird, ähnlich der Unternehmensfunktion Controlling. Das Marketing-Management kann definiert werden als die zielorientierte Gestaltung aller marktgerichteten Unternehmensaktivitäten (vgl. *Meffert* 2000, S. 11)

689 Zur Abgrenzung von Marketing und Controlling führt *Meffert* aus, „dass das Marketing als Führungskonzeption vom Markt her der Unterstützung durch das Controlling als Führungskonzeption vom Ergebnis her bedarf." (2000, S. 1123)

690 Wie bereits angeführt, zeichnen sich Dienstleistungen durch bestimmte Besonderheiten wie z.B. die Immaterialität, die Integration des externen Faktors aus. Diese Besonderheiten haben auch Auswirkungen auf das Dienstleistungsmarketing. Einige Aspekte dieser Auswirkungen sind der nachstehenden Abbildung 141 zu entnehmen.

Besonderheiten von Dienstleistungen	Implikationen für das Dienstleistungsmarketing
Immaterialität	• Materialisierung von Dienstleistungen
– Nichtlagerfähigkeit	• Intensive Koordination zwischen Dienstleistungsproduktion und -nachfrage • Flexibilität bei der Planung von Dienstleistungskapazitäten • Management der kurzfristigen Nachfragesteuerung
– Nichttransportfähigkeit	• Hohe Distributionsdichte für Dienstleistungen des täglichen Bedarfs • Räumliche Distanz von Angebot und Nachfrage bei Dienstleistungen mit geringer Bedarfshäufigkeit
Leistungsfähigkeit des Dienstleistungsanbieters	• Dokumentation spezifischer Dienstleistungskompetenzen • Differenzierter Einsatz von Herstellungskomponenten • Materialisierung des Fähigkeitenpotenzials
Integration des externen Faktors	• Berücksichtigung von Transport- und Lagerproblemen des externen Faktors • Standardisierungsprobleme • Marketingorientierung im Dienstleistungserstellungsprozess • Probleme der asymmetrischen Informationsverteilung • Demarketing bei verrichtungssimultanen Dienstleistungen

691 Abb. 141: Besonderheiten von Dienstleistungen und Implikationen für das Dienstleistungsmarketing *(Quelle: Meffert/Bruhn 2000, S. 53)*

So bedeutet die Nichtlagerfähigkeit, dass auf Grund der begrenzt vorhandenen **692** Kapazitäten (z.B. Krankenhausbetten) die Nachfrage und die Inanspruchnahme von Krankenhausleistungen intensiv koordiniert werden müssen. Die Integration des externen Faktors, des Patienten, in den Dienstleistungserstellungsprozess bedeutet im Hinblick auf das Marketing, dass im Krankenhaus die Bedürfnisse des Patienten bei der Leistungserstellung zu berücksichtigen sind. Bei der Leistungserstellung ist der Patient direkt beteiligt. Die Ärzte, das Pflegepersonal hat dies bei der Erbringung ihrer Arbeitsleistungen zu berücksichtigen.

Um Marketing im Krankenhaus einzusetzen, bedarf es einer Marketingkonzeption. **693** Diese besteht aus den Elementen:

- **Unternehmensziele**
- **Marketingstrategien**
- **Marketinginstrumenten**

Den Zusammenhang zeigt die nachstehende Abbildung 142. Die weiteren Ausführungen nehmen Bezug auf diese Elemente.

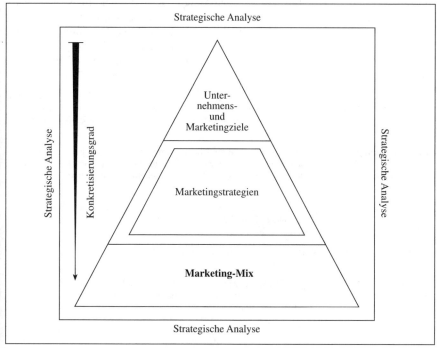

Abb. 142: Aufbau und Inhalt der Marketingkonzeption *(Quelle: Meffert 2000, S. 62)* **694**

4.7.2 Strategisches Marketing im Krankenhaus

695 Bereits in der Definition zum Begriff „Marketing" wurde deutlich, dass die Zielorientierung ein zentrales Element des Marketing ist und diese Ziele mit Hilfe des Marketing auch erreicht werden sollen. Im Dienstleistungsunternehmen Krankenhaus kann zwischen Unternehmens-, Kunden- und Mitarbeiter-gerichteten Zielen getrennt werden (vgl. *Meffert/Bruhn* 2000, S. 150 ff.). Auf die unternehmensgerichteten Ziele im Krankenhaus wurde bereits früher eingegangen. Dazu gehört u.a. das Ziel der Bedarfsdeckung wie das finanzwirtschaftliche Ziel. Die Umschreibung dieser Ziele ist der Abbildung 142 zu entnehmen.

696 Zu den kundengerichteten Zielen sind die Ziele zu zählen, mit deren Hilfe die Kunden erreicht werden sollen. Die Ermittlung der **Kundenzufriedenheit**, der dauerhaften Kundenbindung, das Image bei den Kunden spielt hier eine bedeutende Rolle. Übertragen auf den Krankenhausbereich bedeutet dies, dass eines der Ziele für das Krankenhaus wäre, eine hohe **Patientenzufriedenheit** zu erreichen. Ein weiteres Ziel könnte es sein, ein positives Image bei den Patienten und bei den potenziellen Patienten zu erreichen. Im engen Zusammenhang mit den **kundengerichteten Zielen** sind die **mitarbeitergerichteten Ziele** zu sehen. Im Krankenhaus erfolgt die Leistungserstellung in der Kombination von Mensch-Mensch und nicht wie im Sachgüterbereich von Mensch-Maschine. Deshalb wird es mit zufriedenen Mitarbeitern eher möglich werden, dass Ziel von zufriedenen Patienten zu erreichen. Als weitere mitarbeitergerichtete Ziele können die Motivation und die Bindung der Mitabeiter an das Unternehmen Krankenhaus angesehen werden.

Leistungserstellungsziel:	Mit Hilfe dieses Zieles werden Art, Anzahl und Qualität der Krankenhausleistungen sowie die Gestaltung des Leistungserstellungsprozesses festgelegt.
Bedarfsdeckungsziel:	Dieses Ziel betrifft die Übereinstimmung des Leistungsangebotes mit dem Bedarf an Krankenhausleistungen hinsichtlich der Dringlichkeit ihrer Befriedigung und ihrer zeitlichen und räumlichen Verteilung.
Angebotswirtschaftsziel:	Es definiert die Preisgestaltung des Krankenhauses und dessen Kontakte zu seiner Umwelt (einweisende Ärzte, Krankenkassen, Krankenhäuser, andere Einrichtungen des Gesundheitswesens und die Öffentlichkeit allgemein).
Finanzwirtschaftsziel:	Hierbei geht es um die dauerhafte finanzielle Sicherung der Leistungserstellung.
Autonomie- und Integrationsziel:	Mit Hilfe dieses Zieles werden der Grad der Unabhängigkeit gegenüber Dritten sowie Art und Umfang der Kooperation mit anderen Wirtschaftseinheiten festgelegt.

697 Abb. 143: Ziele des Krankenhauses *(Quelle: Haubrock/Meiners/Albers 1998, S. 61)*

Im Rahmen der Erstellung einer Marketingkonzeption wären aus den Zielen eines Krankenhauses einschließlich der Marketingziele im weiteren Schritt die entsprechenden Marketingstrategien zu entwickeln, um mit ihrer Hilfe auch die Ziele zu erreichen. Im Zusammenhang mit dem Kapitel über strategisches Controlling wurden Ausführungen zur Strategie und zum Prozess der strategischen Planung getätigt. Einige Methoden der strategischen Planung wurden vorgestellt. Auf diese Ausführungen wird in diesem Zusammenhang Bezug genommen. Im Rahmen der Ausführungen zum strategischen Marketing wird aus der Vielzahl der strategischen Möglichkeiten im Dienstleistungsbereich (vgl. *Meffert/Bruhn* 2000, S. 162–204) im weiteren auf die Marktfeldstrategie eingegangen. „Marktfelder stellen Angebots-Nachfrage-Sektoren dar, in denen ein Betrieb bestimmte Leistungen (Sachgüter und/oder Dienstleistungen = Produkte i.w.S.) entweder bereits anbietet oder künftig anbieten kann." (*Raffee/Fritz/Wiedmann* 1994, S. 154) Die **vier Basisstrategien** im Rahmen dieses Ansatzes zeigt die Abbildung 144.

698

Dienstleistungen \ Märkte	Gegenwärtig	Neu
Gegenwärtig	① Marktdurchdringung	② Marktentwicklung
Neu	③ Dienstleistungsentwicklung/-innovation	④ Diversifikation

Abb. 144: Marktfeldstrategien im Dienstleistungsmarketing
(Quelle: Meffert/Bruhn 2000, S. 172)

699

Danach kann getrennt werden zwischen den folgenden **Strategien**:

- Marktdurchdringung
- Marktentwicklung
- Dienstleistungsentwicklung/-innovation
- Diversifikation

700

Die Umschreibung dieser Strategien sowie deren Übertragung auf den Krankenhausbereich ist der nachstehenden Abbildung zu entnehmen.

Marktfeldstrategien	Umschreibung	Übertragung auf den Krankenhausbereich einige Beispiele
Marktdurchdringung	„Im Rahmen der Marktdurchdringungsstrategie erfolgt eine Intensivierung der Bemühungen, bei den vorhandenen Kunden die gegenwärtigen Leistungsarten eines Dienstleistungsunternehmens vermehrt abzusetzen." (Meffert, Bruhn (2000), S. 172)	Gewinnung von Patienten, die sich bislang im Nachbar-Krankenhaus behandeln ließen.
Marktentwicklung	„Innerhalb der Marktentwicklungsstrategie wird angestrebt, für die gegenwärtigen Dienstleistungen einen oder mehrere neue Märkte zu finden." (Meffert, Bruhn (2000), S. 173)	Überregionale Gewinnung von Patienten; Patienten aus dem Ausland.
Dienstleistungsentwicklung/Dienstleistungsinnovationen	„Die Strategie der Dienstleistungsentwicklung basiert auf der Überlegung, für die gegenwärtigen Kunden neue, innovative Dienstleistungen zu entwickeln." (Meffert, Bruhn 2000, S. 174)	Zusätzliche Dienstleistungen: z.B. der Soziale Dienst übernimmt die Vermittlung (mit allen bürokratischen Arbeiten) von bestimmten Patienten in Einrichtungen der Pflegeversicherung.
Diversifikation	„Eine Diversifikationsstrategie ist durch die Ausrichtung der Unternehmensaktivitäten auf neue Dienstleistungen für neue Märkte charakterisiert." (Meffert, Bruhn (2000), S. 174)	Das Krankenhaus bietet Leistungen für Gesunde an: z.B. Fitness-Studio, Vorsorgeuntersuchungen usw.

701 Abb. 145: Marktfeldstrategien im Krankenhaus
(Quelle: eigene Zusammenstellung; Bezugnahme auf Meffert/Bruhn 2000, S. 172–177)

4.7.3 Operatives Marketing im Krankenhaus

702 Nachdem Krankenhausziele bzw. Marketingziele formuliert worden sind, ist im nächsten Schritt die Frage nach einer geeigneten Strategie zu klären, um diese Ziele zu erreichen. Nachdem die Strategie festgelegt worden ist, sind geeignete Instrumente einzusetzen, um die Strategie zu konkretisieren. Um die Konkretisierung dieser Ziele geht es im Rahmen des operativen Marketings.

Mit den **Instrumenten** der 703
- **Leistungspolitik,**
- **Gegenleistungspolitik,**
- **Distributionspolitik,**
- **Kommunikationspolitik**

wird versucht, diese Ziele umzusetzen.

Diese Instrumente werden im Folgenden vorgestellt und auf den Krankenhausbereich übertragen. Die Instrumente werden im Rahmen eines Marketing-Mix mit unterschiedlicher Intensität und in unterschiedlicher Ausgestaltung parallel und/ oder allein eingesetzt, um die Ziele zu erreichen. 704

4.7.3.1 Zur Leistungspolitik

Im Sinne des Marketings setzen sich die Leistungen im Krankenhaus aus einer objektiven und einer subjektiven Komponente zusammen. Zur objektiven Komponente zählen die physikalischen und technisch erbrachten Leistungen. Der Leistungserstellungsprozess ist daneben durch die Integration des externen Faktors durch subjektive Faktoren wie Gefühle, Eindrücke geprägt. Aus Marketingsicht sind im Rahmen der pflegerischen Arbeit die erwähnten zwei Leistungskomponenten zu beachten. Weniger ausgeprägt als bei der medizinischen Leistungserbringung sind bei der pflegerischen Arbeit die objektiven Faktoren. Pflegerische Arbeit kann als gefühlsbetonte Vertrauensarbeit bezeichnet werden. Damit sind die subjektiven Faktoren hier ausgeprägter vorhanden. Bei der Gestaltung der pflegerischen Arbeit haben u.a. die Wünsche und Vorstellungen der Patienten Beachtung zu finden. Auch hat die Vorstellung von Qualität, aus der Sicht der Patienten, in die Gestaltung der pflegerischen Arbeit einzufließen. 705

4.7.3.2 Zur Gegenleistungspolitik

Im Wirtschaftsleben werden Tauschvorgänge nach dem Prinzip: Leistung – Gegenleistung, oder Ware gegen Geld, vollzogen. Wie bereits erwähnt bestehen im Krankenhaus grundsätzlich nicht-schlüssige Tauschbeziehungen. 706

Anders sieht es aus, wenn der Patient Wahlleistungen mit dem Krankenhaus vereinbart, wie die Unterkunft in einem 1-Bett-Zimmer. Hier gilt auch wie im Wirtschaftsleben der Leistungsprinzip: besondere Unterkunft gegen Geld. Ein erweiterter Leistungsbegriff ist notwendig für Institutionen, in denen grundsätzlich nicht-schlüssige Tauschbeziehungen gelten. Ein weitgefasster Leistungsbegriff hat neben den monetären Größen auch die nicht-monetären Gegenleistungen in den Blick zu nehmen. In den Marketingüberlegungen hat diese Perspektive Beachtung zu finden. Im Rahmen des Krankenhausaufenthalts ist der Patient, der nach dem 707 uno-actu Prinzip mitzuwirken hat bei der Genesung, konfrontiert mit dem Phänomen der Angst vor der Behandlung oder mit Wartezeiten im Rahmen des Behandlungsablaufs. Das Marketing kann bei den genannten Beispielen mit dazu beitragen, dass die Austauschbeziehungen zwischen dem Krankenhaus und seinen Mitarbeitern und dem Patienten wirksamer gestaltet werden können. So kann die Angst durch eine umfassende Informationspolitik möglicherweise reduziert werden. Durch die Optimierung der Ablaufzeiten bei der Behandlung können Warte- und Leerlaufzeiten verringert werden.

4.7.3.3 Zur Distributionspolitik

708 Allgemein bezieht sich „Die Distributionspolitik [...] auf die Gesamtheit aller Entscheidungen und Handlungen, welche die Übermittlung von materiellen und/ oder immateriellen Leistungen vom Hersteller zum Endkäufer und damit von der Produktion zur Konsumtion beziehungsweise gewerblichen Verwendung betreffen." (*Meffert* 2000, S. 600) Auf Grund des uno actu-Prinzips im Krankenhaus stellt sich die Distributionspolitik anders dar.

709 Da die Krankenhäuser in Deutschland sich zumeist schon seit Jahrzehnten an einem bestimmten Standort befinden, geht es im Rahmen der Distributionspolitik zum einen um die physisch-logistische Erreichbarkeit und zum anderen um die „psychische Distanzüberwindung" (vgl. *Holzmüller/Scharitzer* 1996, S. 355).

710 Aus der Marketingperspektive ist zu überlegen, ob die Patienten die Einrichtung Krankenhaus gut erreichen können z.b. duch die Nahverkehrsanbindung, durch ausreichende Parkflächen vor dem Krankenhaus, durch die Beschilderung der Zufahrtswege zum Krankenhaus. Im Krankenhaus ist dafür zu sorgen, dass die Beschilderung so gestaltet wird, dass der Patient und/oder der Besucher die entsprechenden Räumlichkeiten findet. „Die psychische Erreichbarkeit ist [...] ein Konzept, das die vielfältigen subjektiven Eindrücke von Patienten bezüglich der Zugänglichkeit eines Krankenhauses umfasst. In den Köpfen von Konsumenten ergeben sich innere Bilder von bestimmten Orten oder Institutionen, die sich zu sogenannten „kognitiven Landkarten" verdichten." (*Holzmüller/Scharitzer* 1996, S. 355) Um diese Erreichbarkeit für den Patienten zu erleichtern, ist es aus Marketingüberlegungen wichtig, dass die Beziehungen zwischen dem Krankenhaus und dem einweisenden Arzt gepflegt werden. Weiter ist z.B. das Personal im Eingangsbereich eines Krankenhauses oder das Personal des Krankenwagens beim Transport von Patienten so zu schulen, dass der Patient Vertrauen gewinnt und sich sicher fühlt.

4.7.3.4 Zur Kommunikationspolitik

711 „Unter Kommunikationspolitik wird [...] die Übermittlung von Informationen und Bedeutungsinhalten zum Zwecke der Steuerung von Meinungen, Einstellungen,

Ausgewählte Betriebswirtschaftliche Prozesse

Erwartungen und Verhaltensweisen entsprechend spezifischer Zielvorstellungen der Krankenhausleitung verstanden." (*Holzmüller/Scharitzer* 1996, S. 356) Nach dieser Definition ist der Ausgangspunkt der Kommunikationspolitik im Krankenhaus die Zielvorstellung der Krankenhausleitung. Die Politik sollte darauf abzielen, dass Krankenhaus nach innen und nach außen einheitlich erscheinen zu lassen. Die Basis für eine erfolgreiche Identitätsvermittlung und -gestaltung bilden die folgenden **Instrumente**:

712

Corporate-Identity-Instrumente		
	Corporate Communications (CC)	Systematischer Einsatz aller Kommunikationsinstrumente: Imagebroschüren, (Stellen-)Anzeigen, Hausmitteilungen etc.
	Corporate Design (CD)	Aufbau eines typischen Erscheinungsbildes durch den symbolischen Einsatz aller visuellen Elemente: Farben, Schriften, Leitlinien etc. bei Visitenkarten, Anzeigen usw.
	Corporate Behaviour (CB)	Widerspruchsfreies und schlüssiges Verhalten aller Mitglieder im Innen- und Außenverhältnis durch Aufbau eines Selbstverständnisses (Unternehmens-Persönlichkeit)

Abb. 146: Corporate-Identity-Instrumente *(Quelle: Greulich/Thiele 1999, S. 161)*   713

Diese Corporate-Identity-Instrumente sollen mit dazu beitragen, dass für die jeweilige Einrichtung ein Profil gewonnen wird und dieses Profil nach innen und außen zur Identitätsbildung beiträgt. Neben diesen Zielvorstellung bzw. im Anschluss an die Umsetzung dieser Vorstellungen ist für das Krankenhaus die Öffentlichkeitsarbeit von zentraler Bedeutung für die Kommunikationspolitik. „Öffentlichkeitsarbeit/Public Relations umfasst sämtliche Maßnahmen eines Unternehmens, mit denen es bei ausgewählten Zielgruppen um Vertrauen und Verständnis wirbt." (*Bruhn* 1999, S. 237) Als Ausgangsbedingung der Öffentlichkeitsarbeit im Krankenhaus sind die Besonderheiten der Dienstleistungsarbeit in diesem Bereich zu beachten. Es gilt die Immaterialität bei der Leistungserstellung. Die Mitarbeiter im Krankenhaus, ihre Qualifikation, ihre Arbeitsbedingungen und ihre Motivation hat bei der Leistungserstellung eine zentrale Bedeutung. Die Mund-zu-Mund Information durch die Patienten und/oder durch die Mitarbeiter zu den Patienten hat Wirkungen auf das Erscheinungsbild des Krankenhauses.

714

715 Im Rahmen der Öffentlichkeitsarbeit kann getrennt werden zwischen der externen und der internen Arbeit. In der nachfolgenden Abbildung sind beispielhaft einige Aktivitäten zu beiden Aufgabenfeldern angeführt.

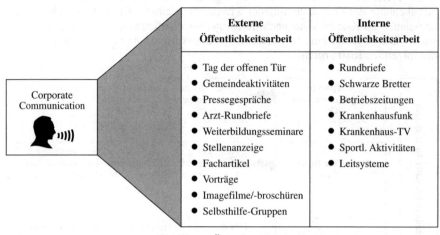

716 Abb. 147: Nach außen und innen gerichtete Öffentlichkeitsarbeit
(*Quelle: Skowronnek/Molina 1997, S. 14*)

717 Abschließend sei in der Abgrenzung zur Öffentlichkeitsarbeit auf den Bereich der Werbung eingegangen, die im Krankenhaus und in den weiteren Gesundheitsinstitutionen eine besondere Rolle auf Grund bestehender rechtlicher Beschränkungen spielt. Daneben wird es für die Krankenhäuser immer wichtiger, nach außen auf ihre Leistungen aufmerksam zu machen, um im Wettbewerb mit den anderen Leistungsanbietern bestehen zu können.

718 Nach Erörterung der rechtlichen Probleme zur Werbung von Ärzten, Kliniken und Sanatorien kommt der Rechtsanwalt *Rieger* zu folgendem Ergebnis: „Sonach ist davon auszugehen, dass ärztliche und nichtärztliche Betreiber von Kliniken und Sanatorien nicht nur durch die Ankündigung gegenüber einem unbestimmten Personenkreis in Form von Anzeigen in den Medien für ihr Angebot werben dürfen, ihnen vielmehr auch das direkte Herantreten an potenzielle Interessenten, vor allem durch Werbeprospekte und direkte Anschreiben, erlaubt sein muss. Voraussetzung hierfür ist jedoch, dass die Aufmachung der Direktwerbung sachlich gehalten ist und der Wahrheit entspricht; unsachliche und reißerische Werbung ist nach wie vor verboten." (*Rieger* 2000, S. 19 f.) In Fallbeispielen (Eintragung in öffentliche Verzeichnisse; Anzeigenwerbung; Presseberichte; Rundschreiben des Krankenhau-

ses; Tag der offenen Tür; Internetwerbung) zeigt der genannte Autor, welche Formen der Werbung zulässig sind (S. 20–22).

Im Rahmen eines Marketing-Mix können diese Instrumente in unterschiedlicher Form und Ausprägung von der Krankenhausleitung im operativen Marketing eingesetzt werden. **719**

4.7.4 Zusammenfassung

Mit Hilfe des **Marketing** wird versucht, die Unternehmensziele zu erreichen. Das Marketing-Management bietet Unterstützung für die zielorientierte Gestaltung aller marktgerichteten Unternehmensaktivitäten, um den angestrebten Zustand zu erreichen. In der Abgrenzung zum Controlling kann das Marketing als Führungskonzeption vom Markt her verstanden werden. Controlling ist dagegen die Führungskonzeption vom Ergebnis her. Aus den Besonderheiten der Dienstleistungen ergeben sich auch für das Marketing vielfältige Implikationen. Diese sind mit bei der Entwicklung einer Marketingkonzeption zu beachten. **720**

Im Rahmen des strategischen Marketing kann zur systematischen Marktbearbeitung die Marktfeldstrategie mit den Bereichen: Marktdurchdringung, Marktentwicklung, Dienstleistungsentwicklung und Diversifikation gewählt werden. In der operativen Umsetzung können die Instrumente der Leistungspolitik, der Gegenleistungspolitik, der Distributionspolitik und der Kommunikationspolitik in unterschiedlicher Form und Ausprägung zum Einsatz kommen. Abschließend ist zum Einsatz des Marketing im Krankenhaus festzuhalten, dass dieses Instrumentarium nur dann wirksam eingesetzt werden kann, wenn Unternehmensziele konkret formuliert und festgelegt worden sind (z.B. für ein Jahr) und das Marketing sich an diesen konkreten Zielen auch orientiert. Bislang dürfte es für den Krankenhaussektor noch nicht die Regel sein, das pro-aktiv agiert wird und (Jahres-)Ziele konkret formuliert werden und die Umsetzung permanent überwacht wird. **721**

Glossar

Ablauforganisation:	Die Ablauforganisation bezieht sich auf den organisatorischen Prozess der Aufgabenerfüllung im Unternehmen.
Allgemeine Krankenhäuser:	Nach der Definition des Statistischen Bundesamtes sind dies die Krankenhäuser, die über Betten in vollstationären Fachabteilungen verfügen, wobei die Betten nicht ausschließlich für psychiatrische und neurologische Patienten vorgehalten werden.
Art des Trägers:	Bei den Krankenhäusern wird zwischen Krankenhäusern in öffentlicher, in freigemeinnütziger und in privater Trägerschaft unterschieden.
Aufbauorganisation:	Mit der Aufbauorganisation wird der formale Aufbau, die Ausstattung mit Rechten und Pflichten in der Organisation umschrieben.
Aufgabenanalyse:	Ausgangspunkt aller organisatorischen Überlegungen ist die Aufgabenanalyse. Aufgaben können nach unterschiedlichen Gesichtspunkten gegliedert werden.
Aufgabensynthese:	Die Zusammenfassung von Teilaufgaben bezeichnet man als Aufgabensynthese.
Aufwand/Ertrag:	Das Netto- oder Reinvermögen eines Betriebes wird durch Aufwendungen und Erträge verändert.
Ausgaben/Einnahmen:	Der Geldvermögensbestand eines Betriebes wird durch Ausgaben und Einnahmen verändert.
Auszahlung/ Einzahlung:	Der Zahlungsmittelbestand eines Betriebes wird durch Ein- und Auszahlungen verändert.
Baurecht:	Das öffentliche Baurecht regelt Fragen zum Einfügen eines Bauvorhabens in die örtliche Umgebung sowie Fragen zu baugestalterischen und zu baukonstruktiven Anforderungen.

Glossar

Betriebliches Rechnungswesen: Mit dem Begriff „Betriebliches Rechnungswesen" werden alle Verfahren umschrieben, die dazu dienen, das betriebliche Geschehen zahlenmäßig abzubilden. Danach kann die Planung, Kontrolle und Steuerung des Betriebes erfolgen.

Bilanz: Die Bilanz ist eine Vermögenszusammenstellung des Betriebes. Sie wird stichtagsbezogen (z.B. 31.12.) aufgestellt. Getrennt wird zwischen der Aktiv- und der Passiv-Seite.

Controlling: Controlling kann als ein mehrdimensionaler Begriff verstanden werden. Im weiteren Sinne kann es als eine ziel-, zukunfts- und serviceorientierte Denkhaltung der Unternehmensführung verstanden werden. Im engeren Sinne ist es ein Subsystem der strategischen und operativen Unternehmensführung mit Servicecharakter.

Diversifikation: Die Strategie der Diversifikation zielt darauf ab, das bisherige Leistungsprogramm zu überprüfen und möglicherweise auszuweiten, um mit neuen Angeboten in neuen Märkten präsent zu sein. Bei der horizontalen Diversifikation erfolgen Leistungsneuentwicklungen auf der gleichen Wirtschaftsstufe. Die vertikale Diversifikation zielt auf vor- und nachgelagerte Wirtschaftsstufen ab. Von der lateralen Diversifikation wird ausgegangen, wenn keine oder nur eine lockere Verbindung zu den bisherigen Märkten besteht.

Eigenbetrieb: Rechtsform ohne eigene Rechtspersönlichkeit. Betriebe in dieser Rechtsform sind wirtschaftlich selbstständig, aber rechtlich unselbstständig.

Einzelwirtschaftstheorie der Institutionen: Der Ansatz der Einzelwirtschaftstheorie der Institutionen ist von *Dieter Schneider* (Bochum) erarbeitet worden. Ausgangspunkt für seine wirtschaftlichen Überlegungen ist die Einkommensunsicherheit der Menschen. Diese Einkommensunsicherheit kann durch die Bildung von Institutionen reduziert werden. Der weite Begriff der Institutionen bezieht sich auf Regel- und Handlungssysteme. Einzelwirtschaften wie Betriebe tragen mit ihren Regel- und Handlungssystemen dazu bei, dass Menschen ihre Einkommensunsicherheit reduzieren können.

Glossar

Entscheidungs- orientierter Ansatz:	Ein mit dem Namen *Edmund Heinen* (München) verbundener Ansatz, der die betrieblichen Entscheidungen/ die Entscheidungssituationen in den Mittelpunkt seiner Betrachtung stellt.
Entscheidungsrechte:	In den Unternehmen ist auch die Frage zu klären, wer mit welchen Kompetenzen ausgestattet wird. Entscheidungsrechte sind zu verteilen.
Externer Faktor:	Bezeichnung für den Abnehmer einer Dienstleistung. Im Gegensatz zu den internen Produktionsfaktoren entzieht sich der externe Faktor der autonomen Disponierbarkeit durch den Produzenten.
Externes Rechnungswesen:	Das externe Rechnungswesen umfasst die Daten der Finanzbuchhaltung mit dem Jahresabschluss.
Faktortheoretischer Ansatz:	Ansatz der Betriebswirtschaftslehre, der mit dem Namen *Erich Gutenberg* (Köln) verbunden wird. Für *Gutenberg* stand die Produktivitätsbeziehung, der Einsatz von Mensch und Maschine zur Erzielung eines optimalen Ertrages im Mittelpunkt seiner Überlegungen.
Freigemeinnützige Träger:	Damit werden die Einrichtungen umschrieben, die ideelle Zwecke verfolgen und im Sinne der Abgabenordnung als gemeinnützig anerkannt sind.
Frühwarnsystem:	Als Frühwarnsysteme bezeichnet man spezifische Informationssysteme. Deren Aufgabe besteht darin, durch Informationen rechtzeitig auf Ereignisse aufmerksam zu machen, die mit hoher Wahrscheinlichkeit auf die Entwicklung des Unternehmens Einfluss nehmen können.
Gewinn- und Verlustrechnung:	Die Gewinn- und Verlustrechnung gibt Auskunft über den Periodenerfolg (z.B. 1.1. bis 31.12.) eines Betriebes nach Art, Höhe und Quelle. Sie ist eine zeitraumbezogene Rechnung.
Güter, meritorische:	Mit diesem Begriff werden diejenigen Güter umschrieben, die nach Eingriff in die Konsumentensouveränität durch den Staat bereit gestellt werden, weil es bei einer privatwirtschaftlichen Regelung zu einer allgemein nicht akzeptablen Versorgung der Bevölkerung kommen würde.

Glossar

Hill-Burton-Formel:	Nach der Hill-Burton-Formel wurde in der Vergangenheit die in einem Bundesland für erforderlich gehaltene Krankenhausbettenzahl errechnet. Sie setzt sich aus den Komponenten Einwohnerzahl, Krankenhaushäufigkeit, Verweildauer und Nutzungsgrad der Betten zusammen.
Interne Budgetierung:	Das externe Budget einer Unternehmung wird in interne Budgets umgewandet. Die Interne Budgetierung ist ein betriebswirtschaftliches Planungs- und Kontrollinstrument. Die einzelnen Budgets werden auf organisatorische Teileinheiten aufgeteilt.
Interne Revision:	Aufgabe der Internen Revision ist es, die Korrektheit von Prozessen und die Einhaltung von Zielen zu überwachen. **Kennzahlen:** Um die wirtschaftliche Situation eines Unternehmens beurteilen zu können, kann auf betriebswirtschaftliche Kennzahlen zurückgegriffen werden. Diese Kennzahlen stellen aggregierte wirtschaftliche Daten dar und werden nach bestimmten Kriterien gebildet.
Internes Rechnungswesen:	Das interne Rechnungswesen umfasst den betrieblichen Leistungsprozess mit der Kosten- und Leistungsrechnung.
Konkurrentenanalyse:	Ein Unternehmen hat im Rahmen einer Wettbewerbsstrategie eine Konkurrentenanalyse durchzuführen mit dem Ziel, die eigenen Fähigkeiten gegenüber den Konkurrenten zu maximieren. Die Ziele für die Zukunft, Annahmen, gegenwärtige Strategie und Fähigkeiten sind die vier Elemente der Konkurrentenanalyse.
Kontenrahmen:	In Anlage 4 zur KHBV ist der Kontenrahmen für die Krankenhäuser geregelt. Die einzelnen Konten des Krankenhauses lassen sich nach dem Kontenrahmen den Kontenklassen 0 bis 8 zuordnen.
Kooperation:	Mit dem Begriff der Kooperation wird die Zusammenarbeit mit anderen Einrichtungen umschrieben.
Kosten/Leistungen:	Im Rahmen der betrieblichen Leistungserstellung werden die Leistungen mengenmäßig erfasst. Die anschließende Bewertung dieser Leistungen spiegelt die Kosten eines Betriebes wieder.

Kostenartenrechnung:	In der Kostenartenrechnung werden alle anfallenden Kosten im Betrieb systematisch gegliedert.
Kostenstellenrechnung:	In der Kostenstellenrechnung werden die Kostenarten den einzelnen Kostenstellen zugeordnet.
Kostenträgerrechnung:	Die Kostenträgerrechnung gibt Auskunft darüber, welche Kosten für den einzelnen Kostenträger (z.B. Patient) im Rahmen des Behandlungsprozesses angefallen sind.
Krankenhaus-Buchführungsverordnung (KHBV):	Die rechtlichen Bestimmungen zur Buchführungspflicht der Krankenhäuser sind in der Krankenhaus-Buchführungsverordnung geregelt.
Krankenhausfinanzierung:	In der dualen Krankenhausfinanzierung werden die Betriebskosten von den Krankenkassen finanziert und die Investitionskosten von den Ländern.
Krankenhausfinanzierungsgesetz:	Das Krankenhausfinanzierungsgesetz kann als die rechtliche Grundlage („das Grundgesetz") für die Krankenhauswirtschaft angesehen werden.
Krankenhausleistungen:	Krankenhausleistungen nach § 2 Abs. 1 Bundespflegesatzverordnung umfassen insbesondere ärztliche Behandlung, Krankenpflege, Versorgung mit Arznei-, Heil- und Hilfsmittel, die für die Versorgung im Krankenhaus notwendig sind, sowie Unterkunft und Verpflegung.
Management und Leadership:	Nach *Hinterhuber/Krauthammer* liegt der Unterschied zwischen den Begriffen im Zeithorizont. Management bezieht sich auf den „Nahbereich" und heißt konkrete Ziele vereinbaren. Leadership bezieht sich auf das Kommende. Es besteht in der Auseinandersetzung mit den drei Säulen: a) wer führen will, muss Visionen haben, b) er muss Vorbild sein und c) er muss Werte schaffen.
Marketing:	Mit dem Begriff des Marketing werden alle Aktivitäten des Unternehmens umschrieben, die sich auf aktuelle und potenzielle Märkte beziehen. Mit diesen Aktivitäten sollen die Bedürfnisse der Kunden befriedigt werden um letztlich die Unternehmensziele zu erreichen.

Glossar

Marketinginstrumente: Marketinginstrumente wie z.B. die Leistungspolitik, die Kommunikationspolitik werden eingesetzt, um die Marketingziele zu erreichen.

Marketingkonzeption: Eine Marketingkonzeption besteht aus den Unternehmenszielen, den Marketingstrategien und den Marketinginstrumenten.

Marketing-Management: Das Marketing-Management bemüht sich um die zielorientierte Gestaltung aller marktgerichteten Unternehmensaktivitäten.

Marketingmix: Als Marketingmix bezeichnet man den Einsatz der Marketing-instrumente in unterschiedlicher Form und Ausprägung.

Morbiditätsorientierte Krankenhausplanung: Die morbiditätsorientierte Krankenhausplanung wurde erstmals im *Stadtstaat Hamburg* angewandt. Bei der Planung der Bettenzahlen wurden auch die Krankheitsdaten der Bevölkerung mit berücksichtigt.

Nicht-Markt-Struktur: In der Gesundheitsökonomie wird beim Gesundheitsmarkt von einer Nicht-Markt-Struktur ausgegangen. Die Nachfragefunktion teilt sich in drei Bereiche auf: für den Patienten trifft der Arzt (Sachwalter) die Nachfrageentscheidung nach Gesundheitsleistungen, der Patient konsumiert die Leistungen und die Krankenkasse zahlt die Leistungen.

Öffentliche Betriebswirtschaftslehre: Gegenstand der Öffentlichen Betriebswirtschaftslehre ist der Betrieb im öffentlichen Sektor. Zwischen drei Betriebstypen trennt die Öffentliche Betriebswirtschaftslehre: die Öffentliche Verwaltung, die Öffentlichen Unternehmen sowie die Non-profit-Organisationen.

Öffentliche Träger: Einrichtungen, die sich in der Trägerschaft von Öffentlichen Gebiets- oder Personenkörperschaften befinden. Öffentliche Gebietskörperschaften sind Bund, Länder und Gemeinden.

Operatives Controlling: Ziel des operativen Controllings ist die kurzfristige Sicherung der Wirtschaftlichkeit des Unternehmens.

Organisationsbegriff:	In der Betriebswirtschaft kann zwischen einem instrumentellen und einem institutionellen Organisationsbegriff getrennt werden. Ersterer sieht die Organisation als Führungsinstrument. Der andere Begriff sieht die Organisation aus der Perspektive des Gesamtsystems.
Organisationsproblem:	Aus der Sicht bestimmter Autoren (*Picot/Dietl/Franck*) besteht das Organisationsproblem in Unternehmen in Koordinations- und Motivationsproblemen.
Organisationsstruktur:	Damit werden die gesamten organisatorischen Regeln eines Unternehmens bezeichnet, die von ihm selbst geschaffen werden.
Personalbedarfsplanung, qualitativ:	Die Ermittlung derjenigen Kenntnisse, Fähigkeiten und Verhaltensweisen des Personals für die Zukunft ist Gegenstand der qualitativen Personalbedarfsplanung.
Personalbedarfsplanung, quantitativ:	Im Rahmen der quantitativen Personalbedarfsplanung soll diejenige Personalmenge ermittelt werden, die erforderlich ist, um das geplante Leistungsprogramm zu bewältigen.
Personalbeschaffungsplanung:	Die Personalbeschaffungsplanung zielt darauf ab, geeignetes Personal rechtzeitig zur Erfüllung der Aufgaben bereitzuhalten.
Personalinformationssystem:	Informationen aus den Bereichen der Arbeitsmarkt-, der Personal- und der Arbeitsforschung sowie der Organisationsforschung werden im Personalinformationssystem gespeichert und verarbeitet.
Personalwirtschaft:	Personalwirtschaft zielt darauf ab, den Einsatz des Personals so zu organisieren, das eine Verschwendung der Ressource Personal nicht stattfindet.
Personalzuweisung:	Bei der Personalzuweisung ist zu prüfen, ob die Anforderungen der Stelle mit den Kenntnissen und Fähigkeiten des Kandidaten für die Stelle übereinstimmen. Daneben ist darauf zu achten, welche sozialen Nebenbedingungen mit der Stellenbesetzung durch den Kandidaten verbunden sind.
Personenbezogene soziale Dienstleistungen:	Der Bereich der personenbezogenen Dienstleistungen, deren Leistungserbringung durch qualifiziertes Fachpersonal aus dem sozialen Bereich erfolgt.

Glossar

Pflegebedürftigkeit, Stufen der Pflegebedürftigkeit: Der Begriff der Pflegebedürftigkeit ist in § 14 SGB XI formuliert worden. Die Stufen der Pflegebedürftigkeit erheben sich aus § 15 SGB XI.

Pflege-Controlling: Das Pflege-Controlling (operatives und strategisches Pflege-Controlling) dient der Unterstützung des Pflegemanagements in der Unternehmenssteuerung der pflegerischen Arbeiten im Krankenhaus.

Pflegewirtschaftslehre: Teilgebiet der Besonderen Betriebswirtschaftslehre. Gegenstand der Pflegewirtschaftslehre sind die Institutionen, in denen qualifizierte Pflege erbracht wird.

Planbetten: Planbetten sind die im Krankenhausplan eines Bundeslandes einem Krankenhaus zugewiesenen Betten.

Plankrankenhäuser: Krankenhäuser, die in den Krankenhausplan eines Landes aufgenommen sind.

Portfolio-Analyse: Die Fachabteilungen eines Krankenhauses können als strategische Geschäftseinheiten aufgefasst werden. Im Rahmen der Portfolio-Analyse können die Chancen und Risiken dieser Geschäftseinheiten durch ein System von bestimmten Faktoren (z.B. Marktwachstum, Marktanteil) geordnet werden.

Privatwirtschaftliche Träger: Diese Einrichtungen verfolgen mit der Leistungserbringung erwerbswirtschaftliche Zwecke.

Produkt der Pflegeinstitutionen: Das Produkt der Pflegeinstitutionen, die pflegerischen Leistungen, können nicht direkt, sondern nur über Indikatoren beschrieben werden. Als solche Indikatoren gelten z.B. der Behandlungsfall, die Menge des eingesetzten Personals. Häufig wird mit Inputfaktoren der eigentliche „Output" beschrieben.

Prozesskostenrechnung: Mit Hilfe der Prozesskostenrechnung sollen die anfallenden Gemeinkosten verursachungsgerechter den einzelnen Prozessen (z.B. Behandlungsablauf) zugeordnet werden.

Regiebetrieb: Rechtsform ohne eigene Rechtspersönlichkeit. Betriebe in dieser Rechtsform sind organisatorisch, wirtschaftlich und rechtlich unselbstständig.

Glossar

Sachwalter:	In der Gesundheitsökonomie wird mit diesem Begriff das besondere Beziehungs- und Vertrauensverhältnis des Patienten zur Entscheidung des Arztes ausgedrückt. Der Arzt ist Sachwalter des Patienten.
Sicherstellungsauftrag:	Der Staat hat nach § 1 KHG den Sicherstellungsauftrag, d.h. er hat zu gewährleisten, dass für die Bevölkerung eine ausreichende Versorgung mit Krankenhausleistungen vorhanden ist.
Spezialisierung:	Eine mögliche Krankenhausstrategie kann in der Spezialisierung bestehen. Hier geht es dann darum, sich auf eine bestimmte Aufgabe zu konzentrieren.
Stelle:	Die kleinste organisatorische Einheit ist die Stelle. Auf dieser Stelle sind bestimmte Aufgaben wahrzunehmen.
Strategische Planung:	Im Rahmen der strategischen Planung werden für das Unternehmen Ziele formuliert und festgelegt und im nächsten Schritt auch festgelegt, wie diese Ziele zu erreichen sind.
Strategisches Controlling:	Ziel des strategischen Controllings ist die Ermittlung der Erfolgspotenziale des Unternehmens und damit verbunden die langfristige Existenzsicherung des Unternehmens.
Systemorientierter Ansatz:	*Hans Ulrich* (St. Gallen) hat bei der Ausarbeitung dieses Ansatzes auf die Systemtheorie zurückgegriffen. Der Betrieb wird als System betrachtet.
Szenario-Technik:	Zur Abschätzung der langfristigen Entwicklung kann sich die Unternehmensführung der Szenario-Technik bedienen. Mit Szenarien werden mögliche Zukunftsbilder in der Spanne von besten bis schlechtesten Erwartungen einer Unternehmung gezeichnet.
Unternehmerische Arbeitsforschung:	Die menschliche Arbeit im Unternehmen mit ihren spezifischen Bedingungen ist Gegenstand der unternehmerischen Arbeitsforschung.
Unternehmerische Arbeitsmarktforschung:	Die Exploration des unternehmerischen Arbeitsmarktes ist Ziel der unternehmerischen Arbeitsmarktforschung.
Unternehmerische Personalforschung:	Mit Hilfe der unternehmerischen Personalforschung sollen alle erhebbaren und zulässigen Daten über das Personal zusammen getragen werden.

Glossar

Versorgungsauftrag:	Eine Legaldefinition hierzu besteht nicht. Der Versorgungsauftrag im Sinne der Bundespflegesatzverordnung ergibt sich für ein Krankenhaus aus den Festsetzungen im Landeskrankenhausplan.
Versorgungsgebiete:	Den Krankenhäusern wird bei der Krankenhausplanung ein bestimmtes Aufgabenspektrum zugewiesen. Beim Leistungsstufensystem wird getrennt zwischen Krankenhäusern der Grundversorgung, der Regelversorgung, der Zentralversorgung und der Maximalversorgung.
Vertrauen:	Vertrauen ist aus ökonomischer Perspektive ein Mechanismus, um unsichere Erwartungen zu stabilisieren.
Wahlleistungen:	Nach § 22 Bundespflegesatzverordnung zählen zu den Wahlleistungen die wahlärztlichen Leistungen und die nichtärztlichen Wahlleistungen.
Weisungsrechte:	Nach der Verteilung der Aufgaben, der Verteilung der Entscheidungsrechte ist die Frage zu klären, wer darf wem welche Weisungen erteilen. Dies kann im Rahmen der Einlinienorganisation so erfolgen, dass nur der unmittelbar Vorgesetzte der nachgeordneten Kraft Weisungen erteilen kann. Bei der Mehrlinieorganisation erhält die nachgeordnete Kraft von mehreren fachlich spezialisierten Vorgesetzten ihre Weisungen.
Zugelassene Krankenhäuser:	Zugelassene Krankenhäuser sind die nach § 108 SGB V erwähnten Krankenhäuser: Hochschulkliniken; Krankenhäuser, die in den Krankenhausplan eines Landes aufgenommen wurden; Krankenhäuser, die einen Versorgungsvertrag abgeschlossen haben.

Literatur

Adam, H./ Henke, K. D.: Ökonomische Grundlagen der gesetzlichen Krankenversicherung, in: *Schulin, B.* (Hrsg.): Handbuch des Sozialversicherungsrechts. Band 1: Krankenversicherungsrecht, München 1994, S. 113 ff.

Alber, J./ Schölkopf, M.: Seniorenpolitik, Amsterdam 1999.

Badelt, C./ Österle, A.: Grundzüge der Sozialpolitik. Allgemeiner Teil: Sozialökonomische Grundlagen, Wien 1998.

Bauer, R.: Personenbezogene soziale Dienstleistungen, Wiesbaden 2001.

Betriebswirtschaftliches Institut der Bauindustrie (Hrsg.): Bau-Wirtschaftliche Informationen, Düsseldorf 1998.

Bleicher, K.: Betriebswirtschaftslehre – Disziplinäre Lehre vom Wirtschaften in und zwischen Betrieben oder interdisziplinäre Wissenschaft vom Management?, in: *Wunderer, R.* (Hrsg.): BWL als Management- und Führungslehre, Stuttgart 1995, S. 91ff.

Bleicher, K.: Das Konzept Integriertes Management, Frankfurt a. M./New York 1996.

Bofinger, W.: Verordnung über die Rechnungs- und Buchführungspflichten von Krankenhäusern (Krankenhaus-Buchführungsverordnung – KHBV. Kommentar.), in: *Dietz, O./W. Bofinger* (Hrsg.): Krankenhausfinanzierungsgesetz, Bundespflegesatzverordnung und Folgerecht. Kommentare, Bd. 2., Wiesbaden 1999, S. 45 ff.

Bofinger, W./ Dörfeldt, D.: Personalbedarf im Krankenhaus, Arbeitshandbuch, Wiesbaden 2001.

Braun, G.: Konzept des integrierten Krankenhausmanagements, Führung + Organisation 1/1998, S. 23 ff.

Brede, H.: Grundzüge der Öffentlichen Betriebswirtschaftslehre, München 2001.

Breyer, F./Zweifel, P.: Gesundheitsökonomie, Berlin/Heidelberg/New York 1997.

Bruckenberger, E.: Dauerpatient Krankenhaus, Freiburg 1998.

Bruckenberger, E.: Gedeckelte monistische Krankenhausfinanzierung oder monistische Mittelverteilung?, Krankenhausumschau 1994, S. 841 ff.

Bruckschen, K.-H.: Der Einfluß leitender Ärzte auf den technologischen Fortschritt im Krankenhaus, München/Mering 1995.

Bruhn, M.: Marketing. Grundlagen für Studium und Praxis, Wiesbaden 1999.

Bundesministerium für Arbeit und Sozialordnung (Hrsg.): Bericht über die Entwicklung der Pflegeversicherung, Bonn 1998.

Bundesministerium für Arbeit und Sozialordnung (Hrsg.): Zur Situation und Entwicklung der Pflegeberufe in der Bundesrepublik Deutschland. IAB-Projekt 4-419V „Arbeitsmarkt für Pflegeberufe" [Hans Dietrich] 1994.

Bundesministerium für Gesundheit (Hrsg.): Wirkungen der Pflegeversicherung. Schriftenreihe des Bundesministeriums für Gesundheit – Band 127, Bonn 2000.

Bundessteuerblatt 1997. Teil I: AfA-Tabelle für allgemein verwendbare Anlagegüte, S. 376–393.

Büssing, A. (Hrsg.): Von der funktionalen zur ganzheitlichen Pflege, Göttingen 1997.

Büssing, A./Eisenhofer, J./ Glaser, J./Natour, N./Theis, U.: Psychischer Stress und Burnout in der Krankenpflege. Untersuchungen zum Einfluss von Anforderungen, Hindernissen und Spielräumen. (Bericht Nr. 21 aus dem Lehrstuhl für Psychologie), München 1995.

Coenenberg, A. G.: Kostenrechnung und Kostenanalyse, 2. Aufl., Landsberg 1993.

Corsten, H.: Dienstleistungsmanagement, München/Wien 1997.

Deutsche Krankenhausgesellschaft (Hrsg.): Grundsätze und Hinweise der DKG zur Internen Budgetierung, Düsseldorf 1995.

Deutsche Krankenhausgesellschaft (Hrsg.): Hinweise der DKG zum Rechnungswesen der Krankenhäuser, Düsseldorf 1992.

Deutsche Krankenhausgesellschaft (Hrsg.): Zahlen, Daten, Fakten '98, Düsseldorf 1998.

Dietrich, H.: Pflege als Beruf, in: Materialien aus der Arbeitsmarkt- und Berufsforschung, Nr. 1, Nürnberg 1995.

Dietrich, H./Stooß, F. (Hrsg.): Wege zur Verbesserung des Ansehens von Pflegeberufen. Zwei Studien zum Problembereich ([BeitrAB 180], Nürnberg 1994.

Dietz, O./Bofinger, W.: Krankenhausfinanzierungsgesetz, Bundespflegesatzverordnung und Folgerecht. Kommentar, Bd. 1, Wiesbaden 1997.

DIN 13080: Gliederung des Krankenhauses in Funktionsbereiche und Funktionsstellen (Juni 1987)

DIN 13080. Beiblatt 2: Gliederung des Krankenhauses in Funktionsbereiche und Funktionsstellen (Oktober 1999)

DIN 277: Grundflächen und Rauminhalte von Bauwerken im Hochbau. Teil 1 (Juni 1987)

DIN 277: Grundflächen und Rauminhalte von Bauwerken im Hochbau. Teil 2 (Juni 1987)

Dumm, H. J.: Personalwirtschaftslehre, 2. Aufl., Berlin/Heidelberg/New York 2002.

Edling, H.: Der Staat in der Wirtschaft, München 2001.

Eichhorn, P. (Hrsg.): Verwaltungslexikon, 2. Aufl., Baden-Baden 1991.

Eichhorn, S. (Hrsg.): Handbuch Krankenhaus-Rechnungswesen, 2. Aufl., Wiesbaden 1988.

Elkeles, T.: Arbeitsorganisation in der Krankenpflege – Zur Kritik der Funktionspflege, Frankfurt a.M. 1991.

Gerste, B./Monka, M.: Die Pflege-Personalregelung 1993–1995: Vom Pflegenotstands- zum Leistungsindikator für den stationären Bereich, in: *Arnold, M./ Paffrath, D.* (Hrsg.): Krankenhaus-Report `96, Stuttgart u.a. 1996, S. 155–170.

Gerste, B./Rehbein, L.: Der Pflegemarkt in Deutschland, Bonn 1998.

Greulich, A.: Neue Bundespflegesatzverordnung 1995. Erstellung einer LKA, in: *Greulich, A./Hothum, H./ Thiele, G.* (Hrsg.): Fallstudien zur Krankenhausbetriebswirtschaftslehre. Heidelberg 1997, S. 9–59.

Greulich, A./Thiele, G.: Marketing im Krankenhaus, in: *Greulich, A./Thiele, G.* (Hrsg.): Fallstudien zur Krankenhausbetriebswirtschaftslehre. Teil III, Heidelberg 1999, S. 137–162.

Griep, H./Renn, H.: Pflegesozialrecht, Bd. 1 und 2, Freiburg im Breisgau 2000.

Gronemann, J.: „Besonderheiten des Jahresabschlusses für Krankenhäuser in der Rechtsform der GmbH." In: *Eichhorn, S.* (Hrsg.): Handbuch Krankenhaus Rechnungswesen: Grundlagen – Verfahren – Anwendungen, Wiesbaden 1988, S. 215–255.

Haubrock, M.: Grundsätzliche Überlegungen zur Materialwirtschaft, in: *Haubrock, M./Peters, S./Schär, W.* (Hrsg.): Betriebswirtschaft und Management im Krankenhaus, Berlin/Wiesbaden 1997, S. 116–124.

Haubrock, M./Meiners, N./Albers, F.: Krankenhaus-Marketing, Stuttgart/Berlin/ Köln, 1998.

Literatur

Haubrock, M./Peters, S./Schär, W. (Hrsg.): Betriebswirtschaft und Management im Krankenhaus, Berlin/Wiesbaden 1997.

Heinen, E.: Industriebetriebslehre, Wiesbaden 1976.

Henke, K. D.: Die Finanzierung von Gesundheitsleistungen, in: *Andersen, H. H./ Henke, K. D./v.d. Schulenburg, J. M.* (Hrsg.): Basiswissen Gesundheitsökonomie, Bd. 1, einführende Texte, Berlin 1992, S. 135–152.

Henke, K. D.: Die Kosten der Gesundheit und ihre Finanzierung, Zeitschrift für die gesamte Versicherungswissenschaft, 1993, S. 97–122.

Hentze, J./Kehres, E.: Kosten- und Leistungsrechnung in Krankenhäusern, Stuttgart/Berlin/Köln 1996.

Herder-Dorneich, P.: Sozialökonomik, Baden-Baden 1994.

Hinterhuber, H. H./Krauthammer, E.: Leadership – mehr als Management, Wiesbaden 1997.

Höflacher, S.: Die Einzelwirtschaftstheorie der Institutionen als Grundlage für eine ökonomische Theorie der Nonprofit-Unternehmung, Hauswirtschaft und Wissenschaft, 1/1999, S. 3 ff.

Holzmüller, H. H./D. Scharitzer: Marketing für Gesundheitsorganisationen, in: *Heimerl-Wagner, P./C. Köck* (Hrsg.): Management in Gesundheitsorganisationen, Wien 1996, S. 339–376.

Hopfenbeck, W.: Allgemeine Betriebswirts- und Managementlehre, Landsberg 2000.

Horak, C.: Controlling in Nonprofit-Organisationen, Wiesbaden 1995.

I+G Gesundheitsforschung GmbH & Co, BASYS GmbH (Hrsg.): Zukunfts-Orientierte Praxisstudie für die Krankenhausplanung in Nordrhein-Westfalen, Augsburg/München 2000.

Jacobi, H.-F.: Neuorientierung indirekter Funktionen, in: *Bullinger, H.-J./Warnecke, H. J.* (Hrsg.): Neue Organisationsformen im Unternehmen, Berlin/Heidelberg/New York 1996, S. 499 ff.

Jung, H.: Allgemeine Betriebswirtschaftslehre, München/Wien 2001.

Kalbitzer, M.: Pflege-Controlling, in: *Fischer, H.* u.a.: Management Handbuch Krankenhaus, Beitrag 2055, Heidelberg 1998.

Katholischer Krankenhausverband Deutschlands (Hrsg.): Pflegequalität und Pflegeleistungen I. Zwischenbericht zur ersten Phase des Projektes „Entwicklung und

Erprobung eines Modells zur Planung und Darstellung von Pflegequalität und Pflegeleistungen", Freiburg/Köln 2001.

Keun, F.: Einführung in die Krankenhaus-Kostenrechnung, Wiesbaden 1999.

Knorr, K. E./Klaßmann, R.: Steuern, frei-gemeinnützige Trägerschaft, in: *Fischer, H.* u.a. (Hrsg.): Managementhandbuch Krankenhaus, Beitrag 2540, Heidelberg 2000.

Knorr, K-E./Wernick, J.: Rechtsformen der Krankenhäuser, Düsseldorf 1991.

Küpper, H.-U.: Beschaffung, in: *Bitz/Dellmann/Domsch/Egner* (Hrsg.): Vahlens Kompendium der Betriebswirtschaftslehre, Bd. 1, 3. Auflage, München 1993, S. 203–262.

Kunze, H./Kaltenbach, L. (Hrsg.): Psychiatrie-Personalverordnung – Psych-PV, Berlin 1992.

Landau, K. (Hrsg.): Arbeitsbedingungen im Krankenhaus und Heim, München 1991.

Landau, K./Stübler, E. (Hrsg.): Die Arbeit im Dienstleistungsbetrieb, Stuttgart 1992.

Lange, F.: Formeln und Berechnungen für Pflegedienstleitungen, Melsungen 1997.

Lebok, U.: Die Auswirkungen der demographischen Entwicklungen in Deutschland, Berlin 2000.

Lenzen, H.: Kriterien für die Beurteilung der Wirtschaftlichkeit von Krankenhäusern, Thun/Frankfurt a. M. 1986.

Limacher, H.: Krankenhaus-Bauplanung, Zürich 1992.

Meffert, H.: Marketing, Wiesbaden. 2000.

Meffert, H.: Marketing Management. Analyse, Strategie, Implementierung, Wiesbaden 1994.

Meffert, H./Bruhn, M.: Dienstleistungsmarketing, Wiesbaden 2000.

Mohr, F./Kröger, J.: Grundlagen der Personalbedarfsermittlung im Krankenhaus, Düsseldorf 1993.

Moos, G.: Der Arbeitsmarkt für Pflegeberufe, Bayreuth 1995.

Morra, F.: Wirkungsorientiertes Krankenhausmanagement, Bern/Stuttgart/Wien 1995.

Müller, M.: Personal-Management im „Unternehmen" Krankenhaus, Wien 1996.

Murken, A. H.: Krankenhausgeschichte, in: *Fischer,* H. u.a. (Hrsg.) Management Handbuch Krankenhaus, Beitrag 1480, Heidelberg 1995.

Neubauer, G.: Anforderungen an ein leistungsorientiertes Krankenhausentgeltsystem, Das Krankenhaus, 2000, S. 163–167.

Neubauer, G.: Kriterien zur Bewertung und Auswahl eines Krankenhaus-Vergütungssystems, Das Krankenhaus, 1998, S. 578–581.

Neubauer, G./Demmler, G.: Leistungssteuerung im Krankenhaus, Landsberg/ München/Zürich 1989.

o.V.: Allgemeinpflege. Arbeitshilfe für die Planung und Beurteilung von Pflegeeinheiten, in: Die Bauverwaltung, 1994, S. 390–392.

Oeldorf, G./Olfert, K.: Materialwirtschaft, 7. Aufl., Ludwigshafen 1995.

Ottnad, A./Wahl, S./Miegel, M.: Zwischen Markt und Mildtätigkeit, München 2000.

Pantenburg, S.: Marketingstrategien freigemeinnütziger Unternehmen im Altenhilfesektor, Baden-Baden 1996.

Patt, C.: Die strategische Planung als Komponente eines Controllingsystems im Krankenhaus, Frankfurt u. a. 1996.

Petersen, H.-G.: Sozialökonomik, Stuttgart/Berlin/Köln 1989.

Pfaff, H.: Einführung der Pflegestatistik, in: Wirtschaft und Statistik, 7/2000, S. 516 ff.

Picot, A.: Informationswirtschaft, in: *Heinen, E.* (Hrsg.): Industriebetriebslehre, 9. Aufl., Wiesbaden 1991.

Picot, A./Dietl, H./Franck, E.: Organisation. Eine ökonomische Perspektive, Stuttgart 1997.

Porter, M. E.: Wettbewerbsstrategie, Frankfurt a. M 1995.

Quaas, M.: Der Versorgungsauftrag des Krankenhauses – Inhalt und Grenzen der gesetzlichen und vertraglichen Leistungsverpflichtungen, in: Medizinrecht 1995, S. 54 ff.

Raffée, H.: Gegenstand, Methoden und Konzepte der Betriebswirtschaftslehre, in: *Bitz, M./Dellmann, K./Domsch, M./Egner, H.* (Hrsg.): Vahlens Kompendium der Betriebswirtschaftslehre, Bd. 1, München 1993, S. 1 ff.

Raffée, H./Fritz, W./Wiedmann, K. P.: Marketing für öffentliche Betriebe, Stuttgart/ Berlin/Köln 1994.

Rauschenbach, T./Schilling, M.: Soziale Dienste, in: *Böttcher, W./Klemm, K./ Rauschenbach, T.* (Hrsg.): Bildung und Soziales in Zahlen, Weinheim/München 2001.

Reichard, C.: Interdependenzen zwischen Öffentlicher Betriebswirtschaftslehre und Public Management, in: *Bräunig, D./Greiling, D.*(Hrsg.): Stand und Perspektiven der Öffentlichen Betriebswirtschaftslehre, Baden-Baden 1999, S. 47 ff.

Rieger, H.-J.: Werbung von Ärzten, Kliniken und Sanatorien, in *Fischer, H.* u.a.: Management Handbuch Krankenhaus, Beitrag 2830, Heidelberg 2000.

Ripperger, T.: Ökonomik des Vertrauens, Tübingen 1998.

Robbers, J.: Versorgungsauftrag, in: *Deutsche Krankenhaus Verlagsgesellschaft mbH* (Hrsg.): Düsseldorfer Kommentar zur BPflV, Düsseldorf 1995, S. 49ff.

Robert Bosch Stiftung (Hrsg.): Krankenhausfinanzierung in Selbstverwaltung. Kommissionsbericht, Gerlingen 1987.

Robert Bosch Stiftung (Hrsg.): Pflegewissenschaft. Grundlagen für Lehre, Forschung und Praxis, Gerlingen 1996.

Rückert, W.: Die pflegerische Versorgung nach dem SGB XI – eine erste Bestandsaufnahme, in: *Naegele, G./Schütz, H.* (Hrsg.): Soziale Gerontologie und Sozialpolitik für ältere Menschen, Opladen/Wiesbaden 1999.

Sachverständigenrat für die Konzertierte Aktion im Gesundheitswesen: Gesundheitsversorgung und Krankenversicherung 2000. Sondergutachten, Baden-Baden 1995.

Schauer, R.: Rechnungswesen für Nonprofit-Organisationen, Bern/Stuttgart/Wien 2000.

Schlotterbeck, K./v. Arnim, A.: Landesbauordnung für Baden-Württemberg (LBO), Stuttgart u.a. 1997.

Schneider, D.: Allgemeine Betriebswirtschaftslehre, 3. Aufl., München/Wien 1994.

Schneider, D.: Betriebswirtschaftslehre. Bd. 1, Grundlagen, 2. Aufl., München 1995.

Schöning, B./Luithlen, E./Scheinert, H.: Pflege-Personalverordnung, Dresden 1993.

Schreyögg, G.: Organisation, Wiesbaden 1996.

Schwab Marketing GmbH: Krankenhaus-Bauprojekte, München 1995.

Schwan, R.: Organisationskonfiguration und interne Arbeitsmärkte, Maastricht 1993.

Skowronnek, O./A. V. Molina: Corporate Identity im Rahmen eines prozessorientierten Krankenhaus-Marketing, in: *Fischer, H.* u.a (Hrsg): Management Handbuch Krankenhaus, Beitrag 665, Heidelberg 1997.

Söfker, W.: Baugesetzbuch. Textausgabe mit ausführlichem Sachverzeichnis und einer Einführung, München 1999.

Sozialministerium Baden-Württemberg (Hrsg.): Krankenhausplan 2000 Baden-Württemberg. Rahmenplanung. Teil 1: Grundlagen-Verfahren-Ergebnisse. Medizinische Fachplanungen, Stuttgart 2000.

Sozialpolitische Umschau (Nr. 217) 19. Juni 2000.

Staehle, W. H.: Managementwissen in der Betriebswirtschaftslehre – Geschichte eines Diffusionsprozesses." In: *Wunderer, R.* (Hrsg.): Betriebswirtschaftslehre und Management- und Führungslehre, Stuttgart 1994, S. 3–31.

Statistisches Bundesamt: Diagnosedaten der Krankenhauspatienten, Reihe 6.2, Wiesbaden 1998.

Statistisches Bundesamt: Gesundheitswesen. Ausgaben für Gesundheit 1970 bis 1997 Fachserie 12, Stuttgart 2000.

Statistisches Bundesamt: Grunddaten der Krankenhäuser und Vorsorge- oder Rehabilitationseinrichtungen, Reihe 6.1, Wiesbaden 1998.

Statistisches Bundesamt (Hrsg.): Grunddaten der Krankenhäuser und Vorsorge- oder Rehabilitationseinrichtungen 1999, Fachserie 12, Reihe 6.1, Wiesbaden 2001.

Statistisches Bundesamt (Hrsg.): Statistisches Jahrbuch 1998, Wiesbaden 1998.

Stein, F. A.: Empirische Forschungsansätze für die Öffentliche Betriebswirtschaftslehre, in: *Bräunig, D./Greiling, D. (*Hrsg.): Stand und Perspektiven der Öffentlichen Betriebswirtschaftslehre, Baden-Baden 1999, S. 120 ff.

Steinebach, N.: Verwaltungsbetriebslehre, Regensburg 1991.

Straub, S.: Controlling für das wirkungsorientierte Krankenhausmanagement, Bayreuth 1997.

Tanski, J. S.: Interne Revision im Krankenhaus, Stuttgart 2001.

Thiele, G./Koch, V.: Betriebswirtschaftslehre. Eine Einführung für Pflegeberufe, Freiburg 1998.

Tuschen, K. H./Philippi, M.: Leistungs- und Kalkulationsaufstellung im Entgeltsystem der Krankenhäuser, Stuttgart/Berlin/Köln 1995.

Tuschen, K. H./Quaas, M.: Bundespflegesatzverordnung. Kommentar mit einer umfassenden Einführung in das Recht der Krankenhausfinanzierung, Stuttgart/ Berlin/Köln 2001.

Ulrich, P.: Betriebswirtschaftslehre als praktische Sozialökonomie. Programmatische Überlegungen, in: *Wunderer, R.* (Hrsg.): BWL als Management- und Führungslehre, Stuttgart 1995, S. 179 ff.

Wagener, A.: Allgemeine Vertragsbedingungen (AVB) für Krankenhäuser. Kommentar, Düsseldorf 1994.

Weber, J.: Zur Bildung und Strukturierung spezieller Betriebswirtschaftslehren, Die Betriebswirtschaft, 1/1996, S. 63 ff.

Wendel, V.: Controlling in Nonprofit-Unternehmen des stationären Gesundheitssektors, Baden Baden 2001.

Werner, B./Voltz, G.: Unser Gesundheitssystem, Sankt Augustin 1994.

Wöhe, G.: Einführung in die Allgemeine Betriebswirtschaftslehre, 18. Aufl., München 1993.

Wunderer, R. (Hrsg.): BWL als Management- und Führungslehre, Stuttgart 1995.

Wunderer, R.: Führung und Zusammenarbeit. Eine unternehmerische Führungslehre, Neuwied 2000.

Wunderer, R./Dick, P.: Personalmanagement – Quo vadis?, Neuwied 2000.

Zdrowomyslaw, N./Dürig, W.: Gesundheitsökonomie, München/Wien 1997.

Zdrowomyslaw, N./Waeselmann, A.: Buchführung und Jahresabschluss, München/ Wien 1993.

Zimmermann, H./Henke, K. D.: Finanzwissenschaft, München 2001.

Zweifel, Peter: Eine Charakterisierung von Gesundheitssystemen: Welche sind im Vorteil bei welchen Herausforderungen ?, in: *Oberender, P.* (Hrsg.): Probleme der Transformation im Gesundheitswesen, Baden-Baden 1994, S. 9–43.

Anhang

Informationen zum Gesetz zur Einführung des diagnose-orientierten Fallpauschalensystems für Krankenhäuser (Fallpauschalengesetz – FPG)

I. Welche Ziele verfolgt das Fallpauschalengesetz?

Mit dem neuen Fallpauschalensystem wird von einer tagessatz- und budgetorientierten auf eine leistungsorientierte Vergütung der Krankenhausbehandlungen umgestellt. Damit werden Qualität, Transparenz und Wirtschaftlichkeit der stationären Versorgung entscheidend verbessert. Das heutige Mischsystem aus tagesgleichen Pflegesätzen und den geltenden Fallpauschalen und Sonderentgelten wird abgeschafft. Es hat zu viele Fehlanreize:

– Weil weitgehend nach Tagen bezahlt wird, ist die Verweildauer hoch. Im Jahr 1999 standen einer akutstationären Verweildauer von 9,9 Tagen in Deutschland (2000: 9,6 Tage) z. B. 8,5 Tage in Belgien, 5,9 Tage in Österreich, 5,9 Tage in den USA oder 5,5 Tage in Frankreich gegenüber.

– Die geltenden Budgets der Krankenhäuser basieren oftmals auf historischen Kostenstrukturen (Selbstkostendeckung) und wurden nie richtig leistungsorientiert verändert.

– Eine hinreichende Transparenz über das Leistungsgeschehen besteht nicht, weil die konkreten Behandlungen für die Abrechnung keine Rolle gespielt haben.

Die Einführung des Fallpauschalensystems (auch: Diagnosis Related Groups – DRG) ist die größte Strukturreform im Krankenhausbereich der letzten 30 Jahre. Damit werden die Voraussetzungen für die Abschaffung der starren Budgetierung geschaffen. Ab 2005 entfällt die Zuwachsbegrenzung durch die Grundlohnrate für das einzelne Krankenhaus. Die Presse hat den konsequenten und zukunftsorientierten Reformansatz eindrucksvoll gelobt (vgl. z. B. Frankfurter Allgemeine Zeitung vom 04.03.2002 „Schmidt traut sich was", Stuttgarter Nachrichten vom 02.03.2002 „Ein Lob für Schmidt").

Mit dem Fallpauschalengesetz werden darüber hinaus finanzielle Spielräume für die Verbesserung der Arbeitszeitbedingungen in den Krankenhäusern eröffnet. Dazu werden in 2003 und 2004 insgesamt 200 Mio. Euro bereitgestellt. Mit diesem

Förderprogramm können bis zu 10.000 zusätzliche Stellen in den Krankenhäusern geschaffen werden.

Was sind DRGs?

DRG-Fallpauschalensysteme fassen eine Vielzahl unterschiedlicher Diagnosen und damit Krankheitsarten zu einer überschaubaren Anzahl von Abrechnungspositionen mit vergleichbarem ökonomischen Aufwand zusammen. Die Zuordnung zu einer solchen Abrechnungsposition erfolgt maßgeblich über medizinische Diagnosen-, Operationen- und Prozedurenschlüssel. Zusätzlich werden im Einzelfall weitere Kriterien herangezogen, z. B. Alter, Geschlecht, Geburtsgewicht, Entlassungsstatus. Das Leistungsspektrum von Krankenhäusern kann damit in einem überschaubaren DRG-Katalog abgebildet werden. Die für die Einführung des neuen Entgeltsystems zuständigen Selbstverwaltungspartner – dies sind die Deutsche Krankenhausgesellschaft, die Spitzenverbände der Krankenkassen und der Verband der privaten Krankenversicherung – haben sich zunächst auf einen Korridor von 600 bis zu 800 Abrechnungspositionen geeinigt. Durch die Berücksichtigung von Haupt- und Nebendiagnosen kann das System auch unterschiedlichen Schweregraden Rechnung tragen.

Werden alle Krankenhausleistungen einbezogen?

Die Psychiatrie wird vorerst nicht in das DRG-Fallpauschalensystem einbezogen. Hintergrund ist das Vorliegen starker Verweildauerschwankungen bei gleichen Diagnosen. Mit dem Fallpauschalengesetz wurden zudem Einrichtungen der Psychosomatik und der Psychotherapeutischen Medizin von der DRG-Einführung ausgenommen, um der Gefahr medizinisch nicht begründeter Verlegungen an den Schnittstellen von Psychosomatik und Psychotherapie einerseits zur Psychiatrie andererseits vorzubeugen.

Durch eine Öffnungsklausel ist sicher gestellt, dass Leistungen für die in der Erstversion 2003/2004 noch keine Fallpauschalen gebildet werden konnten, durch Vereinbarungen vor Ort vergütet werden können. Niemand muss daher Sorge haben, dass Leistungen nicht mehr finanziert werden.

Basis Australien

Als Ausgangsgrundlage für die Entwicklung eines deutschen Fallpauschalensystems haben sich die Selbstverwaltungspartner für das australische AR-DRG-System (Australian Refined) entschieden. Das heißt aber nicht, dass in Deutschland die australische Medizin eingeführt wird. Soweit dies erforderlich ist, wird das australische DRG-Fallpauschalensystem an die deutschen Versorgungsverhältnisse angepasst. Die Selbstverwaltungspartner nutzen das australische System hauptsächlich als Klassifikationsgrundlage. Die Leistungen werden auf der Grundlage der deutschen Ist-Kosten kalkuliert. Also: keine australische Medizin und auch keine australischen Erstattungsbeträge!

II. Welche Inhalte hat das Fallpauschalengesetz?

Das Fallpauschalengesetz enthält Regelungen zu folgenden wichtigen Punkten:

- *DRG-Einführung in Schritten – der Zeitplan*
Die Einführung des Fallpauschalensystems erfolgt in einem behutsamen und abgestuften Prozess. Ab 1. Januar 2003 können die Krankenhäuser auf freiwilliger Basis die neu zu entwickelnden Fallpauschalen abrechnen. Dazu müssen die Selbstverwaltungspartner rechtzeitig die Entgeltkataloge bis Oktober diesen Jahres fertig stellen. Umfragen des Deutschen Krankenhausinstituts zufolge wollen 60 % der Krankenhäuser die Möglichkeit zum frühzeitigen Einstieg im Jahr 2003 nutzen. Die verpflichtende DRG-Einführung für alle Krankenhäuser erfolgt zum 1. Januar 2004. Die Einstiegsphase erfolgt budgetneutral, d. h. es werden noch nach konventioneller Methode Budgets vereinbart und die Preise der Fallpauschalen aus den hausindividuellen Budgets entwickelt. Ab 2005 schließt sich eine dreistufige Angleichung der unterschiedlichen Krankenhausbudgets an landeseinheitliche Preise an (jeweils zum 1. Januar der Jahre 2005, 2006 und 2007). Der Anpassungsprozess vollzieht sich im Rahmen fester Preise, auf die das Krankenhaus Anspruch hat; ein freiwilliger Verzicht ist möglich. Landeseinheitliche Preisniveaus (auch: Basisfall- oder Punktwerte) und damit gleiche Preise für gleiche Leistungen sind zum 1. Januar 2007 erreicht.

- *Basisfallwertvereinbarung / Grundsatz der Beitragssatzstabilität*
Das Ziel einer beitragssatzstabilen Ausgabenentwicklung gilt auch in Zukunft für den Krankenhausbereich. Die Steuerung erfolgt aber über differenziertere Instrumente und nimmt besser auf medizinische Besonderheiten Rücksicht. Im Mittelpunkt der Ausgabensteuerung stehen ab 2005 nicht mehr Budgetabschlüsse, sondern die Preishöhe (Basisfallwert) und die regelmäßige Überprüfung und Fortschreibung der Leistungskalkulationen (Bewertungsrelationen). Die Kriterien dafür sind im Gesetz festgelegt. Sie sind so ausgestaltet, dass kostenerhöhende und kostensenkende Effekte sowie der medizinische Fortschritt und der medizinische Bedarf (Fallzahlentwicklung) berücksichtigt werden können.

- *Versorgung in der Fläche gesichert*
Zur Sicherung bedarfsgerechter, wohnortnaher Versorgungsstrukturen gelten Zuschlagsregelungen. Die Selbstverwaltungspartner auf der Bundesebene legen für die Gewährung von Sicherstellungszuschlägen bundeseinheitliche Kriterien mit Empfehlungscharakter fest. Die Länder können hiervon abweichend oder ergänzend die Voraussetzungen für die Zuschläge festlegen, sodass dort, wo ein Krankenhaus auf Grund zu geringer Fallzahlen mit den Preisen nicht zurecht kommt, die Leistungen des Krankenhauses aber für die Versorgung gebraucht werden, eine ausgleichende Regelung zur Verfügung steht.

- *Offen für den medizinischen Fortschritt*
In einem Vergütungssystem, das auf einer bundesweit vereinbarten Leistungsabbildung aufbaut, müssen flexible Regelungen für die Berücksichtigung des medizinischen Fortschritts geschaffen werden. Deshalb sieht das Gesetz vor, dass für innovative Methoden und Verfahren, die noch nicht von den Fallpauschalen erfasst sind, örtliche Vergütungsvereinbarungen getroffen werden können. Zudem wird mit dem Gesetz klargestellt, dass der Versorgungsanteil für klinische Studien von den Krankenkassen zu tragen ist.
- *Intensivierung der Qualitätssicherung*
Die Verpflichtungen zur Qualitätssicherung in den Krankenhäusern werden auf Basis der mit dem GKV-Gesundheitsreformgesetz 2000 bereits geschaffenen Vorgaben nachhaltig erweitert:
- Die Selbstverwaltungspartner auf der Bundesebene haben bundesweite Mindestanforderungen an die **Struktur- und Ergebnisqualität** von Krankenhausleistungen zu vereinbaren. Dazu gehören z. B. bestimmte sächliche oder personelle Voraussetzungen, etwa Art und Anzahl des Personals sowie dessen Qualifikation.
- Da bekannt ist, dass sich größere Erfahrung hinsichtlich der erbrachten Leistungen oftmals positiv auf deren Qualität auswirkt, haben die Selbstverwaltungspartner auf der Bundesebene einen **Mindestmengen-Katalog für planbare Leistungen** zu vereinbaren, bei denen in besonderem Maße zwischen Qualität und Quantität ein Zusammenhang besteht. Es sind arzt- und krankenhausbezogene Mindestmengen zu vereinbaren sowie Ausnahmetatbestände festzulegen, in welchen Fällen von der vereinbarten Mindestmenge abgewichen werden kann. Ab 2004 dürfen Leistungen, die in dem Mindestmengen-Katalog enthalten sind, nicht erbracht werden, wenn die erforderliche Mindestmenge voraussichtlich nicht erreicht wird. Die Länder können Ausnahmen von dem Katalog festlegen, wenn es zur flächendeckenden Versorgung der Bevölkerung erforderlich ist.
- Alle Krankenhäuser sind zukünftig verpflichtet, **Qualitätsberichte** zu veröffentlichen. In den Berichten ist u.a. die Berücksichtigung der Mindestanforderungen an die Struktur- und Ergebnisqualität sowie die Umsetzung der Vorgaben des Mindestmengen-Katalogs darzustellen. Auch Art und Anzahl der Leistungen eines Krankenhauses sind auszuweisen. Erstmals sind die Berichte im Jahr 2005 für das zurückliegende Jahr vorzulegen. Die Krankenkassen haben die Berichte auch im Internet zu veröffentlichen. Sie sind somit für Jedermann verfügbar. Daher ist ein besonderes Augenmerk auf die Patientenorientierung der Berichte zu legen. Die Kassenärztlichen Vereinigungen und die Krankenkassen können die Vertragsärzte und die Versicherten auf der Basis der Qualitätsberichte – auch vergleichend – über die Qualitätsmerkmale von Krankenhäusern informieren.

II. Welche Inhalte hat das Fallpauschalengesetz?

– Die ***Prüfungen des Medizinischen Dienstes*** der Krankenversicherung (MDK) werden verbessert, da die Einführung des Fallpauschalensystems geänderte Anforderungen an die Abrechnungsprüfung stellt. Es werden Stichprobenprüfungen eingeführt, um vorzeitigen Verlegungen oder Entlassungen aus wirtschaftlichen Gründen entgegenzuwirken. Neu ist auch, dass die Prüfungen nicht einseitig von den Krankenkassen bzw. dem Medizinischen Dienst geregelt werden, sondern auf der Grundlage gemeinsamer Vereinbarungen.
Dazu wird ein gemeinsamer Schlichtungsausschuss der Selbstverwaltung auf der Landesebene eingerichtet, der Einzelheiten der Prüfung regelt und im Streitfall die MDK-Ergebnisse überprüft.

– Zur ***Verbesserung der Arbeitszeitgestaltung*** in den Krankenhäusern wird ein 200 Mio. Euro-Programm aufgelegt. In den Jahren 2003 und 2004 stehen damit jeweils jährlich 100 Mio. Euro zur Verfügung, mit denen insgesamt bis zu 10.000 zusätzliche Stellen in Krankenhäusern geschaffen werden können. Dabei wird pro Stelle von einem zusätzlichen Betrag von 20.000 Euro ausgegangen, Einsparungen aus Überstunden- und Bereitschaftsdienstzahlungen sind gegengerechnet. Das bedeutet, dass im Jahr 2003 jedem Krankenhaus zusätzliche Mittel in Höhe von 0,2 % des Krankenhausbudgets zur Verfügung gestellt werden, wenn auf Grund einer schriftlichen Vereinbarung mit der Arbeitnehmervertretung zusätzliche Personalkosten entstehen – in der Regel Neueinstellungen, die die Arbeitszeitregelung verbessern. Im Jahr 2004 steht ein entsprechender Betrag dadurch zur Verfügung, dass freiwerdende Mittel infolge Verweildauerverkürzungen und Erschließung von Wirtschaftlichkeitsreserven nicht aus dem Krankenhausbereich herausverhandelt werden können. In beiden Jahren ist dadurch eine Überschreitung der bis dahin noch grundlohngebundenen Budgetobergrenze möglich.

– Durch Zuschläge für ***Ausbildungsstätten und -vergütungen***, die von allen Krankenhäusern an Ausgleichsfonds auf der Landesebene abzuleiten sind, wird durch das neue Entgeltsystem die Bereitschaft zur Beschäftigung von Auszubildenden gefördert. Wettbewerbsverzerrungen zwischen ausbildenden und nicht ausbildenden Krankenhäusern werden vermieden.

– *Hochschulmedizin wird gefördert*
Die Vergütung der Hochschulambulanzen wird für die in Forschung und Lehre erbrachten Leistungen auf eine verbesserte Grundlage gestellt. In Zukunft werden die Leistungen nicht mehr durch die Kassenärztlichen Vereinigungen (KV) vereinbart und auch nicht mehr aus dem KV-Gesamtvergütungstopf bezahlt. Vielmehr vereinbaren die Hochschulen die Vergütungen direkt mit den Krankenkassen, sie werden auch direkt von den Krankenkassen vergütet. Damit wird die Eigenständigkeit der im Rahmen von Forschung und Lehre erbrachten ambulanten Leistungen der Universitätsklinika unterstrichen.
Das Fallpauschalengesetz ist über die Homepage des Bundesministeriums für Gesundheit verfügbar (http://www.bmgesundheit.de/rechts/gkv/gesetze.htm).

III. Diskussionspunkte

Wo liegt der Unterschied zu den heutigen Fallpauschalen, die schon jetzt z. B. bei Blinddarm-Operationen gelten?

Das heutige Entgeltsystem für Krankenhausleistungen baut hauptsächlich auf der Vergütung durch tagesgleiche Pflegesätze auf. Nur zu einem Umsatzanteil von rd. 25 Prozent, in der Regel für gängige Operationen, werden heute Fallpauschalen und Sonderentgelte abgerechnet. Der größte Teil der Leistungen wird über Tagessätze vergütet. Derzeit existiert damit ein Mischsystem, welches problematisch und auch schwer zu handhaben ist. Der Gesetzesauftrag, ein umfassendes DRG-Fallpauschalensystem zu entwickeln, zielt auf die Abschaffung des geltenden Mischsystems ab.

Was kann zusätzlich zur Fallpauschale abgerechnet werden?

Je nach den konkreten Umständen des einzelnen Krankenhausfalls können zusätzlich zu einer DRG-Fallpauschale weitere Entgelte abgerechnet werden. Zu nennen sind *Zusatzentgelte* für Dialyse, Arzneimittel wie Blutgerinnungsfaktoren oder für als Nebenleistung erbrachte Dialysen. Ferner können bei Patienten, die ungewöhnlich lang im Krankenhaus liegen *(Überschreitung der Grenzverweildauer)* zusätzliche Entgelte abgerechnet werden. Es sind auch Abschläge für Patienten möglich, die festzulegende Mindestverweildauern unterschreiten. Sofern in einem Krankenhaus besondere Finanzierungstatbestände vorliegen, die mit den kalkulierten Fallpauschalen nicht abgebildet werden (Notfallversorgung, Ausbildung, Vorhaltung von notwendigen Leistungen, die aber nur selten nachgefragt werden z. B. Isolierstationen), sind zusätzlich zu einer Fallpauschale *Zuschläge oder Abschläge* abrechenbar. Ein gutes Beispiel hierfür sind auch Krankenhäuser in dünn besiedelten Gebieten, die Leistungen vorhalten müssen, die selten nachgefragt werden und deshalb nicht zum Fallpauschalenpreis erbracht werden können. Schließlich ist zur Finanzierung der DRG-Entwicklung auf der Bundesebene je Krankenhausfall ein *DRG-Systemzuschlag* abzurechnen; auch können für die Beteiligung der Krankenhäuser an gesetzlichen *Qualitätssicherungsmaßnahmen Zu- und Abschläge* abgerechnet werden.

In den Jahren 2003 und 2004 können zeitlich befristete fall- oder tagesbezogene krankenhausindividuelle Vergütungen abgerechnet werden, soweit sich die Leistungen nicht durch Fallpauschalen erfassen lassen.

Für neue Untersuchungs- und Behandlungsmethoden sind auch ab 2005 weiterhin zeitlich befristete krankenhausindividuelle Fallpauschalen möglich, sofern die Leistungen noch nicht sachgerecht über Fallpauschalen vergütet werden können.

Ergänzend ist schließlich darauf hinzuweisen, dass in der Psychiatrie, der Psychosomatik und der Psychotherapie, voraussichtlich aber auch bei der Überschreitung der Grenzverweildauer weiterhin *tagesbezogene Pflegesätze* abgerechnet werden können.

III. Diskussionspunkte

Welchen Nutzen hat die Einführung eines Fallpauschalensystems? Entstehen Einsparungen?

Mit dem Fallpauschalensystem erfolgt die Zuordnung der Mittel entsprechend der Leistung. Der Aufwand für die Behandlung der einzelnen Krankheiten wird transparent. Gezielt kann eine wirtschaftlichere Mittelverwendung erreicht werden. Krankenhäuser, die aufwändige Leistungen erbringen, werden entsprechend vergütet. Das Fallpauschalensystem wird zu einem krankenhausintern wie auch krankenhausübergreifend bedarfsgerechteren und effizienteren Ressourceneinsatz beitragen. Tagesgleiche Pflegesätze setzten dagegen Fehlanreize für lange Verweildauern. Die Krankenhausverweildauern in Deutschland sind daher im internationalen Vergleich nach wie vor überdurchschnittlich hoch. So standen im Jahr 1999 einer akutstationären Verweildauer von 9,9 Tagen in Deutschland (2000: 9,6 Tage) z. B. 8,5 Tage in Belgien, 5,9 Tage in Österreich, 5,9 Tage in den USA oder 5,5 Tage in Frankreich gegenüber. Die Fallpauschalen werden die Verweildauern auf das medizinisch notwendige Maß verkürzen.

Zusätzliche Einsparungspotenziale liegen in der zu erwartenden Optimierung der Ablauf- und Aufbauorganisation. Die Transparenz des neuen Entgeltsystems vereinfacht es, von guten Lösungen anderer Krankenhäuser zu lernen. Die spezifischen Kompetenzen der einzelnen Mitarbeitergruppen werden stärker als bislang im Behandlungsprozess berücksichtigt. Die Teamorientierung und die Eigenverantwortung werden gestärkt.

Die Fallpauschalen werden zu einer stärker am tatsächlichen Bedarf orientierten Entwicklung der Leistungsstrukturen und Leistungskapazitäten führen. Die Spezialisierung wird voranschreiten. Medizinische Kompetenzzentren, die sich auf die umfassende Behandlung bestimmter Krankheiten konzentrieren, z. B. Zentren zur Diagnostik und Therapie bestimmter Krebserkrankungen, werden sich herausbilden. Das neue Entgeltsystem wird die integrierte Versorgung stärken. Die Zusammenarbeit der Krankenhäuser mit vor- und nachgelagerten medizinischen Versorgungsbereichen wird erleichtert. Hemmnisse des budgetorientierten Vergütungssystems werden abgebaut. Das Geld kann der Leistung folgen.

Sind die Einsparbeträge der DRG-Einführung bezifferbar?

Zwar lassen sich die durch die DRG-Einführung zu erreichenden Wirkungen in Richtung auf eine effizientere und effektivere Krankenhausversorgung grundsätzlich benennen (u. a. Verweildauerverkürzung, Optimierung der Aufbau- und Ablauforganisation). Eine konkrete Bezifferung von realisierbaren Einsparbeträgen ist hingegen in Anbetracht des derzeitigen Stadiums der DRG-Entwicklung nicht möglich. Die im Zusammenhang mit der Berichterstattung über das Gesetzgebungsverfahren zum Fallpauschalengesetz von einzelnen Presseagenturen und Zeitungen genannten Einsparbeträge in Höhe von „jährlich gut 1,5 Mrd. Euro" oder auch 20 Prozent der Krankenhauskosten haben keine gesicherte Grundlage und sind auch nicht vom Bundesministerium für Gesundheit genannt worden.

Welchen Nutzen haben die Patienten von der Einführung des Fallpauschalensystems?

Die Fallpauschalenvergütung hat auch für die Patienten Vorteile. Auf das medizinisch notwendige Maß reduzierte Verweildauern liegen im Interesse der Patienten. Niemand bleibt gerne länger als notwendig im Krankenhaus. Die MDK-Stichprobenprüfungen verhindern, dass Patienten verfrüht entlassen werden. Durch die Fallpauschalen sind die Krankenhäuser bemüht, den Aufenthalt durch gute Organisation von Untersuchung und Behandlung zu verkürzen. Die Transparenz über die Leistungen der Krankenhäuser und deren Qualitätsniveau wird über zukünftig verpflichtende Qualitätsberichte, die ins Internet zu stellen sind und für die Information von Ärzten und Versicherten genutzt werden können, entscheidend verbessert. Dadurch kann ein Qualitätswettbewerb initiiert werden. Von Nutzen für die Patienten ist auch, dass durch das Fallpauschalensystem die Prozessorientierung in den Krankenhäusern gestärkt wird. Das bisher oftmals noch ausgeprägte Abteilungsdenken wird dadurch abgelöst. Die Medizin wird auf eine breitere Grundlage gestellt. Durch Sicherstellungszuschläge wird zudem gewährleistet, dass eine wohnortnahe Versorgung im Krankenhaus aufrecht erhalten bleibt und den Patienten keine überlangen Wege zugemutet werden. Die Patienten haben schließlich auch noch als Beitragszahler einen zusätzlichen Nutzen von der Vergütungsreform, wenn durch mehr Anreize für Wirtschaftlichkeit der Ausgabenanstieg im Krankenhausbereich gedrosselt wird.

Wird sich durch die Fallpauschalen nicht die Behandlungsqualität der Krankenhäuser verschlechtern?

Alle pauschalen Vergütungssysteme – auch der Tagessatz – haben Anfälligkeitspotenziale im Hinblick auf die Behandlungsqualität. Diese sind aber beherrschbar. Das Fallpauschalengesetz sieht eine Intensivierung der Qualitätssicherungsmaßnahmen vor (Mindestanforderungen für die Struktur- und Ergebnisqualität, Mindestmengen für planbare Leistungen, verpflichtende Qualitätsberichte). Ferner beziehen die Stichprobenprüfungen von akuten und abgeschlossenen Krankenhausfällen durch den MDK zukünftig auch das Entlassungsverhalten mit ein. Schließlich wird eine Begleitforschung durchgeführt, die insbesondere die Auswirkungen des neuen Systems auf die Versorgungsqualität und auf die Versorgungsstrukturen analysiert. Durch die Qualitätssicherungsmaßnahmen und die Stichprobenprüfungen unterliegen die Krankenhäuser einer ständigen öffentlichen Beobachtung. Es besteht somit kein Anlass zur Sorge, dass die Behandlungsqualität schlechter werden könnte. Im Gegenteil, die aufgezeigten Maßnahmen werden zusammen mit dem deutlich zunehmenden Wettbewerb in einen Qualitäts-Leistungs-Wettbewerb einmünden.

III. Diskussionspunkte

Ist durch die Einführung eines Fallpauschalensystems die medizinische Versorgung von Querschnittsgelähmten gefährdet?

Nein. Dies gilt auch für alle anderen medizinischen Fachgebiete und Patientengruppen, die Bedenken äußern, dass in einem DRG-Fallpauschalensystem eine adäquate Abbildung der erbrachten Leistungen nicht möglich ist.

Zunächst einmal ist festzustellen, dass der Abrechnungskatalog noch gar nicht existiert, sondern erst noch von den Selbstverwaltungspartnern zu vereinbaren ist. Keiner kann also konkret behaupten, dass etwas nicht abrechenbar sei oder bezahlt würde. Falsch ist es, wenn einfach von dem heutigen australischen Fallpauschalenkatalog auf den zukünftigen deutschen Katalog geschlossen wird. Dieser Fehler wird oft begangen. Es besteht aber Einigkeit mit den Selbstverwaltungspartnern, dass eine Anpassung an deutsche Besonderheiten erforderlich ist. Auch deshalb ist eine Vereinbarung von deutlich mehr Fallpauschalen als in Australien möglich. Insbesondere diejenigen Bereiche, in denen eine sachgerechte Bildung von Fallpauschalen problematisch erscheint, werden mit besonderer Aufmerksamkeit begleitet.

Zudem wird das Fallpauschalensystem als lernendes System in einer abgestaffelten Ein- und Überführungsphase eingeführt. In den Jahren 2003 und 2004 bestehen durch die budgetneutrale Einführung kalkulierbare Übergänge. Darüber hinaus sind in den Jahren 2003 und 2004 krankenhausindividuelle Entgeltvereinbarungen möglich, soweit für Leistungen noch keine Fallpauschalen gebildet wurden.

Ist die DRG-Einführung im vorgegebenen Zeitrahmen zu schaffen?

Der Auftrag zur Vorbereitung des Systems wurde mit der Gesundheitsreform 2000 an die Selbstverwaltung gegeben. Eine fristgerechte Einführung des Fallpauschalensystems ist möglich. Gegenteilige Bekundungen der Verantwortlichen liegen nicht vor. Die Arbeiten der Selbstverwaltungspartner werden seit März 2001 durch den DRG-Systemzuschlag unterstützt, sodass professionelle Arbeitsstrukturen aufgebaut (DRG-Institut), aber auch Fremdaufträge vergeben werden können.

Darüber hinaus darf nicht übersehen werden, dass auf die Vorerfahrungen aus der Kalkulation der Fallpauschalen und Sonderentgelte zurückgegriffen werden kann. Auch verwenden viele Kliniken bereits heute DRG-Fallpauschalen für interne Zwecke, einige mit mittlerweile langjährigen Erfahrungen. Trotz dieser Vorerfahrungen wird am Anfang nicht alles perfekt sein können. Das Gesetz sieht deshalb einen behutsamen Übergang in das neue Vergütungssystem vor, bei dem die neuen Fallpauschalen zwar von Anfang an gegenüber den Krankenkassen in Rechnung gestellt werden. Die wirtschaftlichen Auswirkungen der Budgetveränderungen bei einzelnen Krankenhäusern werden jedoch erst schrittweise vom 1. Januar 2005 bis zum 1. Januar 2007 umgesetzt. Dieser gleitende Übergang ermöglicht auch eine schrittweise Verbesserung des DRG-Systems.

Wird mit dem Fallpauschalensystem nun in Deutschland die australische Medizin eingeführt?

Nein, auch wenn einzelne Interessenvertreter Glauben machen wollen, dass der Gesetzgeber eine Übernahme der australischen Preise für deutsche Krankenhäuser vorschreibt. Dies ist aber nicht der Fall und entspricht auch keinesfalls dem Gesetzestext. Vielmehr wird den Selbstverwaltungspartnern in der Anfangsphase der DRG-Entwicklung die Möglichkeit eröffnet, in den Fällen, in denen Kalkulationen auf Grund geringer Fallzahlen problematisch wären, hilfsweise australische Kalkulationen (Bewertungsrelationen) zu nutzen. Offensichtlich abweichende Gegebenheiten in Deutschland, z. B. grobe Kostenunterschiede, abweichende Behandlungsmethoden (z. B. Arzneimittel) und abweichende Verweildauern sind dabei mit Hilfe geeigneter Rechenverfahren zu berücksichtigen.

Da für die Kalkulation der deutschen Fallpauschalen 270 Krankenhäuser zugesagt haben, ist aber davon auszugehen, dass mit dieser Stichprobe von Krankenhäusern die häufigsten DRG-Fallpauschalen kalkuliert und deutsche Bewertungsrelationen vereinbart werden können. Fachleute gehen auch auf Grund von Leistungsdaten aus der Bundesrepublik Deutschland davon aus, dass mit rd. 160 DRGs bereits 80 % und mit rd. 330 DRGs rd. 95 % des Krankenhausumsatzes in Deutschland erfasst und abgerechnet werden können. Bei der hilfsweisen Heranziehung australischer Bewertungsrelationen geht es somit um einen insgesamt sehr kleinen Umsatzanteil (spezialisierte Leistungen mit geringem Umsatzanteil). Weil aber ein durchgängig über Fallpauschalen finanziertes System – und nicht die Fortsetzung des Mischsystems – gewollt ist, müssen alle Möglichkeiten zur Bewertung herangezogen werden.

Wird nicht mit dem Fallpauschalensystem der Verwaltungsaufwand für die Ärzte erhöht?

Zunächst einmal ist festzuhalten, dass mit der DRG-Einführung von den Ärzten keine anderen Daten als bislang auch zu dokumentieren sind. Die bestehenden Dokumentationsverpflichtungen der Ärzte bleiben durch die DRG-Einführung formal unverändert. Daraus, dass gesetzliche Dokumentationsverpflichtungen in der Vergangenheit nicht hinreichend erfüllt wurden, können keine finanziellen Ansprüche abgeleitet werden. Zweifelsohne ändert sich mit der DRG-Einführung aber faktisch die Relevanz der Dokumentation entscheidend: schlechte Dokumentation / Kodierung kann große wirtschaftliche Folgen haben. Kodierung ist zukünftig Rechnungslegung.

Auch in anderen Bereichen des täglichen Lebens ist es üblich, dass erbrachte Leistungen nachvollziehbar dokumentiert werden müssen, ehe sie bezahlt werden. Kodierhilfen (Software) können jedoch den zusätzlichen zeitlichen Aufwand wesentlich reduzieren. Nach wie vor werden entsprechende Programme bei weitem nicht in allen Krankenhäusern genutzt.

III. Diskussionspunkte

Die Einführung des Fallpauschalensystems muss keinesfalls – quasi zwangsweise – zur Erhöhung des Aufwandes für die Krankenhäuser führen. Wichtig hierfür ist, dass bestehende Wirtschaftlichkeitsreserven mobilisiert werden. Von besonderer Bedeutung ist dabei die Optimierung der Ablauf- und Aufbauorganisation der Krankenhäuser. Hiervon können auch die Ärzte profitieren, da bestehende Reibungsverluste eine wichtige Ursache für das Entstehen von Überstunden sind. Als Beispiel kann der OP-Bereich genannt werden. Er kann in vielen Krankenhäusern noch besser organisiert werden. Die Studie eines Beratungsunternehmens hat z. B. ergeben, dass 90 % der Abteilungen einen zu späten OP-Beginn aufweisen und bei 70 % der Abteilungen die Arbeitszeiten nicht auf den OP-Beginn und auf die Arbeitszeiten anderer Berufsgruppen abgestimmt sind. Dies ist auch eine der Ursachen für Überstunden.

Wird mit dem Fallpauschalengesetz die Budgetierung im Krankenhausbereich „zementiert"?

Nein, das Gegenteil ist der Fall. Die Einführung des Fallpauschalensystems schafft die Voraussetzungen, um die Budgetierung der Krankenhäuser zu überwinden. Ab 2005 ist die Grundlohnrate keine Zuwachsobergrenze mehr für das einzelne Krankenhaus. Damit kann nach Abschaffung der Arzneimittelbudgets in einem zweiten wichtigen Leistungsbereich auf starre Budgets verzichtet werden.

Aussagen, wonach das Fallpauschalengesetz demografisch und medizinisch erforderliche Leistungen abdecken würde, sind somit zutreffend. Ein Budgetdeckel für den Krankenhaussektor wird nicht vorgegeben. Nur bei der Weiterentwicklung des Preisniveaus auf der Landesebene (Basisfallwert) ist die Grundlohnrate als Obergrenze zu berücksichtigen. Dabei werden kostenerhöhende Faktoren den Kostensenkungsmöglichkeiten gegenüber gestellt. Es wäre nicht vermittelbar, wenn zwar künftige Kostenerhöhungen bei der Verhandlung des Preisniveaus zu berücksichtigen wären, verhandlungsfähige Kostenreduzierungen jedoch nicht eingebracht werden dürften. Das wäre vor dem Hintergrund der äußerst angespannten finanziellen Situation nicht zu verantworten.

Bonn, 26. März 2002   Bundesministerium für Gesundheit

Stichwortverzeichnis

ABC- Analysen 366
Abgrenzungsverordnung (AbgrV) 326
Ablauforganisation 128, 156
Abrechnungseinheiten 590
Abschreibungen 523
Abteilungspflegesatz 538
Aequivalenz-Prinzip 113
Afa-Tabelle 527
Akutkrankenhäuser 221
Allgemeine Betriebswirtschaftslehre 2
Ambulant (Pflegedienst) 111
Anhaltszahlen 394
Anlagegüter 346
Anlagenbuchhaltung 479
Anlagennachweis 551
Anlagevermögen 523, 557
Ansatz
– faktortheoretischer 15
– entscheidungsorientierter 18
– systemorientierter 21
Anspruchsgruppen 238
– interne 244
– externe 244
Anstalten des öffentlichen Rechts 161
Arbeitsaufgabe 23
Arbeitsforschung, unternehmerische 383
Arbeitsmarktforschung, unternehmerische 383
Arbeitsplatz-Methode 423
Arbeits- und Tarifrecht 383
Arbeitszeit 408
– monatliche durchschnittliche 411
Arzt 275
Aufbauorganisation 128
Aufbauphase 8, 10
Aufgabenanalysen 139
Aufgabenverteilung 136
Aufwand 470, 475

– neutraler 475
Aufwendungen 492
– außerordentliche 492
– ordentliche 492
Ausfallzeit 412
Ausführungsstellen 144
Ausgaben 469, 600
Ausgabenträger 577
Auslastungsgrad 179
Ausschließbarkeit 109, 114
Auswahl 436
Auszahlung 468

Basiskonzepte 1
Basispflegesatz 538
Baugebiete 230
Baugesetzbuch 202
Bauinvestitionen 221
Bauleitplanung 230
Bauordnungsrecht 229
Bauplanungsrecht 229
Baurecht 225
Bebauungspläne 230, 237
Begründungszusammenhang 42
Behandlung
– nachstationäre 338
– teilstationäre 338
– vollstationäre 338
– vorstationäre 338
Behandlungsfälle 105
Behandlungsqualität 600
Berechnungstage 105
Berichtswesen 667
Beschäftigte 296
Beschaffung 346
– interne 427
– unternehmensexterne 427, 433
– unternehmensinterne 433
Beschaffungsmarkt 359

Beschaffungsmarktforschung 363
Beschaffungsuntersuchung 363
Beschaffungswege 428
Beschreibungsmodelle 87
Betrieb im öffentlichen Sektor 25
Betriebsbuchhaltung 465
Betriebsmittel 450
Betriebstypen 26
Betriebsverfassungsgesetz 393
Betriebswirtschaftslehre
– der Non-Profit Organisationen 26
– der öffentliche Unternehmen 26
– der öffentliche Verwaltungen 26
– Entwicklung der 14
– sozialer Dienstleistungsinstitutionen 24
– spezielle 56
Bett 281
Bettenbedarf 175
Bettenbedarfsausnutzungsgrad 176
Bevölkerungsentwicklung 176
Bilanz 551
Bruttoinlandsprodukt 226
Buchführung 457
– doppelte 484
– einfache 484
– Regeln der kaufmännischen doppelten 484
Budgetierung
– externe 678
– interne 667
Bundespflegesatzverordnung (BPflV) 326
Business Administration 5
Buying-Center 379

Controlling 612
– einrichtungsbezogenes 681
– funktionales 617
– institutionales 617
– operatives 617
– strategisches 617

Controlling-Bericht 682
Corporate
– Behaviour 712
– Communication 712
– Design 712

Dauerpflege 108
Debitorenbuchhaltung 479
Deckungsbeitragsrechnung 546
– einstufige 546
– mehrstufige 546
Deduktion 85
Delegation 145
Deutsche Krankenhausgesellschaft 394
Deutsches Institut für Normung e.V. 264
Diagnostik 450
Dienst
– ärztlicher 505
– medizinisch technischer 505
– technischer 505
Dienstarten 414, 505
Dienstleistungen
– soziale 28
– Besonderheiten von 36
Dienstleistungsentwicklungen/-innovationen 698
Dienstleistungsmarketing 688
DIN
– 13 080, 264
– 277, 264
Distributionspolitik 703
Diversifikation 645
Divisionssatzkalkulation 538
Durchschnittsprinzip 536, 541

Effektivität 76
Effizienz 76
Eigenbetrieb 164
Eigenkapital 558
Eigenschaftsansatz 403

Einkommensaspekt 45
Einkommensleistungen 570
Einlinienstruktur 147
Einnahme 469
Einrichtungen, ambulante und stationäre 100
Einstellung 437
Einwohnerzahl 185
Einzahlung 468
Einzelförderung 581
Einzelkosten 516
Einzelleistungen 590, 597
Endkostenstellen 527
Entdeckungszusammenhang 42
Entgelte, ergebnisorientiert 564
Entscheidungs-, oder Ausführungsaufgabe 141
Entscheidungsmodelle 87
Entscheidungsrechte 136
Erfolgsrechnung, kurzfristige 540
Erklärungsmodelle 87
Erlöse 492, 558
– kalkulatorische 492
Erträge 492
– außerordentliche 492
– ordentliche 492
Ertrag 470, 475
– betrieblicher 538
– neutraler 475
Externer Faktor, Integration des 31, 35

Fachabteilungen 207, 288, 678
Fallkosten 600
Fallpauschalen 342, 538
Fallzahl 306
Finanzbuchhaltung 464
Finanzierung 567
– äußere 567
– dualistische 578
– innere 567
Finanzierungsfunktion 596
Flächennutzungsplan 237

Forschungsmethoden 83
Frühwarnindikatoren
– externe 655
– interne 655
Frühwarnsystem 649
Functional Independence Measure (FIM) 420
Funktionsdienst 505

Gebrauchsgüter 351
Gegenleistungspolitik 607
Gemeinde 230
Gemeinkosten 516
Gesamtkostenverfahren 538
Gesundheitsaufgaben 570
Gewinn- und Verlustrechnung 551
Grenzplankostenrechnung 546
Grundversorgung 199
Güter
– meritorische 109, 110
– öffentliche 110

Handeln
– pflegewirtschaftliches 47
– wirtschaftliches 47
Handelsgesetzbuch 486
Handlungen
– pflegewirtschaftliche 44
– wirtschaftliche 45
Handlungssysteme 58
Hauptdiagnosen 120
Hauspersonal, klinisches 505
Hebammen/Entbindungspfleger 298
Hermeneutik 85
Hilfskostenstellen 527
Hill-Burton Formel 178
Hochschulkliniken 289
Hotelversorgung 450

Immaterialität 31, 33
Indikatoren 105
– für Pflegeleistungen 106

Individualverhandlungen 332
Induktion 85
Informationsbedarf 624
Informationsempfänger 466
Informationsrichtung 458
Innerbetriebliche Leistungsverflechtung 507
Innovationsfunktion 311
Institut für Arbeitsmarkt- und Berufsforschung der Bundesanstalt für Arbeit 386
Institutionen 39, 58
– Einzelwirtschafttheorien der 55
Istkostenrechnung 517
International Classification of
– Disease (ICD) 447
– Procedures in Medicine (ICPM) 447
Inventar 491
Investition 567
Investitionskosten 578

Jahresabschluss 549

Kalkulationsverfahren 537
Kapazitäten 446
Kennzahlen 667
Kinderkrankenschwester/-pfleger 298
Körperschaften des öffentlichen Rechts 161
Kollektivverhandlungen 332
Kommunikationspolitik 703
Konkurrentenanalyse 644
Konkurrenzdruck 685
Kontenklassen 487, 490
Kontenrahmen 487, 490
Kontext-Variablen 89
Konto 487
Kontrahierungszwang 339
Kontrollaufgabe 141
Kooperation 645
Kosten 471, 492
– direkte 474
– fixe 516
– indirekte 475
– kalkulatorische 492
– pflegesatzfähigen 492
– psychosoziale 475
– variable 516
Kostenartenrechnung 514
Kostenfestpreise 592
Kostenrechnung 457 492
Kostenstellenrahmen 532
Kostenstellenrechnung 528
Kostenträgerfähigkeitsprinzip 536
Kostenträgerrechnung 536
Kostenträgerstückrechnung 536
Kostenträgerzeitrechnung 536, 540
Kostenziele 353
Koordinationsproblem 130
Krankenhaus
– Allgemeines 283
– Begriff 312
– Output des 104
– Versorgungsauftrag nach § 108 Nr. 3 SGB V 289
– zugelassenes
Krankenhausaufnahmen 106
Krankenhausbau 202
Krankenhausbetriebswirtschaftslehre 39
Krankenhausbuchführungsverordnung (KHBV) 326
Krankenhausfinanzierung 566
– dualistische 216
Krankenhausfinanzierungsgesetz (KHG) 171, 326
Krankenhausfunktionen 673
Krankenhaushäufigkeit 176
Krankenhauskonkurrenz 642
Krankenhausleistungen 497
– Allgemeine 499
Krankenhausmarkt 642
Krankenhauspläne der Bundesländer 176

Krankenhausplanung 170
– morbiditätsorientierte
– zukunftsorientierte Praxisstudie für die
Krankenhausproduktion 446
Krankenhausstatistik-Verordnung 287
Krankenhausträger
– bedarfswissenschaftliche 95
– erwerbswissenschaftliche 95
– frei-gemeinnützige 95
– privat-wirtschaftliche 95
– öffentliche 95
Krankheitsfall 590, 597
Krankheitskostenstudie 479
Krankenpflege, Auszubildende in der 415
Krankenpflegehelfer/-innen 298
Krankenschwester/-pfleger 298
Krankenversicherung 114
Kreditorenbuchhaltung 479
Kundenzufriedenheit 695
Kurzzeitpflege 108

Landesbauordnung 233
Landeskrankenhausgesetze 326
Leadership 68, 79
Leistungen 471, 475
Leistungs- und Kalkulationsaufstellung (LKA) 497
Leistungserfassung 419
Leistungserfassung in der Pflege 420
Leistungsfähigkeit 496
Leistungsfinanzierung 569
Leistungsmenge 600
Leistungsmessung 445
Leistungsplanung 419
Leistungspolitik 703
Leistungsrechnung 502,
– externe und interne 505
Leitungsstellen 144
Leistungsströme 535
Leistungsstufensystem 199

Leistungsvariablen 89
Leistungsveranlassung 569
Leistungsverbrauch 569
Liquiditätsziele 353

Management
– Konzept des integrierten 72
– normatives und strategisches 76
Managementlehre 74
Managementwissen 68
Marketing 685
– strategisches 686, 693
– operatives 686
Marketinginstrumente 692
Marketing-Mix 695
Marketingstrategien 692
Markt 61
Marktanteil 654
Marktdurchdringung 698
Marktentwicklung 698
Marktfeldstrategien 699
Marktpreise 592
Marktprozesse 58, 61
Marktregeln 61
Marktseitenverhältnisse 359
Marktstruktur 61
Marktwachstum 654
Marktzufuhrhandlungen 58
Materialmarktforschung 364
Materialwirtschaft 345
Maximalversorgung 199
Mehrlinienstruktur 147
Mehrliniensystem 150
Metacontrolling 617
Methoden und Modelle, Betriebswirtschaftliche 84
Mischfinanzierung 578
Mitarbeitervertretung 392
Mittelaufbringung 576
Mittelherkunft 568
Mittelverwendung 568
Mittelweitergabe 588

Motivationsproblem 130

Nachkalkulation 537
nationalsozialistisches System 7
Nebenkostenstellen 528
Nettoarbeitszeit (NAZ) 412
Nettoprinzip 492
Neugeborenen 106
Nichtlagerfähigkeit 36
Nicht-Markt-Prozesse 273
Nichttransportfähigkeit 36
Nordrhein-Westfalen 169
Normalkostenrechnung 517
Nursing Minimum Data Set NMDS 420

Öffentlichkeitsarbeit
– externe 715
– interne 715
Operieren, ambulantes 338
Optionen, strategische 645
Organisation
– Begriffe zur 128
– Gestaltungsinstrumente der 128
Organisationsbegriff
– institutioneller 133
– funktionaler 133
– konfigurativer 133

Paradigma 55
Partizipation 145, 151
Patientenabgang 306
Patiententag 590, 597
Patientenzufriedenheit 695
Patientenzugang 306
Pauschalförderung 581
Personal 450
– im Operationsdienst 298
– in der Ambulanz 298
– in der Anästhesie 298
– in der Endoskopie 298
– in der Funktionsdiagnostik 298

– sonstiges 505
Personalausfallstatistik 682
Personalbedarf, leistungsbezogener 423
Personalbedarfsplanung 393, 395
– qualitative 397, 405
Personalbeschaffungsplanung 426
Personalbesetzungsstatistik 682
Personalforschung, unternehmerische 383
Personalinformationssysteme 383
Personalkosten 515
Personalrat 392
Personalvertretungsrecht 393
Personalwirtschaft 381
Personalwirtschaftslehre 383
Personalzuweisung 441

Pflege, 450,
– direkt und indirekte 106
Pflegeaufwandsmessverfahren 420
Pflegebedarfsmessverfahren 420
Pflegebedürftigkeit
– Lebensrisiko der 99
– Stufen der 113
Pflegecontrolling 681
– operatives 682
Pflegedienst 505
Pflegeeinheit 268
– Raumbedarf für diese 269
Pflegeeinrichtungen 39, 99
– Ziele der 94
Pflegeminuten
– in der Allgemeinen Pflege 299
– in der Speziellen Pflege 299
Pflegepersonal 298
Pflege-Personalregelung (PPR) 302, 418, 420
Pflegerische Einzelleistungen 105
Pflegesätze 607
Pflegestufen 108
Pflegetage 105

Stichwortverzeichnis

Pflegeversicherungsgesetz 99
Pflegewirtschaftslehre 37
Pflegewissenschaft 56
Plaisir 421
Plandaten 173
Plankostenrechnung 517
Plankrankenhaus 203, 288
Planung, strategische 617
Planungsaufgabe 141
Planungsrechnung 465
Portfolio-Technik 649
Prämien 577, 578
Preise
– administrierte 592
– prospektive 592
Primäraufgabe 141
Primärforschung 364
Primärinput 450
Primärkosten 516, 533
Primäroutput 450
Probleme, organisatorische 129
Produkt 102
Produktionsebenenschema 446
Produktionsfaktor, externer 48
Prognosemodell 196
Projektphase 251
Prozesskostenrechnung 538
Prozessmanagement 68

Qualitätsziele 353

Raumprogrammphase 248, 251
Realisationsaufgabe 141
Rechnungsabgrenzungsposten 557
Rechnungswesen
– Begriff des 453
– betriebliches 453
– externes 464
– internes 464
– Mittlerfunktion des 462
Rechtliche Regelungen 311
Rechtsfähigkeit 165

Rechtsformen
– des privaten Rechts 159
– des öffentlichen Rechts 161
Regelsysteme 58
Regelversorgung 199
Regiebetrieb 165
Resident Assessment Instrument
  (RAI) 420
Restbuchwerte 558
Revision, interne 622
Rivalität 109, 114
Rückstellungen 558

Sachen 105
Sachgüter 450
Sachkosten 515
Sachleistungen 570
Sachwalter 275
Satzung 230
Schiedsstellen 339
Sekundäraufgabe 141
Sekundärforschung 363
Sekundärinput 450
Sekundärkosten 516, 533
Sekundäroutput 450
Selbstbeteiligung 582
Selbstkostendeckungsprinzip 565
Shared Values 688
Sicherstellungsauftrag 100
Sicherungsziele 353
Sollarbeitszeit (SAZ) 412
Sonderdienste 505
Sonderentgelte 342
Sonderkrankenhäuser 221
Sozialabgaben 578
Sozialversicherung 113
Sozialversicherungsbeiträge 576
Spezialisierung 645
Stabsstelle 144, 683
Stationär (Pflegeheime) 111
Steuern 577
Steuerungsfunktion 311, 596

265

Stiftungen des öffentlichen Rechts 161
Strategie 631
Szenario-Technik 398, 649

Tagesklinische Fälle 106
Tarifvertraglich Regelung 393
Teilbudget, internes 678
Teilkostenrechnung 543
Teilkostenrechnungsansatz 605
Teilzeitbeschäftigte 296
Therapie 450
Tragfähigkeitsprinzip 541

Umlaufvermögen 557
Umsatzkostenverfahren 538
Umwelt- und Krankenhausanalyse 635
Unternehmensregeln 60
Unternehmensstruktur 60
Unternehmensverfassung 159
Unternehmenswert 688
Unternehmensziel 100
Unternehmungsprozesse 58

Variablen der Organisation 89
Verbindlichkeiten 558
Verbrauchsgüter 349
Verdingungsordnung für
 – Leistungen (VOL) 375
 – Bauleistungen (VOB) 375
Verfahren
 – einstufiges 438
 – zweistufiges 438
 – dreistufiges 438
Verfügungsrechte 105
Verfügbare Plätze 108
Vergütung 322
Vergütungsformen 608
Vergütungsverhandlungen 332
Verhaltensorientierter Ansatz 403
Verhandlungspreise 592
Verrechnungssatzkalkulation 538
Versicherungsprinzip 113

Versorgte Personen 108
Versorgung 322
Versorgungsauftrag 319
 – Begriff des 317
Versorgungsbedarf 195
Versorgungsgebiete 198
Versorgungsstruktur 195
Vertragsfreiheit 335
Vertrauen 50
 – generalisiertes 53
 – situations- und personenspezifisch 54
 – spezifisches 53
Vertrauensatmosphäre 50
Vertrauensbereitschaft 53
Vertrauenserwartung 52
Vertrauensgeber 50
Vertrauenshandlungen
Vertrauensnehmer 50
Vertrauenswürdigkeit 53
Verursachungsprinzip 541
Verwaltungsdienst 505
Verweildauer 176, 306
Verwendungszusammenhang 42
Vollkostenrechnung 543
Vollkraft (VK) 406, 410
Vorkalkulation 537
Vorkostenstellen 527
Vorprojektphase 251
Vorsorge- und Rehabilitationseinrichtungen 39

Wahlleistungen 500
Weimarer Republik 5
Weisungsrechte 136
Weiterbildung, abgeschlossene 298
Wettbewerbsfunktion 596
Wettbewerbskräfte 634
Wirtschaftlichkeit 322, 496
Wirtschaftsgüter 346
Wirtschaftsplan 518
Wirtsch.-Versorgungsdienst 505

Wochenfeiertag (WFT) 409, 412
Wohlfahrtspflege, freie 29

XYZ- Analysen 368

Zentralversorgung 199

Ziele
- kundengerichtete 695
- mitarbeitergerichtete 695

Zusatzleistungen 475
Zweckaufwand 475